AF276007

ACCESO GRATIS a la Lectura en la Nube

Para visualizar el libro electrónico en la nube de lectura envíe junto a su nombre y apellidos una fotografía del código de barras situado en la contraportada del libro y otra del ticket de compra a la dirección:

ebooktirant@tirant.com

En un máximo de 72 horas laborales le enviaremos el código de acceso con sus instrucciones.

CULTURA DE LOS CUIDADOS Y SOCIALIZACIÓN PROFIGURATIVA

RELACIONES INTERGENERACIONALES, SALUD Y EDUCACIÓN

Coordinadores
Montse Gea-Sánchez
Fidel Molina-Luque

CULTURA DE LOS CUIDADOS Y SOCIALIZACIÓN PROFIGURATIVA

RELACIONES INTERGENERACIONALES, SALUD Y EDUCACIÓN

tirant humanidades
Valencia, 2025

En caso de erratas y actualizaciones, la Editorial Tirant Humanidades
publicará la pertinente corrección en la página web www.tirant.com.

La publicación de este libro en acceso abierto ha contado con el apoyo a
la edición del Departament de Recerca i Universitats de la Generalitat de
Cataluña AGAUR (2021 SGR 01498)

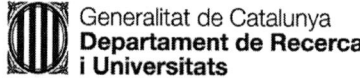

Generalitat de Catalunya
**Departament de Recerca
i Universitats**

© Varios autores y autoras

© TIRANT HUMANIDADES
EDITA: TIRANT HUMANIDADES
C/ Artes Gráficas, 14 - 46010 - Valencia
TELFS.: 96/361 00 48 - 50
FAX: 96/369 41 51
Email: *tlb@tirant.com*
www.tirant.com
Librería virtual: *www.tirant.es*
DEPÓSITO LEGAL: V-5036-2025
ISBN: 978-84-1081-766-1

Si tiene alguna queja o sugerencia, envíenos un mail a: *atencioncliente@tirant.com*.
En caso de no ser atendida su sugerencia, por favor, lea en *www.tirant.net/index.php/
empresa/politicas-de-empresa* nuestro Procedimiento de quejas.

Responsabilidad Social Corporativa:
http://www.tirant.net/Docs/RSCTirant.pdf

Autores

Montse Gea-Sánchez

Fidel Molina-Luque

Joan Tahull Fort

Anna Soldevila Benet

Paquita Sanvicen Torné

Joan Micó Ibáñez

Mercè Espuñes Molins

Marta Trapero-Bertran

Gemma Horta García

Míriam Rodríguez Monforte

Ignasi Gich Saladich

Joan Blanco Blanco

Katherine S. Mc Gilton

Erica Briones Vozmediano

José Tomás Mateos García

Gemma Espigares-Tribó

Miquel Úbeda Pavía

Juan Agustín González Rodriguez

Larissa Pereira de Moura

Filip Bellon

Frederyk Kluyvert Ryjkaard Barbosa

Heleis Maria de Almeida Chagas

Danúzia da Silva Rocha

Rozilaine Redi Lago

Teresa Torres-González

Carlos Tersa-Miralles

Minerva Granado-Casas

Esther Rubinat Arnaldo

Helena Fernández Lago
Maria Masbernat Almenara
Pere Bosch Barceló
Oriol Martínez Navarro
María Urrestarazu Gutiérrez
Celmira Laza-Vásquez
Joan Valls Marsal
Fran Rubí Carnacea
Silvia Solé Casas
Xisco Verdejo Amengual
Cristina Bravo Navarro
Ester García Martínez
Fran Valenzuela Pascual

Índice

Presentación[1]

Montse Gea-Sánchez y Fidel Molina-Luque (Coords).

El libro "Cultura de los Cuidados y Socialización profigurativa: Relaciones intergeneracionales, salud y educación" tiene como objeto primordial proponer elementos de reflexión, teóricos y prácticos, fruto de estudios e investigaciones socioculturales, sobre aspectos de educación, salud y calidad de vida, de los procesos de socialización, identidad, género y de la construcción de la interculturalidad. Ello implica necesariamente un enfoque interdisciplinar que permita abordar este trabajo tan heterogéneo y complejo desde el conjunto de las ciencias sociales.

El debate es complejo y completo, en una sociedad en que la salud y la educación se muestran como pilares de un estado del bienestar que no es del todo fallido, pero que es mejorable y parece estar en cuestión. La encrucijada en cuestiones del cuidado de la gente mayor, por ejemplo, implica a

1.   Este libro se ha llevado a cabo a través del proyecto de investigación del grupo consolidado GESEC (Grupo de Estudios sobre Sociedad, Salud, Educación y Cultura de los Cuidados), financiado por la Generalitat de Cataluña (2021- SGR 01498). También se enmarca en el proceso investigador de diversos proyectos: I+D+i "PRO-SUEDAD: Profiguración: Relaciones intergeneracionales y superación del Edadismo a través de la narrativa", financiado por MICIN/ PID2021-122770OB-100/ y "FEDER Una manera de hacer Europa", Ministerio de Ciencia e Innovación- Proyectos de Generación de Conocimiento 2021; "PRO-RIES: Relaciones Intergeneracionales en la Educación Superior. La Profiguración como estrategia curricular de Inclusión e Interseccionalidad", financiado por AGAUR IMPACTE: 2023IMPAC00009); Cátedra Universidad-Empresa "Salud, Educación y Calidad de Vida" (Fundación ASISA-UdL).

las familias, pero es también una cuestión de género, de ruralidad, de interculturalidad y de generaciones, y, sobre todo, de la Cultura de los Cuidados.

Este es un libro básicamente misceláneo que contiene una serie de capítulos que mezcla diversos temas relacionados con la salud, la educación, la intergeneracionalidad, la perspectiva sociológica, los determinantes sociales de la salud y los cuidados. Presenta una variedad de contenidos sin una estructura temática estrictamente definida que permite al lector poder realizar una inmersión de diversos temas relacionados básicamente con la salud y la educación. Es una heterogeneidad enriquecedora, antológica, que invita a la reflexión sobre temas de candente actualidad.

Los diversos capítulos repasan, articulan y profundizan sobre las fortalezas y propuestas de mejora para una Ciudad Amigable con las Personas Mayores; cómo se relacionan el Envejecimiento demográfico los Cuidados y las desigualdades de Género; la perspectiva económica y la eficiencia en los Cuidados; el Liderazgo y la supervisión enfermera en la satisfacción de las trabajadoras del Cuidado; programas Intergeneracionales en la Universidad; la Interdisciplinariedad en la formación inicial del profesorado de Secundaria; intervenciones educativas para el fomento de la Competencia Cultural en estudiantes de Enfermería; la Profiguración en contextos migratorios; la Educación permanente, Salud y desarrollo en el contexto de la Agenda 2030; el papel de las pausas activas en la Salud laboral; Calidad de vida en personas con enfermedad de Parkinson; prevención y detección precoz del cáncer de cuello uterino; Salud, salutogénesis y conciencia corporal; el Dolor como quinta constante vital, desde una visión biopsicosocial para el Cuidado integral de la persona.

En definitiva, este libro aborda precisamente las relaciones entre la educación y la salud desde la interdisciplinariedad de las Ciencias Sociales y en un marco de interculturalidad y de interseccionalidad, en un ámbito de cultura de los cuidados.

Esta obra, en fin, es fruto de las investigaciones del GESEC ("Grupo de Estudios Sociedad, Salud, Educación y Cultura de los Cuidados"), y va dirigido principalmente a investigadores del ámbito de la educación y de la salud, a profesionales de la educación (maestros/as, profesores/as, educadores sociales), de la salud (enfermeras/os, médicos, trabajadores sociales, etc.) y público en general.

¿Qué necesita una ciudad para ser amigable con las personas mayores? Fortalezas y propuestas de mejora de una ciudad intermedia

Joan Tahull Fort; Anna Soldevila Benet; Paquita Sanvicen Torné y Fidel Molina-Luque (Universitat de Lleida)

INTRODUCCIÓN

Las sociedades occidentales, Lleida entre ellas, experimentan un envejecimiento poblacional progresivo. Este aumento de la población mayor, junto con la individualización creciente de las sociedades, puede conllevar un riesgo de aislamiento y una soledad no deseados, especialmente para las personas de la tercera edad que tienen problemáticas específicas, de salud, ausencia de redes familiares i sociales, etc. Este cambio demográfico tiene además consecuencias significativas en los ámbitos económico, social y cultural. Las ciudades, como espacios públicos compartidos, necesitan adaptarse a estas transformaciones.

En respuesta al rápido envejecimiento de la población, la Organización Mundial de la Salud (OMS) promovió en 2010 la Red Mundial de Ciudades y Comunidades Amigables con las Personas Mayores. El objetivo de esta iniciativa es conectar ciudades, comunidades y organizaciones de todo el mundo para construir entornos donde se pueda disfrutar de un envejecimiento digno y de calidad. Las personas mayores enfrentan mayores dificultades de movilidad, desplazamiento, participación comunitaria y acceso a la información. Por lo tanto, las ciudades deben ser más accesibles e inclusivas para este grupo poblacional.

Lleida, que entró a formar parte de la Red en 2016, aspira a convertirse en un referente de localidad amigable con las personas mayores. Para ello, la ciudad ha implementado diversos proyectos, acciones y cambios de mentalidad entre los ciudadanos de todas las generaciones. El objetivo es ser más accesible, amable y amigable con sus mayores, adoptando una perspectiva proactiva, integrando a todas las personas y fomentando las relaciones intergeneracionales en espacios públicos y privados. Estas relaciones profigurativas aumentan el bienestar psicológico y físico de los participantes y facilitan la inclusión y participación social de todas las personas.

Este artículo presenta la evolución de Lleida en relación con los principales proyectos y actividades implementados para mejorar la calidad de vida de las personas mayores. Se analiza el contexto previo a la adhesión de Lleida a la Red Mundial, se describen los proyectos y acciones desarrollados desde 2016 hasta la actualidad, y se presentan estrategias y proyectos para los próximos años.

El objetivo de este estudio es comprender el pasado reciente, analizar la situación actual y presentar estrategias y proyectos para el futuro. Lleida está comprometida con este cambio de paradigma para adaptar y ajustar la ciudad a todos sus habitantes. Como ciudad intermedia (con una población censada de 140.797 habitantes en 2022), Lleida puede ser un modelo y referente para otras ciudades españolas con características demográficas, sociales, culturales y económicas similares que aún no han adoptado las políticas públicas del proyecto "Ciudades Amigables" de la OMS.

Este artículo aporta un análisis detallado de la experiencia de Lleida como ciudad en proceso de convertirse en un entorno amigable con las personas mayores. Además, ofrece un modelo replicable para otras ciudades con características similares que buscan mejorar la calidad de vida de sus habitantes de más edad.

FUNDAMENTOS TEÓRICOS

Durante el siglo XX la esperanza de vida de la población se ha doblado en los países occidentales. A principios del siglo XX se vivía de media unos 40 años, por el contrario a finales era unos 80 años (Córdoba, 2016). Durante el siglo XXI la esperanza de vida sigue aumentando en los países occidentales. Ha habido un cambio de paradigma significativo, cada año aumenta el porcentaje de población mayor, en este sentido la Organización Mundial de la Salud (OMS) prevé para el 2050 más personas mayores de 65 años que niños/as de 0 a 14 años; esta tendencia será más marcada en los países del hemisferio norte respecto del sur. Por otra parte, destacar también que un porcentaje elevado viven (y vivirán) en ciudades o en entornos urbanos. Rosnay *et al.* (2006) considera que en las próximas generaciones una parte significativa de la población serán centenarios, llegarán a los 100 años o más, "hoy una niña que nazca en Francia tiene una posibilidad de dos de llegar a centenaria"(p.41).

El cambio demográfico, y el aumento significativo de la esperanza de vida, ha comportado múltiples investigaciones destacando principalmente los aspectos económicos, por ejemplo, la sostenibilidad del sistema de pensiones y prestaciones sociales. Además, ha surgido una perspectiva más humanista y cercana a las necesidades sentidas y manifestadas de las personas mayores. La senectud debe ser considerada una etapa activa y saludable; con múltiples posibilidades reales de aprendizaje, desarrollo y conducción de una vida de valor y significado (Tahull, 2019; Fernández *et al.* 2015). La vejez no es una etapa homogénea, sino que existe una enorme heterogeneidad, diferencias, capacidades, intereses, orientaciones... (Lupien *et al.*, 2004). Destacar la discriminación por edad, *edadismo* (barreras culturales por las cuales la sociedad tiene unos prejuicios frente a los ancianos); limita sus posibilidades apriorísticamente sin contemplar sus condiciones físicas y mentales reales. La OMS define el "envejecimiento activo como el proceso de optimización de las oportunidades de bienestar físico, social y mental a lo largo de toda la vida, con el fin de ampliar la longevidad saludable, la productividad y la calidad de vida en la vejez"[2]. La filosofía no se enfoca solamente en prolongar la vida sino en garantizar que los años sean vividos en calidad, propósito, dignidad, independencia y satisfacción (Bermejo, 2012). Además, es importante integrar la perspectiva profigurativa, contemplar todas las personas y fomentar relaciones intergeneracionales en los espacios públicos y privados. Las interacciones profigurativas aumentan el bienestar psicológico y físico de los sujetos y facilitan la inclusión y la participación social (Molina, 2021).

Las ciudades tradicionalmente eran espacios públicos grises y escasamente adaptados a las necesidades específicas de determinados colectivos vulnerables. Se pretende superar la ciudad como espacio de limitación y barreras y considerarla como "ciudad amiga" o "ciudad amigable". En la "ciudad amiga" sus ciudadanos tienen voluntad de reconocimiento de las personas mayores; adoptan una declaración de principios y están en un proceso de sensibilización de cambio de paradigma. Por el contrario, en una "ciudad amigable" se han implementado acciones concretas para construir un entorno más amable e inclusivo para las personas mayores (Molina, 2023). Las ciudades deberían ser amigables con las personas mayores, sin barreras arquitectónicas ni simbólicas. Resulta relevante destacar la distinción entre "ciudadanía" y "cuidadanía"; la segunda, ciudad de los cuidados para superar la *urbs* como espacio gris, con escasos referentes sociales y culturales. La ciudad como lugar por y para las personas y concretamente adaptadas a las necesidades de los mayores (Laguna, 2021).

La OMS en 2010 promovió el Proyecto de la Red Mundial de Ciudades Amigables para las personas mayores. Pretende dar respuesta al rápido envejecimiento de la población y conectar ciudades, comunidades y organizaciones en todo el mundo con la visión de hacer del entorno un lugar mejor donde envejecer dignamente y con calidad[3]. Considera una "Ciudad amigable" con las personas mayores aquellas que crean y

2.   Según recoge la web OMS: https://tuit.cat/w2zqs
3.   Según recoge la web IMSERSO: https://tuit.cat/D9vRv

reorganizan su entorno físico y social adaptándolo a sus necesidades; permitiendo disfrutar de una buena salud y una participación plena y activa en la sociedad. Actualmente el Proyecto cuenta con 1542 ciudades y comunidades en 51 países y en España están 258 ciudades (IMSERSO, 2022). Según la OMS para implementar el Proyecto en cualquier ciudad se debe desarrollar en diferentes áreas temáticas: espacios al aire libre y edificios; transporte; vivienda; participación social; acceso a servicios comunitarios y salud; respeto e inclusión; participación cívica y empleo; comunicación e información. El objetivo del Proyecto es que las ciudades sean más accesibles, amables y amigables con los mayores[4].

La vejez no es una etapa fatídica, negativa y aislada del resto de las generaciones. Con el aumento de la esperanza de vida se impone necesariamente trabajar des de todas las perspectivas y acciones institucionales, sociales, familiares y personales, para conseguir un envejecimiento activo y saludable, positivo para el propio sujeto y la sociedad. Se establece una mirada más integradora y amable para todas las personas; buscando la máxima realización y plenitud en todas las etapas de la vida, especialmente en la vejez. Las ciudades deberían incorporar este cambio de paradigma y ser más amigables con todos, especialmente con los mayores.

ALGUNOS DATOS DE LA CIUDAD DE LLEIDA

Municipio de España, situado en la Comunidad Autónoma de Cataluña y en la comarca del Segriá[5]. Situado en el noreste de la Península Ibérica. Lleida está a 97 quilómetros de Tarragona, a 150 quilómetros de Zaragoza, a 160 quilómetros de Barcelona y a 470 quilómetros de Madrid. Está bien comunicada por carreteras, autopista y vías ferroviarias. Tiene una importante estación ferroviaria de la que parten trenes de alta velocidad a Barcelona, Tarragona, Madrid... En referencia a su economía, según

---

4.   Según recoge la web OMS: https://tuit.cat/wl2En
5.   Datos extraídos en la web de la Paeria del Ayuntamiento de Lleida.

datos de IDESCAT, en 2023 el sector servicios representaba el 75% de los trabajadores, industria el 12%, la construcción el 10% y la agricultura el 3%.

La ciudad se distribuye alrededor del Turó de la Seu Vella, históricamente la población se estableció en el margen derecho del rio Segre, aunque durante el crecimiento demográfico del siglo XX y XXI se expandió en todas direcciones. La superficie municipal principalmente es llana, solamente tiene pendientes en el centro de la ciudad, en el Turó de la Seu Vella. El clima es semiárido, propio del valle del Ebro. Los inviernos son húmedos y fríos y los veranos cálidos, alcanzando temperaturas máximas de más de 40°.

El municipio tenía una población censada de 140.797 habitantes en 2022, según IDESCAT. Tiene una superficie de 212,30 km2, una densidad de 673,5 hab./km2. Según datos de 2022, de 0 a 14 años había 20.839 ciudadanos, de 15 a 64 años 93.923 habitantes; de 65 a 84 años 21.503 ciudadanos y de 85 años y más 4.532 habitantes. El total de la población de Lleida, 111.668 son de nacionalidad española y 29.129 de diferentes nacionalidades. Actualmente tiene más habitantes de más de 65 años que de 0 a 14 años; en referencia a la estimación de la OMS para la media mundial en 2050, en la actualidad ya sucede en la localidad.

Lleida está adherida a la red desde finales del año 2016, concretamente con un acuerdo unánime del Pleno Municipal del 29/07/2016. En la Red están más de 22 ciudades catalanas, de las cuales 20 son de la provincia de Barcelona, de la provincia de Tarragona solamente está Tarragona ciudad y de la provincia de Lleida, solamente está Lleida ciudad. La Paeria presentó la Carta de compromiso, la evaluación de base y la estrategia y plan de acción para completar el proceso de ser Ciudad Amigable[6].

6.   Consulta en web de OMS: https://tuit.cat/oQP22

METODOLOGÍA

El presente estudio sobre el proceso de Lleida como "Ciudad Amiga de las Personas Mayores" se fundamenta en una combinación de información cuantitativa y cualitativa obtenida a través de diversas fuentes oficiales y entrevistas directas con los responsables de la Paeria de Lleida. La recopilación de datos se llevó a cabo entre el 1 de septiembre de 2023 y el 30 de enero de 2024, con el objetivo de ofrecer una visión completa y detallada de los proyectos y actividades en curso o por implementar en la ciudad. El enfoque metodológico adoptado sigue las directrices del Protocolo de Vancouver, estructurando el proceso en cuatro fases bien definidas.

FUENTES DE INFORMACIÓN

La información cuantitativa utilizada en este estudio proviene del Institut d'Estadística de Catalunya (IDESCAT) y del Padrón de la Paeria de Lleida, lo que garantiza una base sólida y representativa de los datos demográficos y sociales. Además, la Paeria de Lleida facilitó la colaboración de diversos responsables y técnicas municipales, quienes proporcionaron información detallada sobre los proyectos y actividades dirigidos a las personas mayores, tanto en la ciudad como en sus barrios, pedanías y partidas.

RECOLECCIÓN DE DATOS Y TRABAJO DE CAMPO

Para una mayor profundidad en el análisis, se llevaron a cabo diversas entrevistas con responsables y técnicas de la Paeria de Lleida, quienes compartieron información extensa sobre los proyectos en curso. Estas entrevistas permitieron recoger detalles sobre las actividades ya implementadas y las futuras iniciativas, así como sobre las necesidades y desafíos que se presentaban en el contexto local.

Además de la recopilación de datos cuantitativos y entrevistas, el proceso incluyó la realización de 26 grupos focales (19 grupos con personas mayores de diferentes barrios y 7 con voluntarios de diversas entidades relacionadas con las personas mayores, cuidadores, técnicas municipales, entre otros). En cada grupo focal se llevaron a cabo dos sesiones de trabajo de 90 minutos cada una, con un total de 41 sesiones y la participación de 178 personas. Los grupos se segmentaron por edades (60-74 años y 75 años o más) y fueron moderados por expertos en el tema, con observadores encargados de documentar el proceso. Todos los participantes firmaron un documento de consentimiento informado, garantizando su participación voluntaria.

FASES DEL PROYECTO

El proceso metodológico se ha estructurado en cuatro fases, siguiendo las directrices del Protocolo de Vancouver:

1. Fase 1: Participación / Diagnóstico (Año 1-2). En esta fase inicial, se definieron los contenidos y materiales para las sesiones de trabajo, y se formaron los grupos de discusión en colaboración con el Órgano de Participación Municipal de las Personas Mayores y las trabajadoras sociales de las áreas básicas de salud. Las sesiones se desarrollaron entre 2016 y 2018, y los resultados fueron categorizados por la Càtedra d'Innovació Social de la Universitat de Lleida. También se proporcionó un informe interno a la Paeria de Lleida con los hallazgos y recomendaciones.

2. Fase 2: Presentación y Aprobación del Plan (Años 3-4). Durante esta fase, el plan fue presentado a la Organización Mundial de la Salud (OMS), y se formalizó la adhesión de Lleida a la Red de Ciudades Amigas de las Personas Mayores a finales de 2016, con la aprobación unánime del Pleno Municipal. La Paeria presentó la carta de compromiso, la evaluación de base y la estrategia general para llevar a cabo las intervenciones necesarias para obtener el reconocimiento.

3. Fase 3: Evaluación de Indicadores (Final Año 5). Esta fase se centró en la evaluación de los resultados obtenidos a partir de los indicadores establecidos en la fase inicial. La evaluación abarcó las ocho áreas temáticas propuestas por la OMS: transporte, espacios al aire

libre y edificios, vivienda, servicios sociales y de salud, redes sociales de apoyo, comunicación e información, trabajo y participación, y respeto e inclusión social. Este análisis permitió medir el impacto de las acciones y detectar áreas de mejora.

4. Fase 4: Mejora Continua. La última fase se dedicó a evidenciar los resultados de los proyectos implementados a lo largo de los años. A partir de los análisis previos, se desarrollaron recomendaciones orientadas a mejorar la calidad de vida de las personas mayores en tres dimensiones clave: responsables de la planificación de políticas públicas, la población en general a lo largo del ciclo vital y las personas mayores en particular.

ANÁLISIS CUALITATIVO Y CUANTITATIVO

El análisis se diseño combinando las perspectivas cualitativa y cuantitativa. En el cualitativo de llevaron a cabo diversas entrevistas a informantes clave y dos grupos focales adicionales. Uno de estos grupos estuvo compuesto por técnicas municipales directamente involucradas en los proyectos para personas mayores, y el otro incluyó profesionales de diversas entidades que trabajan con este colectivo. Además, se complementó con una encuesta a una muestra representativa de 312 personas mayores de 65 años o más, con una participación equilibrada entre hombres (148) y mujeres (164).

El análisis de los resultados se apoyó en fuentes estadísticas confiables como el IDESCAT, los registros municipales de Lleida y el Panel de Políticas Públicas de la Fundación Pi y Sunyer, lo que permitió obtener un panorama exhaustivo sobre las necesidades y opiniones de la población mayor de la ciudad.

Finalmente, el estudio presenta un diagnóstico integral que incluye los puntos fuertes de Lleida como ciudad amiga, destacando su accesibilidad, la red de transporte público adaptado, la existencia de centros para personas mayores en cada barrio, y las políticas activas de envejecimiento saludable y fomento de la participación social. Estos elementos, junto con un robusto sistema de apoyo social y cultural, convierten a Lleida en un ejemplo destacado de ciudad amiga.

PUNTO DE PARTIDA. FORTALEZAS PARA CONSIDERAR LLEIDA "CIUDAD AMIGA"

La Paeria solicitó la adhesión a la Red mediante un informe en el cual se detallaban los puntos fuertes de la ciudad. Teniendo en cuenta los ítems valorados por la OMS (transporte, espacios al aire libre y edificios, servicios sociales y de salud, redes sociales y de apoyo, comunicación e información, respeto e inclusión social y trabajo y participación), Lleida era valorada en los siguientes aspectos:

- Las dimensiones de la ciudad, la hacen accesible y facilitan las redes de vecindad.

- La red de transporte público adaptado y radial que conecta los diferentes barrios y el centro de la ciudad. La gratuidad para las personas mayores y el servicio de taxi adaptado subvencionado.

- Plan de accesibilidad vigente, reconocido con el premio Reina Letizia de Accesibilidad Universal de Municipios 2015.

- Red de centros para personas mayores repartidos por los diferentes barrios. En total 17 centros: 14 propios y 3 gestionados por entidades; con una participación del 40% de la población de más de 65 años.

- Plan de actividades para promover el envejecimiento saludable y el acceso a las Tecnologías de la Información y la Comunicación (TIC). Oferta de 7.000 plazas anuales, distribuidas en 136 grupos diferentes de actividades (formativos, acceso a las TIC, físico-deportivos, de promoción de la salud y prevención de riesgos...). Centros para personas mayores de titularidad municipal disponen de ciberaulas. Se realizan cursos de informática de distintos niveles.

- Servicio de información por mail con una base de datos de más de 1.000 contactos que permite disponer de una información actualizada de actividades nuevas, fechas de inscripción...
- El Consejo Municipal de las Personas Mayores orienta y asesora al Ayuntamiento en las políticas dirigidas a las personas mayores.
- Red de Servicios Sociales y recursos disponibles para facilitar seguir viviendo en el domicilio y atender situaciones de dependencia: 227 profesionales trabajan en el Departamento de Bienestar social (120 son personal del Ayuntamiento y 127 son personal de contratación indirecta de servicios específicos).
- Iniciativas y proyectos de fomento del Buen Trato con las personas mayores. En estos proyectos se genera una sensibilización y participación comprometida y solidaria con agentes clave y recursos de una zona concreta (comerciantes, farmacias, centros de salud...), focalizando su trabajo en las personas mayores.
- Disponibilidad de una amplia red de entidades y servicios donde hacer voluntariado. El Ayuntamiento realiza acciones de promoción y difusión del voluntariado y gestiona una bolsa de voluntarios sénior (son más de 250 personas); participan en proyectos sociales, culturales y formativos.
- Lleida es una Ciudad Educadora y Ciudad Amiga de la Infancia y cuenta con un Proyecto Educativo de Ciudad (PEC). En 2016 el ayuntamiento coordinó la red Española de Ciudades Educadoras.
- Lleida dispone de espacios verdes, adaptados y fácil acceso: Camps Elisis, la Mitjana, Arborètum y l'Horta que rodea la ciudad.
- A nivel de cultura: equipamientos culturales como el Auditorio Enric Granados, la Llotja y el Teatro de l'Escorxador, adheridos a la red Apropa la Cultura. Esta iniciativa une a los teatros, auditorios, festivales y museos de toda Cataluña con las entidades del tercer sector para hacer una cultura accesible e integradora. Facilita obtener entradas a un precio muy asequible.

- A nivel de formación, la Universidad de Lleida (UdL): las Aulas universitarias de las personas mayores y el Grado Sénior, con más de 2.000 alumnos.

DESDE ADHESIÓN A LA RED (2016) HASTA LA ACTUALIDAD (2024)

1. Compromiso y evolución del proyecto

Desde su adhesión a la Red de Ciudades Amigables con las Personas Mayores en 2016, Lleida ha consolidado un firme compromiso con el bienestar de este colectivo. Este proceso ha estado marcado por:

- La implicación activa de los dirigentes políticos y profesionales de las áreas municipales.
- La colaboración con entidades afines que han trabajado en el desarrollo de una ciudad más inclusiva.
- La participación de la ciudadanía en estudios y consultas que han permitido establecer planes estratégicos.

2. Desarrollo de planes estratégicos y diagnóstico de necesidades

Con base en las investigaciones realizadas y las consultas participativas, se han identificado áreas clave que requieren intervención:

- La necesidad de un enfoque integral para garantizar una ciudad amigable para todas las edades.
- La importancia de seguir profundizando en el trabajo realizado y ampliarlo en distintos ámbitos.

Recomendaciones clave derivadas del análisis. Las propuestas se han desarrollado en colaboración con la Universidad de Lleida y se agrupan en tres dimensiones:

a) Acciones dirigidas a los responsables de planificación de políticas públicas.

b) Estrategias orientadas a la población en general y a lo largo del ciclo vital.

c) Medidas específicas para mejorar la calidad de vida de las personas mayores.

3. Principales líneas de actuación

3.1. Acciones dirigidas a los responsables de planificación de políticas públicas.

Para mejorar la toma de decisiones y la eficacia de las intervenciones municipales, se proponen las siguientes medidas:

- Análisis de datos periódicos: Elaboración de estudios estadísticos y cualitativos semestrales/anuales sobre la situación de las personas mayores.

- Mapeos anuales: Identificación de problemáticas como soledad, dependencia o falta de recursos mediante mapas territoriales.

- Creación de un Observatorio de Servicios Sociales: Para la recopilación y análisis de datos sobre la realidad de las personas mayores.

- Investigaciones sobre calidad de vida: En colaboración con la Universidad de Lleida y otras entidades.

- Exploración de iniciativas exitosas: Adaptación de modelos innovadores de otras ciudades como TeknoAdineko (Euskadi) o el Observatorio de la Soledad (Barcelona).

3.2. Estrategias para la población en general y el ciclo vital

Con el fin de generar conciencia y promover una sociedad más inclusiva, se han desarrollado diversas acciones:

- Educación sobre el envejecimiento desde edades tempranas.
- Campañas de sensibilización contra el edadismo.
- Narrativas personales y "bibliotecas humanas" para generar empatía.
- Fomento del respeto y el buen trato hacia las personas mayores.

3.3. Medidas específicas para mejorar la calidad de vida de las personas mayores

Se han impulsado programas y servicios dirigidos a:

- Participación comunitaria: Actividades culturales, recreativas y deportivas.
- Redes de apoyo contra la soledad: Servicios de acompañamiento y voluntariado.
- Alfabetización digital: Formación en nuevas tecnologías.
- Bienestar emocional y salud mental: Programas de prevención y atención psicológica.
- Vivienda accesible y segura: Adaptación de hogares y nuevos modelos de convivencia.
- Promoción del envejecimiento activo: Servicios de salud preventiva y asesoramiento nutricional.

4. Actuaciones concretas en Lleida

A partir de las propuestas surgidas del proceso participativo, el Ayuntamiento ha implementado diversas iniciativas agrupadas en tres grandes bloques:

4.1. Servicios, infraestructuras, movilidad y accesibilidad

- Mejoras en la limpieza urbana y restauración del mobiliario.
- Espacios saludables intergeneracionales para el ejercicio físico.

- Plan de accesibilidad en proceso de desarrollo.
- Tarjeta de transporte gratuito para personas mayores.
- Ampliación del servicio de teleasistencia domiciliaria.
- Dinamización de los centros seniors con personal especializado.
- Reapertura de bares y comedores en centros seniors.
- Centros de día con atención integral.

4.2. Participación, cultura, redes de apoyo e inclusión social

- Consell Municipal de la Gent Gran: Espacio de participación política para mayores.
- Programa de Voluntariado Senior: Fomento del compromiso social y la transmisión de conocimientos.
- Programa Apropa Cultura: Acceso a espectáculos a precios reducidos.
- Visitas culturales organizadas para personas mayores.
- Proyecto "Establiment Amic": Sensibilización del comercio local sobre las necesidades de los mayores.
- Programa "Sempre Acompanyats": Intervención en situaciones de soledad no deseada.
- Prueba piloto de digitalización con Cisco: Comunicación remota para personas mayores.
- Talleres de nuevas tecnologías e inclusión digital.
- Actividades intergeneracionales para fomentar la convivencia entre generaciones.
- Representaciones teatrales sobre prevención de delitos y estafas en colaboración con los Mossos d'Esquadra.
- Nuevas plataformas de comunicación y digitalización de inscripciones a actividades.

4.3. Bienestar emocional, percepción de la vejez y autonomía

- Charlas y actividades sobre bienestar emocional en los centros seniors.
- Empoderamiento de las personas mayores a través del convenio con Fundació la Caixa.
- Terapias innovadoras como mindfulness y arteterapia.
- Charlas jurídicas, de afectividad y sexualidad, alimentación y nutrición.

5. Hacia una ciudad plenamente amigable con las personas mayores

Las actuaciones desarrolladas en Lleida desde su adhesión a la Red de Ciudades Amigables con las Personas Mayores han permitido:

- Mejorar la calidad de vida y la participación de las personas mayores.
- Promover un envejecimiento saludable e inclusivo.
- Fortalecer las redes comunitarias y la conciencia social sobre el envejecimiento.

Sin embargo, el reto continúa. Se plantea la necesidad de seguir avanzando en:

- Mayor sensibilidad en administraciones y entidades para la atención a mayores.
- Accesibilidad universal en trámites y gestiones.
- Impulso a la innovación y la tecnología aplicada al bienestar de las personas mayores.
- Fortalecimiento de la sostenibilidad y el medio ambiente en las políticas municipales.

Lleida avanza hacia un modelo de ciudad verdaderamente inclusivo, donde las personas mayores no solo sean beneficiarias de políticas públicas, sino también protagonistas de su propia vida y bienestar.

RECOMENDACIONES. PROPUESTAS DE FUTURO

Con todos los proyectos, actividades y acciones realizadas en estos años se proponen diferentes recomendaciones para implementar. Estas propuestas están divididas en tres dimensiones: 1.- Dirigidas a los responsables de la planificación de las políticas públicas; 2.- Dirigidas a la población en general y a lo largo del ciclo vital; y 3.- Dirigidas a las personas mayores.

1.- Dirigidas a los responsables de la planificación de las políticas públicas:

Con el objetivo de facilitar el diseño de planes y acciones a los dirigentes políticos y profesionales que trabajan en servicios sociales, es fundamental tener datos reales y actualizados. Se proponen las siguientes actuaciones:

a) Análisis estadísticos y cualitativos periódicos: Mantener análisis estadísticos y cualitativos semestrales/anuales sobre la situación de las personas mayores, desglosados por zonas, barrios, partidas... Estos informes proporcionarán una visión actualizada que permita identificar problemáticas existentes o prever su aparición, posibilitando una acción efectiva para abordarlas o prevenirlas.

b) Mapeos anuales: Elaborar mapeos anuales para identificar posibles concentraciones de problemáticas específicas, como la soledad, dependencia, falta de servicios, necesidad de recursos humanos... Estos mapas ayudarán a visualizar áreas de atención prioritaria y orientarán las acciones de manera estratégica.

c) Investigaciones sobre personas mayores: Incentivar y participar en investigaciones sobre la calidad de vida de las personas mayores de Lleida. Realizar análisis en relación con la edad, sexo, origen, estatus socioeconómico, zona y tipo de residencia. Además, colaboraciones intergeneracionales con otras entidades como la Universidad de Lleida y otras administraciones públicas o privadas.

d) Demanda de formación y transferencia de conocimientos a la Universidad: Solicitar a la Universidad formación y transferencia de conocimientos necesarios para desarrollar políticas efectivas.

e) Conocimiento de iniciativas exitosas aplicables a Lleida: Investigar y conocer iniciativas exitosas susceptibles de orientar proyectos.

2.- Dirigidas a la población en general y a lo largo del ciclo vital.

a) Educación y formación continua: Implementar actividades formativas y educativas que aborden el proceso de envejecimiento desde la educación infantil, primaria, secundaria... Promover la comprensión de las diversas etapas del ciclo de la vida, fomentando una mentalidad positiva hacia el envejecimiento desde edades tempranas.

b) Conocimiento de fortalezas y envejecimiento activo: Diseñar actividades destinadas a destacar las fortalezas y capacidades de las personas mayores. Proporcionar información clave sobre el envejecimiento activo, incentivando la participación en actividades que contribuyan al bienestar físico y mental.

c) Campañas de sensibilización sobre "la nueva vejez": Desarrollar acciones y campañas de sensibilización que desafíen los estereotipos asociados con el envejecimiento. Promover la comprensión de la "nueva vejez" como una etapa de la vida en la que las personas mayores pueden contribuir activamente a la sociedad. Implementar campañas contra el edadismo, destacando la importancia de eliminar prejuicios relacionados con la edad y promover un trato respetuoso hacia todas las personas, independientemente de su edad.

d) Generar empatía a través de Narrativas personales: Facilitar encuentros con personas mayores significativas que compartan sus vivencias y experiencias. Implementar "bibliotecas humanas" donde las historias personales de las personas mayores puedan ser conocidas y entendidas, generando empatía.

e) Promover el respeto y el buen trato: Trabajar activamente en el fomento del respeto hacia las personas mayores, impulsando acciones concretas de buen trato. Sensibilizar a la población sobre la importancia de valorar la diversidad en todas las edades y erradicar comportamientos discriminatorios basados en la edad.

3.- Dirigidas a las personas mayores.

a) Programas de Participación: Diseñar y promover programas que fomenten la participación activa de las personas mayores en la comunidad. Incluir actividades recreativas, culturales, deportivas y sociales que encajen con sus intereses y promuevan un estilo de vida activo y saludable.

b) Redes de apoyo y acompañamiento: Establecer redes de apoyo y programas de acompañamiento que conecten a las personas mayores con voluntarios o profesionales que den compañía y asistencia, especialmente para aquellos que experimenten situaciones de soledad o aislamiento.

c) Formación en tecnología y alfabetización digital: Ofrecer programas de formación en tecnología y alfabetización digital adaptados a las necesidades de las personas mayores. Facilitar su participación en la sociedad actual y mejorar su acceso a servicios en línea, comunicación digital y oportunidades educativas.

d) Servicios de atención a la salud mental: Desarrollar servicios específicos dirigidos a la salud mental de las personas mayores, programas de prevención y atención para el bienestar emocional. Tratar el estrés, la ansiedad y la promoción de la salud mental en general.

e) Viviendas adaptadas y accesibles: Impulsar iniciativas para garantizar que las viviendas sean adaptadas y accesibles, a partir de las necesidades concretas de las personas mayores. Incluir programas de renovación o adaptación de viviendas existentes para hacerlas más seguras y cómodas.

f) Actividades intergeneracionales: Promover actividades intergeneracionales que fomenten la conexión entre personas mayores y
jóvenes. Estas actividades pueden incluir proyectos educativos,
culturales o voluntariado que permitan compartir experiencias y
conocimientos entre diferentes generaciones.

g) Programas de envejecimiento saludable: Implementar programas
de envejecimiento saludable que incluyan servicios de atención
médica preventiva, asesoramiento nutricional y programas de
ejercicio adaptados a las capacidades de las personas mayores.

h) Fomento del empoderamiento: Desarrollar programas que fomenten el empoderamiento de las personas mayores, reconociendo y
valorando sus habilidades y contribuciones a la sociedad. Incluir
actividades que destaquen sus talentos y experiencias, fomentando
un sentido continuo de propósito y relevancia.

Estas propuestas tienen el objetivo de mejorar la calidad de vida de las
personas mayores, promoviendo su bienestar físico, emocional y social, y
facilitando su participación en la sociedad. Construir una sociedad más
inclusiva y respetuosa con el envejecimiento, fomentando la comprensión y el apoyo a todas las personas y específicamente con los mayores.
Las ciudades, también Lleida, que forman parte de la Red de Ciudades
Amigables con las Personas Mayores comparten una visión común en
cuanto a la mejora continua de la calidad de vida de todas las personas.
Tal como explica el alcalde de Lleida, Sr. Fèlix Larrosa, "Las personas mayores son un gran activo de Lleida, esencial para avanzar en el modelo de
ciudad que queremos. Por una ciudad más saludable, más ordenada, más
segura, más cívica, de oportunidades y más justa, también tenemos que
estar atentos a las personas mayores, que gracias a sus conocimientos y
su sabiduría tienen que ser partícipes del presente y del futuro de Lleida.
(...) Tenemos que contribuir a hacer de Lleida una ciudad más empática y
pensando en las personas mayores; tenemos que garantizar su bienestar

en el día a día"[7]. Este enfoque colaborativo abarca diversas áreas cruciales que afectan directamente a las personas mayores: promoción de la participación, diseño urbano accesible, servicios de salud específicos, reducción del aislamiento social, transporte adaptado, vivienda adaptada, entornos seguros, cultura inclusiva, acceso a la información, colaboración intersectorial, programas de formación y promoción a la innovación.

CONCLUSIONES

El progreso de Lleida para mejorar las condiciones de vida de todos los vecinos ha sido destacado en los últimos años. Su integración en 2016 en la Red Mundial y Comunidades Amigables con las Personas Mayores ha impulsado un importante conjunto de acciones específicas, transversales en las diferentes áreas de gestión municipal: Espacios al aire libre y edificios; transporte; vivienda; participación social; acceso a servicios comunitarios y salud; respeto e inclusión; participación cívica y empleo; comunicación e información. El objetivo de mejora continua es convertir la ciudad en aun más accesible, amable y amigable para los mayores. Mejorar su calidad de vida, promover su bienestar físico, emocional y social, y facilitar su participación en la sociedad.

Resulta fundamental que todas las ciudades, sea cual sea su dimensión poblacional, se construyan para la vida y convivencia de todas las personas y, en especial, sean espacios amigables para los mayores. Implica reorganizar el espacio físico y simbólico de los espacios para mejorar su calidad de vida en todos los aspectos. Además, resulta esencial tener en cuenta una perspectiva profigurativa, integrar a todas las personas y consolidar relaciones intergeneracionales en los espacios públicos y privados.

Lleida, sin duda, está consiguiendo el impacto deseado con la implementación de los diferentes proyectos, acciones inclusivas para llevar a cabo un

---

7.   Diario El Segre, "Una Paeria que pensa en les persones grans" (Un Ayuntamiento que piensa en las personas mayores), del 25/06/2023, ver: https://tuit.cat/sBfnI

cambio de mentalidad de los habitantes de la ciudad y evitar el edadismo y los estereotipos que tradicionalmente acompañan la imagen del "ser mayor".

Con todo ello, Lleida se está construyendo firmemente como una sociedad más inclusiva, respetuosa y profigurativa. Tal como el alcalde de la ciudad manifiesta reiteradamente en sus intervenciones, las personas mayores son un colectivo fundamental para construir una ciudad más justa, integradora, segura, ordenada y mejor para todos y todas.

Lleida y su experiencia en el despliegue de los objetivos como Ciudad Amiga de las Personas Mayores puede ser guía y faro para todas las ciudades catalanas, españolas y del sur de Europa de tamaño mediano que todavía no están adheridas a la Red y quieran también ser más sostenibles, integradoras, inclusivas y profigurativas.

REFERENCIAS BIBLIOGRÁFICAS

Alsinet, C., Jordana, N., Torrelles, C., Ferreres, L. Blasco, A. & Feliu, B. (2017). *Les persones grans a Lleida: benestar i qualitat de vida*. Universitat de Lleida.

Bermejo, L. (2012). Envejecimiento activo, pedagogía gerontológica y buenas prácticas socioeducativas con personas adultas mayores. *Educación social. Revista de Intervención Socioeducativa, 51*, 27-44. https://redined.educacion. gob.es/xmlui/handle/11162/96342

Córdoba, V. (2016). Una revisión de la investigación en centenarios: factores psicosociales en la extrema longevidad. *Revista Búsqueda, 16*, 64-80.

Fernández, G., Rojo, F., Martínez, P., Prieto, M., Rodríguez, G., Martín, S. & Forjaz, M. (2015). Active ageing and quality of life: Factors associated with participation in leisure activities among institucionalized older adults, with and without dementia. *Aging & Mental, 19* (11), 1031-1041. https://pubmed.ncbi.nlm.nih.gov/25584744/

IMSERSO (2022). *Ciudades y Comunidades amigables con las personas mayores.* https://tuit.cat/D9vRv

Laguna, J. (2021). *Cuidadanía. Del contrato social al pacto de cuidados.* PPC.

Lupien, S. J. & Wan, N. (2004). Successful ageing: From cell to self. *Phylosophical transactions of the Royal Society of London, Series B, Biological Sciences, 359*(1449), 1413-1426. https://doi.org/10.1098%2Frstb.2004.1516

Molina-Luque, F. (2021). *El nuevo contrato social entre generaciones. Elogio de la Profiguración*. La Catarata.

Molina-Luque, F. (2023). ¿Nos enfrentamos a una lucha entre generaciones? La profigutación y la sostenibilidad social. *The Conversation*. https://tuit.cat/wrkBo

OMS (2014). Protocolo de Vancouver, adaptación al contexto de España. IMSERSO.

Rosnay, J., Servan, L., Closets, F. & Simonet, D. (2006). *Una vida extra. La longividad: un privilegio individual, una bomba colectiva*. Anagrama.

Soldevila, A. (2009). *Emociónate. Programa de educación emocional*. Pirámide.

Tahull, J. (2019). Centenarios. Entre la plenitud y la fragilidad existencial. *Revista de Investigaciones sociales*, 15(2), 198-218. https://doi.org/10.18004/riics.2019.diciembre.198-218

Triadó, C., y Villar, F. (2008). *Envejecer en positivo*. Aresta.

Villar, F., Serrat, R., Celdrán, M., & Pinazo, S. (2020). Active Aging and Learning Outcomes: What Can Older People Learn From Participation?. *Adult Education Quarterly*, 70(3), 240-257. https://doi.org/10.1177/0741713619897589

Yanguas, J. (2021). *Pasos hacia una nueva vejez. Los grandes retos sociales y emocionales de la madurez*. Destino

Yildiz, E. (2000). La función de los mayores en distintas religiones y culturas. Familia. *Revista de ciencias y orientación familiar*, 20, 51-72. https://core.ac.uk/download/pdf/50604355.pdf

Envejecimiento demográfico, cuidados y desigualdades de género en Andorra y Cataluña

Joan Tahull Fort (Universitat de Lleida); Joan Micó Ibáñez (Institut d'Estudis Andorrans) y Mercè Espuñes Molins (Universitat de Lleida)

INTRODUCCIÓN

El artículo trata sobre el envejecimiento de la población, fenómeno que se ha consolidado en Europa, también en Andorra, España, Catalunya (la provincia de Lleida y la comarca del Alt Urgell). Este fenómeno se traduce en un mayor número de personas en situación de dependencia, lo que intensifica la demanda de servicios de cuidado y atención a las personas. Ante esta realidad, resulta interesante analizar algunas implicaciones del envejecimiento sobre las políticas públicas, distribución de recursos y cohesión social. Se pretende comprender y visibilizar algunas dimensiones del envejecimiento desde una perspectiva cuantitativa, destacando la creciente demanda de servicios de cuidado y las condiciones laborales de quienes se dedican a estas actividades. Los datos son de instituciones oficiales como el Departament d'Estadística del Gobierno de Andorra, el Instituto Nacional de Estadística (INE), IDESCAT y otros organismos públicos. El interés está en comprender cómo el envejecimiento de la población condiciona, de manera directa e indirecta, la organización del cuidado de las personas. En este ámbito, la feminización de las ocupaciones de cuidado es un hecho empírico. Tradicionalmente, estas labores han sido asumidas principalmente por mujeres, reforzado por estereotipos de género y roles históricos que relegan al ámbito privado la responsabilidad de la atención a familiares y personas dependientes. A pesar de su importancia, las trabajadoras del sector tienen unas condiciones laborales precarias respecto otras ocupaciones, caracterizadas por salarios más bajos, contratos temporales o a tiempo parcial y una escasa protección social.

El artículo se propone varios objetivos. En primer lugar, se busca exponer y analizar la evolución demográfica de Andorra y Catalunya (en la provincia de Lleida, la comarca del Alt Urgell) a partir de datos oficiales que muestran el envejecimiento de la población y las diferencias en la longevidad entre hombres y mujeres. En segundo término, se pretende evidenciar la dimensión de género en el sector del cuidado a las personas, las desigualdades históricas y la persistencia de estereotipos han consolidado una situación en la que las mujeres constituyen la mayoría de la fuerza laboral en este ámbito. Otro objetivo consiste en examinar las condiciones de empleo en el sector, mediante el análisis de indicadores como la tasa de formalidad e informalidad, el porcentaje de contratos indefinidos y la brecha salarial en comparación con otras ocupaciones. Los datos recopilados de diversas fuentes oficiales permiten constatar que, a pesar de algunas mejoras, la necesidad de implementar políticas públicas que mejoren sus condiciones laborales y salariales.

FUNDAMENTOS TEÓRICOS

El envejecimiento de las poblaciones en Europa y, en particular, en Andorra y España, es una tendencia demográfica analizada desde las ciencias sociales y específicamente desde la sociología. Según Tahull & Montero (2020) las tasas de natalidad están disminuyendo, siendo la figura del hijo único mayoritaria, en contraposición, aumenta rápidamente la esperanza de vida. Dichos cambios estructurales han modificado la pirámide poblacional, hay más personas de edad avanzada que, a su vez, plantea algunas dificultades en la sostenibilidad de los sistemas de protección social y financiación de los servicios públicos (Codorniu, 2011). El proceso de envejecimiento podría intensificarse hasta duplicar la tasa de dependencia para el año 2050, lo que podría implicar más dificultades sobre las finanzas públicas, pensiones, atención médica, servicios sociales... (Córdoba & Pinazo, 2016; De Rosnay *et al.*, 2006). Este escenario obliga a repensar las políticas económicas y sociales, impulsando modelos que integren eficiencia y equidad en la redistribución de los recursos entre generaciones. Tahull (2019) y Zamarrón (2007) destacan la naturaleza compleja del envejecimiento, trasciende lo biológico para involucrar aspectos psicológicos, sociales y culturales. Una visión holística y compleja es necesaria para comprender aspectos como la salud física de las personas mayores y sus familiares (y cuidadores), su bienestar emocional y vinculación con la sociedad. Además, posibles conflictos intergeneracionales, al competir por recursos limitados, lo que añade tensión y competencia en las políticas públicas (Cambero & Baigorri, 2019). La necesidad de implementar políticas adaptativas para asegurar un equilibrio y justicia intergeneracional, y la sostenibilidad de los sistemas sociales en un contexto de cambios demográficos (Molina-Luque, 2021).

El envejecimiento de la población intensifica la demanda de atención a las personas mayores dependientes, siendo las mujeres mayoritariamente quienes realizan estas tareas. Las necesidades surgidas del envejecimiento de la sociedad europea, los cambios en la composición y estructura familiar, la persistente ausencia masculina en las tareas del hogar y de cuidado, plantean, ya hace dos décadas una acepción social del concepto de cuidado o *Social Care* (Daly & Lewis, 2000). El cuidado se configura como una actividad vital que, paradójicamente, permanece en gran medida invisible e infravalorada (Vidal *et al.*, 2018; Cerri & Alamillo, 2012). Esta invisibilidad repercute en el reconocimiento de estas tareas, relegándolas a un segundo plano en las políticas públicas y en el discurso social. La asignación de estas responsabilidades a las mujeres se fundamenta en la división sexual del trabajo y en estereotipos históricamente arraigados que confinan a la mujer al ámbito privado, limitando así su participación en la vida pública y profesional (Peralta & Olivarría, 2022). Dichos estereotipos estructuran de manera desigual las relaciones laborales y domésticas, reproduciendo relaciones de poder que favorecen una división desigual del trabajo (Ausín & Triviño, 2022). Esta desigualdad afecta la distribución de las tareas, incide en el reconocimiento económico y social del cuidado, traduciéndose en precariedad y vulnerabilidad para quienes lo realizan. Se manifiesta a través de contratos temporales, empleos a tiempo parcial, salarios más bajos y condiciones laborales deficientes, afectando más a las mujeres (Espuñes, 2023; Borderías & Martini, 2020). Según Álvarez (2021) y Olivera *et al.* (2012), la precariedad laboral abarca profesiones esenciales para el mantenimiento del tejido social pero históricamente subvaloradas y marginadas enla economía formal, como las trabajadoras domésticas, cuidadoras, limpiadoras (Vargas & Huerta, 2020).

METODOLOGÍA

La investigación se llevó a cabo recopilando datos oficiales de la población de Andorra por tramos de edad y sexo, según el Departament d'Estadística del Gobierno de Andorra; en referencia a la población de la provincia de Lleida por edades, del Instituto Nacional de Estadística (INE) de España; y de la población por grupo de edad y género de la comarca del Alt Urgell, la fuente es el Institut d'Estadística de Catalunya (IDESCAT) de la Generalitat de Catalunya. La información sobre las personas asalariadas con ocupaciones relacionadas con el cuidado de personas con dependencia en Andorra y otros empleos similares, la fuente es el Servei d'Estudis i Estadística de la Caixa Andorrana de Seguretat Social (CASS) del Gobierno de Andorra; la información sobre la tasa de formalidad e informalidad en el trabajo del hogar y cuidado en Catalunya, la fuente es el Observatori del Treball i model productiu de la Generalitat de Catalunya. Sobre el porcentaje de trabajadoras mujeres y hombres en la atención domiciliaria en Andorra, datos del CASS del gobierno de Andorra. Además, se introduce información del salario en el trabajo del hogar y cuidados respecto el resto de las ocupaciones, según la Encuesta de Población Activa (EPA) y el INE.

El envejecimiento de la población es un fenómeno demográfico que se ha acelerado en las últimas décadas, tal y como lo confirman los datos oficiales. Según las estadísticas oficiales de Andorra y Catalunya (provincia de Lleida y la comarca del Alt Urgell) la proporción de personas mayores de 65 años ha aumentado en los últimos años, habiendo mayor demanda de servicios de cuidado y atención a las personas. El incremento de la población de mayores implica una necesidad de servicios que aseguren su bienestar, autonomía y calidad de vida.

RESULTADOS

En este apartado se presentan datos cuantitativos de la población de Andorra por edad y sexo, también de la población de la provincia de Lleida y la comarca del Alt Urgell. Además, información de las personas ocupadas en el cuidado de las personas en Andorra y en Catalunya, por no haber datos oficiales disponibles de entornos más reducidos, como la provincia de Lleida y la comarca del Alt Urgell. Concretando, se detalla el porcentaje de género en el trabajo de atención domiciliaria en Andorra y en Catalunya.

En la siguiente tabla se presentan datos pormenorizados de la población de Andorra por tramos de edad y sexo:

Tabla 1: Población de Andorra por tramos de edad y por sexo, 2022.

Tramo de edad	Hombres	Mujeres
00-04 años	1194	1150
05-09 años	1764	1712
10-14 años	2158	2116
15-19 años	2209	1935
20-24 años	2401	2192
25-29 años	2781	2237
30-34 años	3042	2687
35-39 años	3071	2796
40-44 años	3445	3402
45-49 años	3843	3709
50-54 años	3757	3476

55-59 años	3518	3218
60-64 años	2822	2654
65-69 años	2080	1942
70-74 años	1528	1495
75-79 años	1169	1147
80-84 años	590	765
85-89 años	367	543
90-94 años	178	324
95 años o más	58	113
Total	41975	39613

Fuente: Departament d'Estadística. Gobierno de Andorra.

La tabla presenta la distribución de la población andorrana por tramos de edad y género, lo que permite observar la estructura demográfica y en particular el envejecimiento de la población y la diferencia en la longevidad entre hombres y mujeres. En los tramos de edad más jóvenes, como el de 00-04 años (1194 hombres y 1150 mujeres), 05-09 años (1764 hombres y 1712 mujeres) y 10-14 años (2158 hombres y 2116 mujeres), la diferencia entre ambos sexos es mínima. Este equilibrio en las primeras etapas de la vida sugiere que las tasas de natalidad y la proporción de sexos al nacer se mantienen relativamente estable, similar en otros contextos. En estos grupos, se aprecia un ligero predominio masculino, aunque la diferencia es insignificante.

En los tramos de edad avanzados, se evidencia el proceso de envejecimiento y la mayor longevidad de las mujeres. A partir de los 80 años, se invierte la tendencia observada en la población más joven. Por ejemplo, en el grupo de 80-84 años se registran 590 hombres frente a 765 mujeres; esta diferencia se acentúa en el tramo de 85-89 años, con 367 hombres comparados con 543 mujeres, y continúa en los grupos de 90-94 años (178 hombres frente a 324 mujeres) y de 95 años o más (58 hombres frente a 113 mujeres). Estos datos reflejan un fenómeno común en muchas sociedades: aunque la población masculina es ligeramente superior en términos absolutos (41975 hombres frente a 39613 mujeres en total), en las edades avanzadas las mujeres tienen mayor esperanza de vida.

Seguidamente se presentan datos de la distribución de la población por edades de la provincia de Lleida:

Tabla 2: Población de la provincia de Lleida por edades, 2022

Ambos sexos		Hombres	Mujeres
Total, edades	441.443	225.231	216.212
0-4 años	17.873	9.175	8.698
5-9 años	21.751	11.134	10.617
10-14 años	24.474	12.609	11.865
15-19 años	23.134	12.236	10.898
20-24 años	23.215	12.357	10.858
25-29 años	23.522	12.633	10.889
30-34 años	25.177	13.202	11.975
35-39 años	28.439	14.846	13.593
40-44 años	35.870	19.229	16.641
45-49 años	37.192	20.015	17.177
50-54 años	33.771	18.009	15.762
55-59 años	31.807	16.629	15.178
60-64 años	28.389	14.447	13.942
65-69 años	23.026	11.485	11.541
70-74 años	19.592	9.315	10.277
75-79 años	16.177	7.373	8.804
80-84 años	10.888	4.471	6.417
85-89 años	10.362	3.868	6.494
90-94 años	5.220	1.758	3.462
95-99 años	1.374	401	973
100 años y más	190	39	151

Fuente: Instituto Nacional de Estadística de España.

La tabla presenta la distribución de la población de la provincia de Lleida por grupos de edad, diferenciada por sexos. En total, se contabilizan 441.443 habitantes, de los cuales 225.231 son hombres y 216.212 mujeres, lo que indica una distribución global bastante equilibrada, aunque se observan diferencias notables en ciertas edades. En los primeros años de vida se evidencia una tendencia similar en ambos sexos. El grupo de 0-4 años tiene 17.873 infantes, de los cuales 9.175 son hombres y 8.698 mujeres. Esta ligera preponderancia masculina se mantiene en los grupos de 5-9 años, con 21.751 habitantes (11.134 hombres y 10.617 mujeres), y en el de 10-14 años, que alcanza los 24.474 habitantes (12.609 hombres y 11.865 mujeres). Estos datos reflejan una natalidad que, aunque presenta diferencias moderadas, sigue el patrón habitual de un ligero predominio masculino en la infancia.

El crecimiento poblacional es progresivo en la etapa juvenil y adulta temprana. En el grupo de 15-19 años se registran 23.134 habitantes (12.236 hombres y 10.898 mujeres), mientras que en el tramo de 20-24 años la cifra se mantiene casi estable con 23.215 habitantes (12.357 hombres y 10.858 mujeres). Durante la adultez joven y de mediana edad, la población aumenta de forma constante: en el grupo de 25- 29 años hay 23.522 habitantes, y en el de 30-34 años se suman 25.177 (13.202 hombres y 11.975 mujeres). La tendencia ascendente se consolida en el grupo de 35-39 años, con 28.439 habitantes (14.846 hombres y 13.593 mujeres), y alcanza picos en los tramos de 40-44 años (35.870 habitantes) y 45-49 años (37.192 habitantes), donde la diferencia entre sexos sigue siendo moderada, aunque una ligera preponderancia masculina. A partir de los 50 años se inicia un proceso de decrecimiento progresivo. El grupo de 50-54 años cuenta con 33.771 habitantes y el de 55-59 años con 31.807, hay una disminución gradual de la población a medida que aumenta la edad. Esta tendencia se acentúa en los tramos de 60-64 años (28.389 habitantes) y 65-69 años (23.026 habitantes), para luego continuar en los grupos de 70-74 (19.592 habitantes) y 75-79 años (16.177 habitantes). Un aspecto destacado es el cambio en la distribución por género en edades avanzadas. A partir de los 70 años, la población femenina supera a la masculina, tendencia que se acentúa en los grupos de 80-84 años (10.888 habitantes: 4.471 hombres y 6.417mujeres), 85-89 años (10.362 habitantes:

3.868 hombres y 6.494 mujeres) y en los tramos más altos de edad, evidenciando una mayor longevidad de las mujeres.

La siguiente tabla se presenta información de los diferentes grupos de edad de la comarca del Alt Urgell (2022):

Tabla 3. Población de la comarca del Alt Urgell por edad y género (2022)

	Homes	Dones	Total
De 0 a 4 anys	352	339	691
De 5 a 9 anys	450	433	883
De 10 a 14 anys	518	492	1.010
De 15 a 19 anys	542	439	981
De 20 a 24 anys	527	494	1.021
De 25 a 29 anys	599	516	1.115
De 30 a 34 anys	600	547	1.147
De 35 a 39 anys	638	612	1.250
De 40 a 44 anys	787	751	1.538
De 45 a 49 anys	818	832	1.650
De 50 a 54 anys	801	818	1.619
De 55 a 59 anys	770	786	1.556
De 60 a 64 anys	775	745	1.520
De 65 a 69 anys	620	550	1.170
De 70 a 74 anys	496	547	1.043
De 75 a 79 anys	387	429	816
De 80 a 84 anys	240	335	575
De 85 a 89 anys	201	339	540
De 90 a 94 anys	97	181	278
De 95 a 99 anys	17	49	66
100 anys o més	4	9	13
Total	10.239	10.243	20.482

Fuente: IDESCAT (2025)

La tabla muestra la distribución de la población de la comarca del Alt Urgell, organizada en intervalos quinquenales de edades y género. En total, se registran 20.482 habitantes, con 10.239 hombres y 10.243 mujeres. En los intervalos de edad de 0-4, 5-9 y 10-14 años se mantiene estable un leve aumento de niños sobre niñas que podría interpretarse como natural. En el tramo de tramo de 15 a 19 años la diferencia de efectivos observa un aumento de 103 jóvenes más masculinos que femeninos. Esta diferencia puede ser causada por factores exógenos como el factor académico, o la huida ilustrada de las mujeres rurales. Otra particularidad que no se encuentra en el caso general de Lleida ni Andorra es el aumento de efectivos femeninos sobre los masculinos en edades situadas entre 45 y 59 años. Al contrario de los datos ofrecidos por la provincia de Lleida en general, precisamente en estas edades es cuando la masculinización de la población suele ser más elevada.

En la siguiente tabla se presentan datos de las ocupaciones relacionadas con el cuidado de personas en Andorra:

Tabla 4: Personas asalariadas con ocupaciones relacionadas con el cuidado de personas con dependencia (media anual) en Andorra.

Asistente domiciliario

Sexo	2018	2019	2020	2021	2022
Hombre	2	5	10	12	12
Mujer	47	94	118	135	159
Total	49	100	128	146	171

Otros empleados dedicados al cuidado de personas y similares

Sexo	2018	2019	2020	2021	2022
Hombre	2	12	21	44	36
Mujer	25	70	107	155	140
Total	27	82	128	199	176

Fuente: CAS. Gobierno de Andorra.

La tabla muestra la evolución, entre 2018 y 2022, de las personas asalariadas con ocupaciones relacionadas con el cuidado de personas, desglosadas en dos categorías: asistente domiciliario y otros empleados dedicados al cuidado de personas y similares. En la categoría de asistente domiciliario se observa un crecimiento progresivo en el número total de empleados, pasando de 49 personas en 2018 a 171 en 2022. En este grupo, la diferencia de género es notable. Los hombres en 2018 son 2 y en 2022 son 12, mientras las mujeres son más, pasando de 47 a 159 en el mismo período. Este marcado predominio femenino es característico del sector del cuidado, en el que factores socioculturales y tradiciones históricas han asignado a las mujeres un rol central, lo que se traduce en su mayor presencia en las ocupaciones relacionadas con el cuidado. Por otro lado, en la categoría de otros empleados dedicados al cuidado de personas y similares se aprecia una evolución similar. En 2018 se registran 27 empleados en total, cifra que crece a 199 en 2021 y experimenta un ligero descenso a 176 en 2022. La evolución de los hombres en este grupo muestra un ascenso de 2 en 2018 a 36 en 2022, mientras que las mujeres aumentan de 25 a 140 en los mismos años. Los datos reflejan una expansión del sector del cuidado en Andorra, con un rol principal de las mujeres.

A continuación, se presentan datos de la tasa de cobertura e informalidad en el trabajo del hogar y los cuidados para el período 2019-2023 (media anual) en Catalunya:

Tabla 5: Tasa de formalidad e informalidad en el trabajo del hogar y los cuidados

Año	Tasa de cobertura (%)	Tasa de informalidad (%)
2019	72,8	27,2
2020	80,4	19,6
2021	80,1	19,9
2022	74,1	25,9
2023	64,6	35,4

Fuente: Observatori del Treball i model productiu. Generalitat de Catalunya.

La tabla muestra la evolución de la tasa de informalidad en el trabajo del hogar y los cuidados del periodo 2019-2023. En 2019, la tasa de cobertura se situaba en un 72,8%, mientras que la informalidad alcanzaba el 27,2%.

Posteriormente, se observa un incremento notable de la cobertura en 2020 (80,4%) y 2021 (80,1%), coincidiendo con la creciente atención a la importancia de las labores de cuidado durante la pandemia de COVID-19. Al mismo tiempo, la informalidad se redujo hasta el 19,6% en 2020 y el 19,9% en 2021. A partir de 2022 se produce un retroceso, con la tasa de cobertura descendiendo al 74,1% y la informalidad ascendiendo al 25,9%. La tendencia se acentúa en 2023, cuando la cobertura cae al 64,6% y la informalidad asciende al 35,4%. Estos datos sugieren una posible desprotección creciente de las personas trabajadoras de este sector, así como la necesidad de reforzar las políticas de regulación y protección social para garantizar condiciones de trabajo dignas, seguras y estables. En Catalunya el 2023, según datos del INE[8], 86.975 personas trabajan en el sector del hogar y los cuidados, representan el 2,3% del total del empleo total. El 65% (promedio de 2023) de estas trabajadoras han sido dadas de alta en la Seguridad Social (56.149). La tasa de informalidad del sector ha estado alrededor del 35%, proporción en alza desde 2021. Hay que destacar la ausencia de datos específicos sobre las tasas de formalidad e informalidad en el sector del trabajo del hogar y cuidados en la provincia de Lleida y en la comarca del Alt Urgell. Esta carencia de información imposibilita realizar un análisis más detallado y preciso de la situación local, limitando así la posibilidad de extraer conclusiones más refinadas sobre esta problemática en estos contextos.

En la siguiente tabla se presentan datos sobre el género en las profesionales de la atención domiciliaria en Andorra:

8.   Consultar en: https://tuit.cat/5mu2Z

Tabla 6: Porcentaje de género en el trabajo de atención domiciliaria en Andorra (%).

Año	Hombre (%)	Mujer (%)
2018	4,8	95,2
2019	5,4	94,6
2020	7,6	92,4
2021	7,9	92,1
2022	7,1	92,9

Fuente: CASS. Gobierno de Andorra.

La atención domiciliaria en Andorra es un sector feminizado, con porcentajes que oscilan entre el 92,1% y el 95,2% de mujeres en los distintos años. En 2018, el 4,8% de los profesionales eran hombres, cifra que aumenta ligeramente en 2019 hasta el 5,4%. En 2020, el 7,6% de hombres y el 92,4% de mujeres, tendencia que se consolida en 2021, alcanzando el 7,9% masculino frente al 92,1% femenino. En 2022 se registra una leve disminución masculina (7,1%) y un repunte en la femenina (92,9%). Estos datos reflejan una brecha de género en el sector de la atención domiciliaria, persisten estereotipos que asocian el cuidado y la asistencia a la figura femenina. Aunque se observa un pequeño aumento en la participación masculina, la diferencia es significativa, evidenciando la necesidad de promover políticas que fomenten una mayor igualdad y diversificación de perfiles en este ámbito.

A continuación, se presenta una tabla con los indicadores de contratación laboral (en %) en Catalunya para el año 2023, comparando el sector de "trabajo del hogar y cuidados" con el total:

Tabla 7: Contratación laboral comparando el trabajo del hogar y cuidados en Cataluña, 2023.

Perfil de la contratación (%)	Trabajo del hogar y cuidados	Total
Mujeres	91,4 %	48,3 %
Jóvenes (< 30 años)	9,9 %	44,3 %

Personas extranjeras no comunitarias	62,9 %	22,7 %
Indefinidos	93,9 %	44,6 %
Fijos discontinuos	0,5 %	12,1 %
Jornada a tiempo parcial	46,8 %	29,2 %

Fuente: Observatori del Treball i Model productiu. Generalitat de Cataluña.

La tabla presenta una comparación entre el sector de "Trabajo del hogar y cuidados" y el total, en referencia a determinados indicadores. En primer lugar, el porcentaje de mujeres en el "Trabajo del hogar y cuidados" es el 91,4%, significativamente mayor que en el total, el 48,3%. Este dato confirma la fuerte feminización del sector. Por otro lado, el porcentaje de jóvenes menores de 30 años es el 9,9%, considerablemente menor que en el total, el 44,3%. Esto podría indicar que el trabajo del hogar y cuidados no se presenta como una opción mayoritaria para la inserción laboral de la población joven, tal vez por factores como la percepción social de la ocupación, las condiciones laborales o la falta de proyección profesional.

La proporción de personas extranjeras no comunitarias es elevada, el 62,9%, en comparación con el 22,7% general. Este dato sugiere que el sector depende en gran medida de la inmigración, lo que plantea retos de integración, regularización y protección de sus derechos laborales. Otro aspecto destacable es la alta tasa de contratos indefinidos, el 93,9%, frente al 44,6% del total. En el ámbito doméstico se formalizan muchos contratos indefinidos para ajustarse a la normativa, aunque esto no garantiza condiciones estables en la práctica. En contraste, el porcentaje de contratos fijos discontinuos es muy reducido, el 0,5% frente al 12,1% general, ya que el trabajo de cuidados requiere continuidad. Por último, la elevada proporción de jornadas a tiempo parcial (46,8% frente a 29,2%) refleja la naturaleza flexible o fragmentada de estas actividades, a menudo ligadas a necesidades puntuales de las familias o personas dependientes. En referencia a la provincia de Lleida y la comarca del Alt Urgell, no existen datos oficiales públicos sobre esta temática y se desconoce la situación pormenorizada.

Se presenta información sobre el salario medio mensual en España de las trabadoras del hogar y cuidados en relación con otras profesiones:

Tabla 8: Salario bruto medio mensual (2022)

Sector	Salario bruto medio (euros/mes)	Variación respecto al total
Trabajo del hogar y cuidados	981,01	-53,9 %
Total	2.128,37	—

Fuente: Estadística de salario de la ocupación principal en la EPA (INE).

Tabla 9. Salario bruto medio mensual por tipo de jornada (2022).

Tipo de jornada	Trabajo del hogar y cuidados (euros)	Total (euros)
A tiempo completo	1.396,43	2.341,35
A tiempo parcial	609,05	892,49
Total	981,01	2.128,37

Fuente: Estadística de salario de la ocupación principal en la EPA (INE).

La tabla muestra una diferencia entre el salario bruto medio mensual en el "Trabajo del hogar y cuidados" y el total. En primer lugar, las personas empleadas en este ámbito perciben un promedio de 981,01 euros mensuales, lo que supone un 53,9% menos que el salario medio total, establecido en 2.128,37 euros. Esta brecha salarial pone de manifiesto la precariedad que tradicionalmente ha caracterizado a las ocupaciones relacionadas con el cuidado y el servicio doméstico. Asimismo, la tabla desglosa los datos según el tipo de jornada. En el caso del trabajo a tiempo completo, la remuneración media en el sector del hogar y cuidados alcanza los 1.396,43 euros, frente a los 2.341,35 euros del total. A tiempo parcial, las diferencias también resultan notables: 609,05 euros en el sector de cuidados, en contraste con 892,49 euros de media general. Estas cifras revelan que, incluso en jornadas completas, el salario de las trabajadoras del hogar y cuidados sigue estando por debajo de la media de otros sectores. Estos empleos se realizan en mayores tasas de temporalidad, parcialidad e informalidad, contribuye a explicar esta diferencia. Las administraciones públicas deberían implementar políticas para mejorar las condiciones laborales y salariales del sector. En referencia a la provincia de Lleida y la comarca del Alt Urgell no hay datos oficiales, aunque Espuñes (2022) aporta información de la provincia de Lleida entre 2018-2021, "a partir de 2015, la evolución de la afiliación a la Seguridad Social decrece, si en 2015 era de 2.697 personas, en 2019 había en Lleida 2.314 personas trabajando legalmente en este sector". Evidencia la arbitrariedad en los salarios, en su mayoría mujeres que se encuentran en condiciones de irregularidad; también dice el estudio: "muchas personas quieren contratar pero otra cosa es el salario que les dan, pero sí muchas familias tienen contratadas a las mujeres. Pero en el caso de personas recién llegadas, con pasaporte de turista, cuando han pasado tres meses, aunque las familias quieran contratar no pueden. (...) y muchas familias piden al técnico de inmigración- ¿cómo podemos legalizar a esta mujer? Nos interesa que se quede y queremos contratarla" (Espuñes, 2022).

En referencia a Andorra, cabe señalar la escasez de estudios oficiales públicos cuantitativos recientes que analicen las condiciones laborales de las personas trabajadoras dedicadas al cuidado de personas. Esta ausencia de investigaciones abarca aspectos como la contratación laboral, niveles salariales y comparación con otras profesiones. Esta carencia de datos dificulta conocer con precisión la situación específica de este colectivo profesional. En todo caso, hay que destacar el Informe Andorra Recerca Innovació (2024)[9] en el cual se utilizan técnicas de investigación cualitativa, a partir de entrevistas a profesionales, quienes expresan la creciente demanda de profesionales de cuidado de las personas y las dificultades para encontrar profesionales cualificados. Los informantes destacan tener "en algunos casos sobrecarga laboral y las organizaciones son poco flexibles a los cambios".

---

9.   Consultar en: https://tuit.cat/W1pr7

Algunos informantes destacan: "faltan algunos recursos, ... las horas son las que son, no se puede dar más...", "vamos a un ritmo muy elevado", "a veces tenemos poco tiempo de descanso y salimos tarde". Otras entrevistadas dicen: "tenemos una plantilla bastante mayor... la mayoría tiene de 50 años para delante. Y claro, a partir de ahí ya comienzan a aparecer sus problemas, y hay bajas... muchas ya se han jubilado y no se han podido reemplazar, y entonces es muy complicado... hay mucha necesidad de los usuarios y pocas trabajadoras. Además, se deben cubrir las vacaciones, ¿por qué tenemos que hacer vacaciones, ¿verdad? Es difícil con las que somos. Falta personal", "también la verdad que no cobramos mucho". La edad del personal, el incremento de bajas laborales y jubilaciones, la ausencia de relevo generacional y los salarios son las principales reivindicaciones de las trabajadoras. Algunas afirman la dificultad de encontrar cuidadoras capacitadas para cubrir turnos puntuales, siendo el "boca a boca" el método predominante para cubrir vacantes. Los recursos adecuados garantizarán la sostenibilidad, calidad y continuidad de los servicios a medio y largo plazo a los usuarios.

CONCLUSIONES

A lo largo del estudio se ha mostrado la relación del envejecimiento demográfico con el sector del cuidado en Andorra y en España (y Catalunya- Lleida). En primer lugar, el análisis de la evolución demográfica ha constatado el incremento de la población mayor de 65 años, transformando la pirámide poblacional en Catalunya y Andorra, y también en la provincia de Lleida y la comarca del Alt Urgell. Los datos presentados, evidencian el envejecimiento de la población, también diferencias en la longevidad entre hombres y mujeres. En segundo lugar, el análisis de la dimensión de género en el sector del cuidado, los datos muestran que es asumido mayoritariamente por las mujeres, lo cual se refleja en una alta feminización de estos empleos. Los datos oficiales de Andorra y Cataluña evidencian una mayor presencia femenina en el sector del cuidado en comparación con la masculina, lo que confirma la división de roles como un elemento estructural en la sociedad actual. Este hecho pone de relieve la necesidad de promover políticas de igualdad de género que reconozcan y revaloricen el trabajo de cuidado, superando los estereotipos que históricamente han confinado a las mujeres a esta actividad.

Asimismo, se ha analizado la evolución de las condiciones laborales en el sector del cuidado. La revisión de indicadores en España (y Catalunya) como la tasa de formalidad e informalidad, el tipo de contrato, la prevalencia de jornadas a tiempo parcial y la brecha salarial en comparación con otros sectores, permite constatar que, a pesar de algunos avances en la regularización del empleo en determinadas etapas, la tendencia general apunta a una precarización del trabajo. Los datos indican que, en los últimos años, se ha producido una disminución en la tasa de cobertura formal y un incremento en la tasa de informalidad, lo que se traduce en condiciones laborales inadecuadas y en una insuficiente protección social. El salario medio en el sector del hogar y cuidados es considerablemente inferior al promedio general. En referencia a Andorra, no hay datos oficiales sobre estos indicadores, solamente las reflexiones de algunas trabajadoras, "faltan algunos recursos, ... las horas son las que son, no se puede dar más...", "vamos a un ritmo muy elevado", "a veces tenemos poco tiempo de descanso y salimos tarde", "tenemos una plantilla bastante mayor... la mayoría tiene de 50 años para delante. Y claro, a partir de ahí ya comienzan a aparecer sus problemas, y hay bajas...".

Para ir finalizando, Andorra y España (y Catalunya, la provincia de Lleida y la comarca del Alt Urgell) tienen modelos culturales y económicos diferentes, pero comparten desafíos sociales similares. Están en un proceso progresivo de envejecimiento de la población y necesitan profesionales del cuidado adecuadamente formados. Sin embargo, en ambos lados de la frontera, sus condiciones laborales y salariales a menudo son precarias, dificultando la atracción y retención de trabajadores/as en un ámbito crucial para el bienestar emocional y social de las personas mayores dependientes.

BIBLIOGRAFÍA

Álvarez, H. (2021). Precariedad del trabajo retribuido de cuidados: origen y mecanismos de solución. *Lex Social, Revista de Derechos Sociales*, 11(2), 570-593. https://doi.org/10.46661/lexsocial.5961

Andorra Recerca Innovació (2024). *La situació de la dependència a Andorra: aproximació a la realitat després de la pandèmia. Actualització ampliada de l'estudi La situació de la dependencia a Andorra. Persones dependents i persones que les cuiden. Una anàlisi que s'aproxima a la realitat.* Departament d'Estadística d'Andorra. https://tuit.cat/W1pr7

Ausín, T. & Triviño, R. (2022). Responsabilidad por los cuidados. *Bajo palabra*, 30, 155-174. https://doi.org/10.15366/bp2022.30.008

Borderías, C. & Martini, M. (2020). En las fronteras de la precariedad. Trabajo femenino y estrategias de subsistencia (XVIII-XXI). *Historia social*, 96, 63-77. https://tuit.cat/2ftpv

Cambero, S. & Baigorri, A, (2019). Envejecimiento activo y ciudadanía senior. *Empiria*, 43, 59-87. https://doi.org/10.5944/empiria.43.2019.24299

Cerri, C. & Alamillo, L. (2012). La organización de los cuidados, más allá de la dicotomía entre esfera pública y esfera privada. *Gazeta de antropología*, 28(2), 1-23. http://dx.doi.org/10.30827/Digibug.23793

Codorniu, J. (2011). La reforma de las pensiones: ¿cómo serán las nuevas pensiones de jubilación?. *Revista Agathos: Atención sociosanitaria y bienestar*, 11(1), 28-35. https://tuit.cat/s9qja

Córdoba, V. & Pinazo, S. (2016). Una revisión de la investigación en centenarios: factores psicosociales en la extrema longevidad. *Búsqueda*, 3(16), 64-80. https://revistas.cecar.edu.co/index.php/Busqueda/article/view/168

Daly, M. & Lewis, J. (2000) *The concept of social care and the analysis of contemporary welfare states. The British journal of sociology*, 51 (2), 281-298. https://doi.org/10.1111/j.1468-4446.2000.00281.x

De Rosnay, J.; Servan, J.; Closets, F. & Simonnet, D. (2006). *Una vida extra. La longevidad: un privilegio individual, una bomba colectiva.* Anagrama.

Espuñes, M (2022). *Cadenes Globals de Cures Feminitzades a Lleida.* Editorial de la Universitat de Lleida. http://hdl.handle.net/10459.1/83373

Espuñes, M. (2023). *Crisi de cures, gènere i espais rurals. El cas de les llars familiars lleidatanes.* Tesis doctoral defendida en la Universidad de Lleida. http://hdl. handle.net/10803/689994

Molina-Luque, F. (2021). *El nuevo contrato social entre generaciones. Elogio de la profiguración.* Catarata.

Olivera, R.; Hualde, A. & López, S. (2012). Precariedad laboral y heterogeneidad ocupacional: una propuesta teórico-metodológica. *Revista mexicana de sociología,* 74(2), 213- 243. https://revistamexicanadesociologia.unam.mx/index.php/rms/article/view/31199

Peralta, G. & Olivarría, F. (2022). El trabajo de cuidados y la desigualdad de género: un acercamiento a las experiencias de las mujeres. *Revista de estudios psicológicos,* 2(4), 47-60. https://doi.org/10.35622/j.rep.2022.04.004

Tahull, J. & Montero, I. (2020). Transformación de las familias. La irrupción del hijo único. *Revista Miscelánea Comillas,* 77(151), 317-340. https://doi.org/10.14422/mis.v77.i151.y2019.003

Tahull, J. (2019). Centenarios. Entre la plenitud y la fragilidad existencial. *Revista Internacional de Investigación en Ciencias Sociales,* 15(2),198-218. http://revistacientifica.uaa.edu.py/index.php/riics/article/view/828

Vargas, E. & Huerta, C. (2020). Reflexión sobre la precariedad laboral y sus consecuencias desde un enfoque de género. *Revista Interamericana de Psicología Ocupacional (RIPO),* 38(2), 104-114. https://tuit.cat/qLh63

Vidal, I.; López, E. & Royo. N. (2018). Visibilizando los cuidados desde una perspectiva feminista en terapia ocupacional. *Revista electrónica de terapia ocupacional Galicia,* 15 (27). https://tuit.cat/svq5y

Zamarrón, M. (2007). *Estudio bio-psico-social sobre personas de 90 años y más.* Proyecto de investigación I+D+I IMSERSO. https://imserso.es/documents/20123/0/idi35_06uam.pdf/e95fb8ee-20a7-f441- d891-f175ea7ca525

Perspectiva económica y eficiencia en los cuidados

Marta Trapero-Bertran

1. INTRODUCCIÓN

En la actualidad, la sostenibilidad de los sistemas de salud es un tema crítico debido a la creciente demanda de servicios, el aumento de la longevidad, y el ritmo acelerado de la innovación tecnológica en salud. Con los recursos sanitarios siendo limitados, es esencial adoptar enfoques que maximicen el uso de estos recursos mientras se proporcionan resultados óptimos en salud. Aquí es donde la evaluación económica entra en juego, ayudando a evaluar la eficiencia de las intervenciones, programas o tecnologías sanitarias que ofrecen mayores beneficios en relación con sus costes.

La evaluación económica de intervenciones sanitarias ofrece una herramienta clave para la toma de decisiones, evaluando no solo el coste de una intervención, sino también sus beneficios en términos de resultados en salud, como la mejora en la calidad de vida o la prolongación de la supervivencia. En este sentido, las políticas de salud pública se benefician enormemente de las evaluaciones económicas al tomar decisiones sobre la asignación de recursos limitados, especialmente cuando se trata de la sostenibilidad de los cuidados y la atención a largo plazo.

Este capítulo tiene como objetivo analizar el papel de los cuidados[10] en el sistema sanitario desde una perspectiva económica, poniendo énfasis en su contribución a la eficiencia y sostenibilidad del Sistema Nacional de Salud. Los cuidados, entendidas como un componente esencial de la atención sanitaria, desempeñan un papel clave tanto en la mejora de los resultados en salud como en la optimización del uso de los recursos. La adecuada planificación, provisión y evaluación de los cuidados no solo mejora la calidad de vida de las personas, sino que también puede generar importantes ahorros económicos, al contribuir a la sostenibilidad financiera del sistema sanitario a medio y largo plazo. A lo largo del capítulo, exploraremos la relevancia de la evaluación económica y otro tipo de estudios económicos que pueden ser muy útiles para complementar la información de resultado en salud en los cuidados.

La estructura del capítulo se articula en cuatro apartados principales. En primer lugar, se presenta una introducción conceptual sobre la aportación de la perspectiva económica en los cuidados, los distintos tipos de estudios económicos y la relevancia de la eficiencia como criterio clave en la toma de decisiones. A continuación, se profundiza en el análisis de evaluación económica como herramienta para medir dicha eficiencia, con especial atención a su aplicación en el ámbito de los cuidados. En el tercer apartado, se revisan diversas estrategias que han demostrado mejorar la eficiencia en la provisión de cuidados dentro del entorno sanitario. Finalmente, se ofrecen unas conclusiones y recomendaciones orientadas a fortalecer el papel de la eficiencia en los cuidados como elemento estratégico en la mejora de los sistemas de salud.

10. Los cuidados suelen hacer referencia a intervenciones específicas orientadas a la recuperación de la salud, es decir, al tratamiento de una enfermedad o lesión para alcanzar la sanación o mejoría del estado clínico de una persona. Los cuidados se refieren a un conjunto de acciones y atenciones dirigidas a mantener o mejorar el bienestar y la calidad de vida de una persona, especialmente en situaciones de enfermedad, discapacidad o dependencia.

La aportación de la perspectiva económica. Tipos de estudios económicos

La incorporación de la perspectiva económica en el ámbito de la salud permite optimizar la asignación de recursos escasos para maximizar los resultados en salud de la población (Goeree et al, 2013). En un entorno sanitario caracterizado por una creciente demanda, limitaciones presupuestarias y la necesidad de justificar decisiones clínicas y organizativas, la economía de la salud se convierte en una herramienta esencial para garantizar la sostenibilidad del sistema y la equidad en el acceso a los Servicios (Hussain et al, 2024). Esta perspectiva resulta especialmente relevante en el ámbito de los cuidados, donde las enfermeras desempeñan un papel clave en la implementación, evaluación y mejora de intervenciones sanitarias que impactan directamente en la eficiencia del sistema.

Existen distintos tipos de estudios económicos que pueden ser aplicados en el ámbito de los cuidados y que proporcionan información valiosa para la toma de decisiones clínicas, gestoras y políticas. A continuación, se describen los principales enfoques utilizados:

Evaluación económica (Oliva-Moreno et al, 2022): Se refiere al análisis de las oportunidades perdidas al optar por una intervención en lugar de otra. Para las enfermeras, este enfoque es relevante cuando deben priorizar entre distintas alternativas que compiten por recursos limitados, permitiendo valorar qué beneficios en salud se dejan de obtener al elegir una opción frente a otra.

Análisis de impacto presupuestario (Brosa et al, 2005): Este estudio estima el efecto económico de incorporar una nueva tecnología, tratamiento o programa en el presupuesto de una organización o sistema sanitario. Es especialmente útil para las enfermeras que participan en la gestión de recursos, ya que permite prever si una intervención es asumible desde el punto de vista financiero, y cómo afectará a los costes a corto y medio plazo del Servicio o Sistema Nacional de Salud (SNS).

Estudio de carga económica o de enfermedad (Jo, 2014): Evalúa el impacto económico total de una enfermedad, considerando tanto los costes directos (como hospitalizaciones, medicamentos, visitas médicas) como los indirectos (como la pérdida de productividad o los cuidados informales). Este enfoque es valioso para las enfermeras cuando se requiere justificar la necesidad de mayor inversión en la atención de determinadas condiciones de salud, mostrando el peso económico que representan para el sistema y para la sociedad en su conjunto.

Estudio de retorno de la inversión (ROI) (Merino-Ventosa et al, 2019): Este análisis evalúa la relación entre el coste de una intervención y los beneficios económicos generados. Resulta particularmente útil para justificar programas de prevención o la adopción de nuevas tecnologías que requieren una inversión inicial. Para las enfermeras, el ROI permite valorar si una intervención generará ahorros o beneficios económicos a medio y largo plazo, en comparación con su coste inicial, fortaleciendo así el argumento para su implementación.

En conjunto, estos estudios ofrecen una base sólida para fundamentar decisiones clínicas y de gestión, y refuerzan la necesidad de incorporar sistemáticamente la perspectiva económica en los cuidados como vía para mejorar la eficiencia y sostenibilidad del sistema sanitario.

La importancia de la medición de la eficiencia en los cuidados y la evaluación económica como herramienta

La noción de eficiencia en salud, tal como la definió Alan Williams, implica la asignación óptima de los recursos para obtener el mejor resultado posible en términos de salud (*Mason and Towse, 2008*). Un concepto clave en esta evaluación es el coste de oportunidad, que hace referencia a los beneficios potenciales que se sacrifican al elegir una opción en lugar de otra. En otras palabras, representa el valor de la mejor alternativa no seleccionada. Por ejemplo, si una enfermera decide hacer un programa de seguimiento para pacientes con insuficiencia cardíaca, esos recursos ya no estarán disponibles para otros pacientes. La eficiencia busca precisamente minimizar estos costes de oportunidad, asegurando que los recursos se destinen a quienes puedan obtener el mayor beneficio en salud en relación con los recursos utilizados.

Medir la eficiencia en los cuidados permite identificar prácticas clínicas de alto valor, detectar áreas de mejora en la utilización de recursos y fundamentar decisiones de reorganización de servicios o incorporación de nuevas intervenciones. Además, proporciona evidencia objetiva para defender el papel estratégico de la enfermería en la mejora del rendimiento del sistema sanitario. Evaluar la eficiencia implica no solo analizar los costes, sino también considerar los resultados en salud alcanzados, lo que requiere un enfoque multidimensional y centrado en el paciente.

La incorporación de la medición de costes y la eficiencia en las intervenciones de enfermería es esencial para optimizar la atención de los pacientes y mejorar la sostenibilidad de los sistemas de salud. Las enfermeras, al estar en contacto directo con los pacientes, juegan un papel clave en la entrega de cuidados de alta calidad, y al medir y evaluar los costes de sus intervenciones, pueden contribuir a la eficiencia general del sistema de salud.

Diversos estudios han demostrado que los roles avanzados de enfermería, como los de las enfermeras practicantes (NP) o las enfermeras especialistas clínicas (CNS), no solo mejoran los resultados clínicos, sino que también generan importantes ahorros en costes al reducir las hospitalizaciones y la necesidad de consultas especializadas. Por ejemplo, en un análisis realizado en Quebec sobre la introducción de enfermeras practicantes en centros de atención a largo plazo, se observó una reducción significativa de eventos adversos, como caídas y úlceras por presión, lo que resultó en ahorros estimados entre 1,9 y 3,2 millones de dólares canadienses en un año (Tchouaket et al, 2020).

Asimismo, en un estudio realizado en Estados Unidos sobre la atención primaria proporcionada por enfermeras practicantes, se concluyó que los pacientes atendidos por NP tenían tasas de hospitalización más bajas y costes similares a los de aquellos atendidos por médicos, lo que resalta la capacidad de las NP para ofrecer una atención coste-efectiva (Liu et al, 2020). Además, la evaluación económica de modelos de atención dirigidos por enfermeras, como el modelo INTERCARE en Suiza, mostró que, aunque la implementación de este tipo de programas puede ser costosa inicialmente, a largo plazo se generan importantes ahorros debido a la reducción de hospitalizaciones innecesarias (Bartakova et al, 2022).

Otro aspecto relevante es la atención centrada en el paciente, donde las enfermeras juegan un rol fundamental en la mejora de la experiencia del paciente y la optimización de los recursos. Un estudio llevado a cabo en Alemania evaluó la efectividad de enfermeras con roles ampliados para pacientes con deterioro cognitivo, destacando cómo estas intervenciones no solo mejoraron los resultados clínicos, sino que también optimizaron el uso de recursos hospitalarios (Von Der Lühe et al, 2023).

En conclusión, la incorporación de la medición de costes y la eficiencia en las intervenciones de enfermería no solo es crucial para justificar las inversiones en la expansión de los roles de las enfermeras, sino que también contribuye a mejorar la sostenibilidad del sistema de salud, reduce la carga sobre otros profesionales de la salud y optimiza los resultados para los pacientes. Las enfermeras, al tomar decisiones informadas basadas en datos económicos, pueden liderar iniciativas que mejoren la calidad del cuidado a menor coste, lo que resulta beneficioso tanto para los pacientes como para el sistema de salud en general.

La evaluación económica es el tipo de análisis que utilizamos para medir la eficiencia de cualquier programa, intervención o tecnología sanitaria, es decir la relación entre los recursos utilizados y los beneficios en salud generados. Como análisis tiene un gran potencial para mejorar la asignación de recursos, aumentar la transparencia en la toma de decisiones y reforzar el reconocimiento del valor aportado, en este caso, por la enfermería y la convierte en una herramienta clave para avanzar hacia sistemas sanitarios más eficientes, equitativos y sostenibles.

2. EL ANÁLISIS DE EVALUACIÓN ECONÓMICA PARA MEDIR LA EFICIENCIA

Gran parte de las explicaciones desarrolladas en este apartado del capítulo han sido extraídas y adaptadas del manual de referencia en Economía de la Salud en España en la actualidad, elaborado por Oliva et al. (2018), considerado una fuente fundamental para la comprensión y aplicación de los principios económicos en el ámbito sanitario.

¿Qué es la Evaluación Económica en Salud?

La evaluación económica en salud es el proceso mediante el cual se comparan los costes y los resultados en salud, en términos de calidad y esperanza de vida, de diferentes intervenciones sanitarias. Estas intervenciones pueden ser medicamentos, dispositivos médicos, procedimientos quirúrgicos, programas de prevención, o cambios organizativos en el sistema de salud. El objetivo principal es proporcionar información que permita a los responsables de política sanitaria la asignación de los recursos de la manera más eficiente posible.

La evaluación económica constituye la herramienta analítica más sólida y reconocida para medir la eficiencia de las intervenciones sanitarias, incluyendo aquellas relacionadas con los cuidados.

Tipos de Evaluación Económica

Existen diversos tipos de evaluación económica que permiten analizar la relación entre costes y resultados de al menos dos intervenciones alternativas entre sí (véase Tabla 1) (Oliva et al, 2018). Las *evaluaciones económicas completas* comparan las diferentes alternativas en términos de costes y resultados en salud y son el análisis de coste-efectividad (ACE), el análisis de coste-utilidad, (ACU) y el análisis de coste-beneficio (ACB). El análisis de minimización de costes es un tipo de *evaluación económica parcial*, en el que la comparación de las alternativas se basa en una comparación únicamente de costes.

El elemento común en los estudios de evaluación económica es que los costes siempre se medirán en unidades monetarias. Sin embargo, en la unidad de medida del efecto difieren. Mientras que en los análisis de minimización de costes se comparan 2 o más intervenciones con igual efecto terapéutico, en los análisis coste efectividad los efectos clínicos de las intervenciones o tratamientos estudiados difieren de manera significativa. Este será también el caso de los análisis de coste utilidad, con la peculiaridad de que en éste la medida de efecto recoge cambios tanto en la esperanza de vida, dimensión clínica, como en alguna otra dimensión como la social, la educativa, etc. Una de las unidades de medida más comunes en la calidad de vida relacionada con la salud. Por último, en el análisis coste beneficio se intenta homogeneizar la unidad de coste y resultado y, por tanto, se emplean unidades monetarias para medir tanto coste como resultados en salud. El ACB es el análisis de evaluación económica completa menos empleado en el campo sanitario. Ello se debe fundamentalmente a que el reducir a unidades monetarias todos los beneficios que puede reportar sobre la salud una intervención sanitaria es una tarea difícil, compleja, poco intuitiva y que choca con la práctica habitual del decisor, especialmente en el ámbito de la micro gestión.

Tabla 1. Tipos de análisis de evaluación económica de tecnologías sanitarias

Tipo de Análisis	Unidad de costes	Unidad de resultados en salud
Evaluación económica completa		
Análisis Coste-Efectividad (ACE)	Unidades monetarias	Unidades clínicas habituales (eventos evitados, respuesta parcial o total al tratamiento, supervivencia libre de progresión, AVG, ...)
Análisis Coste-Utilidad (ACU)	Unidades monetarias	Unidades clínicas y otras dimensiones como la educativa, social, etc. (cantidad y calidad de vida AVAC), cantidad y discapacidad AVAD), etc.

Análisis Coste-Benefi-cio (ACB)	Unidades monetarias	Unidades monetarias
Evaluación económica parcial		
Análisis de Minimiza-ción de Costes (AMC)	Unidades monetarias	Unidades clínicas (efectos iguales o equivalentes)

Fuente: Oliva et al (2018)

Para explicar la información que trata de recoger una evaluación económica nos vamos a servir de la figura 1, previamente explicada en Oliva et al (2018). Para ello vamos a suponer que evaluaremos dos tratamientos. El primero es un nuevo tratamiento mientras que el segundo es ya conocido, por ejemplo, el tratamiento más empleado en la práctica médica habitual, al que llamamos *comparador*. En la figura 1, representamos en el eje de ordenadas el coste en términos relativos, es decir, la diferencia de costes entre el nuevo tratamiento y el comparador. En el eje de abscisas representamos la ganancia en el efecto terapéutico del nuevo tratamiento frente al ya conocido. Es decir, representamos el tratamiento ya conocido situándolo en el punto de corte de los ejes que representan la salud y los costes. Así, tendríamos dos dimensiones (coste y salud) y nuestras áreas de decisión vendrían determinadas por cuatro cuadrantes.

Si el nuevo tratamiento fuera superior en efectividad y/o seguridad y su adopción implicara una menor utilización de recursos (cuadrante sureste), claramente recomendaríamos su adopción. En este caso, el nuevo tratamiento "domina" al ya conocido (sería un tratamiento dominante). El caso contrario sería aquel donde el nuevo tratamiento es más caro (implica un mayor sacrificio de recursos) y menos efectivo y/o seguro que el ya existente (cuadrante noroeste), por tanto, recomendamos que no se adopte (sería un tratamiento dominado por el ya conocido). Los casos de mayor complejidad aparecen en los cuadrantes noreste y suroeste. ¿Debemos siempre recomendar un tratamiento que emplea más recursos pero que obtiene mejores resultados en salud (cuadrante noreste)? O, por el contrario, ¿no sería en ningún caso admisible recomendar un tratamiento que empleara menos recursos y, por tanto, el ahorro sería susceptible de ser utilizados en otras alternativas, a cambio de empeorar los resultados medidos en términos de efectividad o seguridad (cuadrante suroeste)?

Las evaluaciones económicas de intervenciones sanitarias son herramientas fundamentales en el establecimiento de prioridades. Sin embargo, en ocasiones se interpreta erróneamente el concepto de eficiencia. A menudo, se considera que una intervención sanitaria es más eficiente que otra exclusivamente cuando ahorra recursos, es decir cuando a igualdad de beneficios sobre la salud, su coste es menor, olvidando que una intervención también será eficiente si el beneficio terapéutico y social extra que produce sobre la salud compensa su coste adicional. Es el dilema planteado en los cuadrantes noreste y suroeste. La respuesta a la pregunta "¿cuándo podemos considerar que una intervención sanitaria es eficiente?" no es sencilla. La línea discontinua representa un valor de referencia o umbral que puede servir de referencia. Por ejemplo, en el cuadrante noreste, si nos situamos por encima de la línea, el diferencial de coste que hemos de satisfacer es elevado en relación con la mayor ganancia en salud. Por tanto, podríamos pensar que el esfuerzo en inversión de recursos supera al coste de oportunidad de los mismos, una vez considerados los resultados alcanzados en salud. Por el contrario, si nos situamos por debajo de la línea discontinua, el mayor coste se ve compensado por una buena ganancia en salud. Dónde situamos esta línea, hasta qué punto un mayor coste no compensa una ganancia en salud (o, el contrario, cuándo una ganancia en salud compensa un coste superior) dependerá de los recursos y de las preferencias de una sociedad en relación hacia sus políticas en salud. Sin embargo, no es una cuestión simple de resolver. En las últimas dos décadas el uso del AVAC se ha hecho extenso, ya que es una unidad que puede utilizarse para medir el beneficio en salud de cualquier enfermedad, teniendo en cuenta la dificultad que representa medir el beneficio en salud, en términos de calidad de vida, para algunas enfermedades. Por esta razón, el valor de referencia establecido en algunos países se expresa en unidades monetarias por AVAC. Únicamente hay un país que identifica un valor de referencia de coste- utilidad explícito, que es el Reino

Unido. Este umbral se encuentra entre 20.000 y 30.000 libras esterlinas por AVAC (Cleemput et al, 2008). Otros países como Canadá, Australia, Nueva Zelanda, Holanda o Suecia, al aplicar la evaluación económica en los procesos de financiación y fijación del precio de nuevas tecnologías sanitarias, emplean de manera orientativa sus propios umbrales, pero de manera implícita, sin revelar su valor. Hay dos formas principales de establecer el valor del umbral de aceptabilidad: desde un enfoque de oferta (considerando la productividad que tiene un sistema sanitario para obtener un AVAC) o desde un enfoque de demanda (a través de la revelación del valor social del AVAC). Dependiendo del enfoque utilizado se obtendrá un resultado u otro. Vallejo et al (2017) da detalles, de una manera muy clara y pragmática, de las diferentes metodologías empleadas para cada uno de los enfoques. Por otra parte, los trabajos empíricos realizados hasta el momento nos muestran que el valor monetario del AVAC puede variar sustancialmente dependiendo de la metodología empleada para su cálculo y que los umbrales no se pueden comparar entre países a no ser que hayan sido calculados con el mismo método. Si se quisiera comparar valores de referencia coste- utilidad incremental de diferentes países, se podría utilizar la aproximación que la OMS estableció en tres veces el PIB per cápita del país, aunque no está clara la metodología empleada por la cual llegaron a establecer este criterio. Dependiendo del valor que tenga este valor de referencia, más alto o más bajo, la pendiente de la recta del valor de referencia dibujada en el cuadrante noreste será mayor o menor, respectivamente. Cuánto más cercano a cero esté el umbral menos estará dispuesto a pagar el financiador por un AVAC (ver figura 1). En cambio, cuánto más lejos de cero, más grande será el umbral y más se estará dispuesto a pagar por ganar un AVAC.

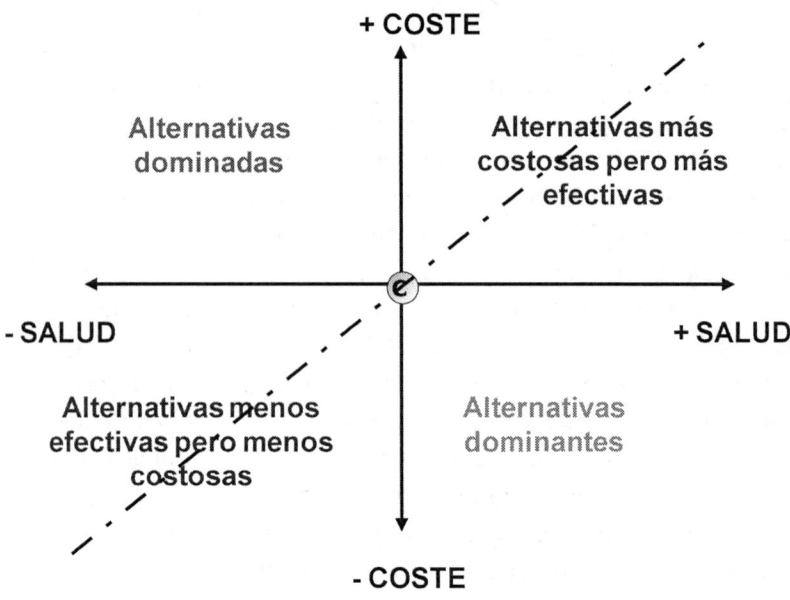

Figura 1. Ejes de decisión de un análisis de evaluación económica de tecnologías sanitarias

Fuente: Oliva et al (2018)

En el Análisis de Minimización de Costes (AMC), evaluación económica parcial, se comparan dos o más intervenciones sanitarias cuyo resultado terapéutico es idéntico. Si esto es así, lógicamente se debería recomendar la utilización de aquella que presente unos costes menores para alcanzar un resultado determinado sobre la salud de los pacientes. La principal ventaja de este tipo de análisis es la claridad de la regla de decisión a seguir: ante la igualdad en el resultado en salud, se recomendaría la alternativa de menor coste. Su principal problema es si realmente la efectividad y la seguridad de las intervenciones o tratamientos evaluados no presentan diferencias significativas. En este sentido, será de especial importancia que exista consenso sobre si la unidad de resultado elegida es la más relevante de cara al análisis. Si existieran varias unidades de resultado alternativas habría que asegurarse de que el análisis es robusto, esto es, de que las conclusiones no variarían en función de la unidad elegida. Asimismo, es importante que exista un cuerpo de literatura científica que avale la equivalencia en cuanto a dichos resultados terapéuticos, por ejemplo, a través de metaanálisis de ensayos clínicos y estudios observacionales realizados. En caso de que existieran dudas sobre la equivalencia terapéutica de dos tratamientos, lo metodológicamente correcto es pensar que puedan existir tales diferencias y plantear el estudio como un análisis coste efectividad o coste-utilidad.

Llegados a este punto ya contamos con la información necesaria para realizar la evaluación económica. Para ello debemos tener la precaución de recordar que la evaluación económica es un procedimiento comparativo. Es decir, lo adecuado no es calcular las ratios coste efectividad medios de cada tratamiento por separado sino realizar un análisis que permita comparar ambas alternativas. Este tipo de análisis se denomina análisis coste-efectividad/utilidad incremental y su resultado, la ratio coste-efectividad/utilidad incremental, es la información principal que debemos interpretar y calcular en una evaluación económica. La ratio incremental nos indica cuántos recursos adicionales debemos invertir para obtener un beneficio adicional en términos de salud entre dos o más alternativas. Es decir,

$$Ratio\ Coste\ Efectividad\ incremental = \frac{\Delta\ Costes}{\Delta\ Efectos}$$
$$= \frac{Costes_A - Costes_B}{Efectos\ Salud_A - Efectos\ Salud_B}$$

donde la alternativa A sería aquella más costosa, pero con mejor efecto terapéutico y la alternativa B sería aquella menos costosa, pero de efecto terapéutico inferior. No existe una evaluación económica completa sino se calcula esta ratio.

Elementos básicos de una evaluación económica

Tipos de costes

El principio de coste hace referencia a la valoración monetaria de los recursos empleados en una intervención o programa. Ello nos llevaría a considerar los costes en que se incurre y aquellos que se evitan al aplicar un conjunto de intervenciones sanitarias alternativas cuya finalidad sería resolver o prevenir un determinado problema de salud. Así, podemos distinguir entre varios tipos o partidas de coste (ver figura 2). En primer lugar, se encontrarían los costes directos sanitarios. Dentro de esta partida se encontrarían los costes derivados del uso de medicamentos, hospitalizaciones, consultas en atención primaria, consultas a especialistas, pruebas diagnósticas, etc. Es decir, las partidas comunes de gasto sanitario que tratan de reducir en lo posible el impacto en la salud de las personas que sufren o podrían sufrir una enfermedad. Estas partidas son claramente "visibles", en el sentido de que quedan registradas contablemente y tienen su reflejo en las Cuentas Nacionales. Sin embargo, existen otras partidas que los sistemas contables no computan directamente. En segundo lugar, tendríamos los costes directos no sanitarios. Dentro de esta partida se encontrarían, entre otros, los costes de los servicios sociales (financiados pública o privadamente) o los costes de los cuidados prestados por personas no profesionales (llamados también cuidados informales) surgidos a consecuencia de una enfermedad o lesión. En tercer lugar, las enfermedades y las lesiones pueden ocasionar un fuerte impacto en la situación laboral de las personas que las soportan. Un problema de salud puede reducir la productividad laboral de una personal de manera transitoria o permanentemente. Toda vez que la productividad laboral es fuente de riqueza no solo para una persona sino para la sociedad, una reducción de la misma a consecuencia de un problema de salud es un coste que puede ser valorado. Por último, existe una última partida de costes denominados intangibles. Estos costes serían aquellos asociados al dolor y al sufrimiento que ocasiona un problema de salud. Esta partida rara vez se valora en los estudios en términos monetarios debido a la dificultad de su estimación, si bien se recomienda citar su existencia cuando se considere que son de importancia y acometer su valoración como resultado de salud (pérdida de calidad de vida, escalas de dolor, índices de dependencia, etc.).

Figura 2. Costes en evaluación económica de intervenciones sanitarias

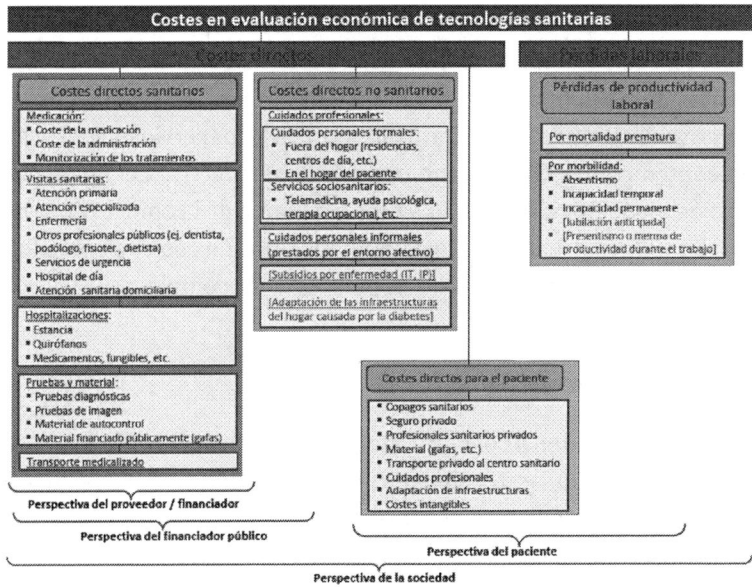

Fuente: Zozaya et al, 2015

Perspectiva

En cualquier evaluación económica estarán presentes los costes sanitarios. El resto de partidas señaladas en la figura 2 aparecerán o no dependiendo de la perspectiva adoptada en el análisis. Así, si la evaluación económica se realiza desde la perspectiva de la sociedad, todos los recursos empleados (sanitarios o no sanitarios) o perdidos (pérdidas laborales) a consecuencia de una enfermedad deberían ser identificados, medidos y valorados en el análisis. En cambio, si la perspectiva empleada es la de un agente particular (financiador, proveedor, paciente) habrá que seleccionar las partidas de costes relevantes (las que ese agente ha de soportar). Por ejemplo, desde la perspectiva del proveedor del servicio (por ejemplo, un hospital), los cuidados prestados por la familia a una persona cuya autonomía se ve limitada a consecuencia de una enfermedad o el coste del transporte que realiza un paciente por sus propios medios desde su domicilio hasta el centro de salud no tendrían por qué incluirse. En cambio, estos últimos serán costes relevantes desde la óptica del paciente y su familia. Asimismo, desde la perspectiva del proveedor sanitario, los costes de los servicios sociales no serían contemplados. Sí, en cambio, desde la perspectiva del financiador público de dichos servicios. En la figura 2, extraída de la obra de Zozaya et al (2015), pueden visualizarse los diferentes tipos de costes a considerar, así como su relación con las posibles perspectivas a emplear.

Tipos de Resultados en Salud

Más allá de la identificación, medición y valoración de los costes relacionados con una enfermedad o problema de salud, la evaluación económica debe recoger necesariamente los efectos de una serie de intervenciones sanitarias sobre la salud de la población o sobre un grupo concreto de personas. Los efectos terapéuticos de una determinada política, intervención o tratamiento se pueden medir de muy diferentes modos dependiendo de la intervención en cuestión. Así, podemos hacer referencia a dos dimensiones a tener en cuenta: el método de obtención de resultados y la unidad de medida. Por lo que respecta a la primera, los métodos más frecuentes son los ensayos clínicos, los estudios epidemiológicos de cohorte, estudios de cumplimiento terapéutico (retrospectivos o prospectivos), registros de centros de salud, revisión de historias clínicas, revisión de la literatura científica y opiniones de expertos. En general, el ensayo clínico se reconoce como un método experimental estandarizado de alta calidad en su diseño. Sin embargo, no puede considerarse como una "regla de oro" a seguir en todo momento puesto que el tipo de método ideal depende en buena medida del objetivo del estudio que se plantea.

En relación con el segundo punto, las medidas de resultados pueden ser unidades clínicas generales del tipo eventos evitados (prevención de casos), unidades clínicas y marcadores biomédicos (desde recuento de eritrocitos o leucocitos, determinación de hemoglobina o velocidad de sedimentación globular hasta otros como respuesta parcial al tratamiento, tiempo hasta el fracaso del tratamiento o supervivencia) (análisis coste-efectividad), o de carácter más subjetivo como la calidad de vida relacionada con la salud (CVRS) revelada por el paciente (coste-utilidad).

Las unidades de medida basadas en la dimensión clínica son medidas que capturan el efecto directo de la intervención en términos de salud, como el número de casos prevenidos, los años de vida ganados, la reducción de hospitalizaciones, o el aumento en la supervivencia de los pacientes. Este tipo de resultados son fáciles de interpretar desde una perspectiva clínica, pero pueden no reflejar por completo el impacto de la intervención en la calidad de vida del paciente.

Por otro lado, las unidades de medida que incluyen más dimensiones que la estrictamente clínica o física y que más se utiliza en nuestro contexto de país industrializado donde la mayor parte de intervenciones aportan calidad de vida es los Años de Vida Ajustados por Calidad (AVAC o QALYs en inglés). Esta es una medida combinada que toma en cuenta tanto la cantidad de vida ganada como la calidad de esa vida. Un AVAC de 1 representa un año de vida en perfecto estado de salud, mientras que un AVAC de 0,5 representaría un año de vida con una calidad de vida reducida a la mitad. Este enfoque es ampliamente utilizado en la evaluación económica de tecnologías sanitarias porque permite comparar intervenciones que tienen diferentes efectos en la calidad y cantidad de vida. Los Años de Vida Ajustados por Discapacidad (AVAD o DALYs en inglés) es una medida similar al AVAC, pero en lugar de enfocarse en la calidad de vida, se centra en la discapacidad que sufre un paciente. Un AVAD de 0 representa una vida sin discapacidad, mientras que un AVAD de 1 representa una vida completamente afectada por la discapacidad.

El uso de medidas como los AVAC y los AVAD ha permitido a los economistas de la salud crear un marco estándar para comparar diferentes intervenciones en términos de su impacto en la vida de los pacientes. Estas medidas también son cruciales para las agencias de evaluación de tecnologías sanitarias que deben tomar decisiones sobre qué tratamientos financiar o adoptar en los sistemas de salud.

Fuente de datos utilizada para realizar una Evaluación Económica

La calidad de los datos empleados en una evaluación económica condiciona la fiabilidad y la utilidad de los resultados alcanzados en la misma. La primera distinción importante es entre datos primarios y secundarios. Datos primarios son los que obtenemos directamente de la realidad, recogiéndolos o produciéndolos con nuestros propios instrumentos. Son datos de primera mano. Por el contrario, los datos secundarios han sido generados por otras personas o instituciones. La utilización de documentación en la investigación social constituye por lo tanto una fuente secundaria.

Buxton et al (1997) sugieren que, para hacer una buena evaluación económica, los investigadores deben mirar primero los ensayos clínicos como fuente inicial de datos sobre la eficacia relativa de las intervenciones sanitarias. Sin embargo, aunque los ensayos clínicos proporcionan datos comparativos con alta validez interna, a menudo son limitados en términos de la duración, del perfil de los pacientes o del tamaño de la muestra.

Una revisión sistemática de la evidencia científica disponible es una etapa crucial e imprescindible del proceso de construcción de una evaluación económica. El nivel de la calidad y comparabilidad de los estudios de los que proceden los datos de los análisis de decisión o modelos, explicados en el siguiente apartado, determina la calidad de sus resultados. En principio, las revisiones sistemáticas y los meta-análisis deberían ser el punto de partida para obtener datos de calidad cuando se evalúa la eficacia de las alternativas comparadas. Se deberían emplear datos de estudios no aleatorizados sólo en el caso de que no estén disponibles datos de ensayos clínicos aleatorizados (ECA). No obstante, si no se dispone de datos procedentes de ECA o éstos no son los más apropiados para responder la pregunta del estudio se puede recurrir a otras fuentes. El empleo de datos de estudios no-ECA vs. ECA con diseños pragmáticos está especialmente indicado cuando se trata de evaluar el efecto de una tecnología en la práctica clínica real (efectividad y seguridad en la práctica habitual) o extrapolar la evidencia más allá de la duración de los ECA. Cuando no existan estudios comparativos directos entre las alternativas en estudio, el empleo de comparaciones indirectas y meta-análisis puede ser una opción para obtener los datos que alimenten el modelo.

Análisis de Decisión

Los modelos son una herramienta básica para el análisis de decisión, de uso habitual y creciente en la evaluación económica. Un modelo es una representación simple y comprensible de una realidad compleja que permite simular la experimentación que resulta imposible en el mundo real. Se utilizan para extrapolar los resultados finales más allá del ensayo, por ejemplo, la supervivencia. Los análisis de decisión implican la aplicación de modelos para sintetizar la información disponible sobre procesos de salud y sus implicaciones.

Un modelo analítico trata de representar una aproximación sistemática a la evolución más probable de una enfermedad tras la administración de diferentes alternativas terapéuticas para su tratamiento, proyectando los resultados en salud que se van a obtener con cada una de las opciones administradas y los costes asociados en su consecución (Brennan et al, 2006).

En la evaluación económica, los modelos son útiles en dos situaciones: (a) cuando no existen ensayos clínicos o éstos no incluyen la recogida de datos económicos, y (b) cuando los ensayos clínicos solo miden resultados intermedios o únicamente tienen un seguimiento en el corto plazo.

Los modelos analíticos de decisión se utilizan para sintetizar de manera explícita y sistemática la mejor evidencia disponible sobre la historia natural y la evolución de una enfermedad, así como los datos epidemiológicos (riesgos básicos), preferencias (ponderaciones de la calidad de vida relacionada con la salud), efectos del tratamiento (supervivencia, estado de salud), fiabilidad del test (sensibilidad y especificidad), uso de recursos (número de visitas) y costes unitarios (€ por visita) de diferentes opciones terapéuticas existentes para su tratamiento, en una población de interés definida (Soto-Álvarez, 2012).

Podríamos resumir el desarrollo de un modelo en seis fases. La primera sería especificar el problema de decisión, detallando la población afectada (y posibles subgrupos), la información sobre el entorno (geográfico e institucional), las características de los programas, intervenciones o tratamientos evaluados, e identificar el agente que tomará la decisión, es decir la perspectiva del análisis. La segunda implicaría definir los límites temporales del modelo. La tercera fase sería escoger la estructura del modelo, en parte determinada por la naturaleza de las opciones evaluadas y por el conocimiento acerca de la historia natural de la enfermedad y el impacto de las intervenciones. En este caso es importante disponer de una medida biológica o clínica sobre la que definir los estados. La cuarta consiste en identificar y resumir la evidencia relevante sintetizándola en parámetros del modelo. Es decir, comprendiendo: la evidencia sobre efectividad, aunque no existan ensayos directos donde se comparan dos intervenciones (*head to head*), las probabilidades de sucesos clínicos en un periodo de seguimiento estándar, aunque los informes tengan periodos distintos, las estimaciones de efectividad en una medida común de resultado final, aunque los ensayos utilicen medidas diversas, y la evaluación de la heterogeneidad de las medidas entre diferentes tipos de pacientes (datos individuales o "metaregresión"). La quinta fase sería tratar la incertidumbre y la heterogeneidad, describiendo la incertidumbre en los parámetros y en la decisión. Por ejemplo, haciendo análisis por subgrupos. La sexta y última fase sería evaluar el valor que aportaría la investigación adicional, lo que llamamos el "Valor de la información", es decir, hasta qué punto reducir la incertidumbre profundizando en la investigación daría lugar a un cambio en la decisión final.

Han surgido dudas acerca del uso de la modelización como base para poder tomar decisiones, aunque tienen más que ver con la aplicación general de las técnicas de modelización, como por ejemplo la transparencia, que con sus fundamentos teóricos. De la misma manera que ha aumentado el número de evaluaciones económicas publicadas que utilizan técnicas de modelización, el abanico de posibles métodos de modelización analítica ha aumentado también. La elección del modelo más adecuado depende del problema estudiado y de la disponibilidad de buenos datos sobre eficacia/efectividad y de utilización de recursos. En cualquier caso, es recomendable empezar por la modelización más sencilla que es el árbol de decisión. No es necesario utilizar un modelo matemáticamente complejo si podemos responder la pregunta planteada por la evaluación económica con un modelo más sencillo. Sin embargo, a veces necesitamos utilizar modelos más complejos como, por ejemplo, los modelos dinámicos. Éstos están basados en ecuaciones diferenciales y son apropiados para la EE de intervenciones dirigidas a enfermedades infecciosas en las que el llamado "efecto rebaño" juega un papel relevante[11]. Brennan et al. (2006) detallan la mayoría de métodos de modelización que se utilizan hoy en día y establecen criterios explícitos de cómo elegir en cada caso la técnica adecuada de modelización.

Horizonte temporal y ajustes temporales de costes y resultados de salud

El horizonte temporal es el tiempo total por el que se calcular los costes y resultados en salud en el análisis. Dicho horizonte cambiará dependiendo de cada caso concreto. El criterio básico de elección del horizonte temporal adecuado es ajustar la duración del mismo a un lapso de tiempo que recoja adecuadamente tanto los costes como los efectos terapéuticos relevantes de las intervenciones evaluadas. Ello puede suponer unas semanas, meses o toda la vida de los pacientes. En

11.   El "efecto rebaño" consiste en que los individuos no inmunizados de un grupo o población no se infectarán si la inmensa mayoría de los individuos de esa población están inmunizados (vacunados). Se consigue inmunidad de grupo. El concepto económico subyacente es el de externalidad en beneficios para los no vacunados

este sentido, es importante subrayar que para valorar adecuadamente los recursos deben aplicarse tasas de descuento a los costes que superen el periodo de un año. La lógica es sencilla: el valor de una cantidad monetaria dada, digamos 20.000 €, en el día de hoy no es igual al valor de esa misma cantidad dentro de 4 años. Con independencia de la existencia o no de inflación, los individuos tenemos en general una preferencia para adelantar beneficios al presente y retrasar costes hacia el futuro, de ahí que un coste a día de hoy de 20.000 € no tenga el mismo valor que un coste de 20.000 € en el que se incurrirá dentro de 4 años. En España se aplican las mismas tasas de descuento a los resultados en salud para una más fácil interpretación de los resultados obtenidos en la ratio coste-efectividad/utilidad incremental en horizontes mayores a un año.

Incertidumbre: Análisis de sensibilidad (AS) determinístico y probabilístico

Bien sea por la imprecisión de la recogida de los datos o bien por distintos supuestos metodológicos que se deben realizar en una evaluación económica, la presencia de incertidumbre aparece como un elemento clave que afecta a la precisión de estos parámetros; el tratamiento y análisis de la incertidumbre nos ayudará a contrastar la robustez de nuestros resultados.

Aunque no se trata de los mismos conceptos, variabilidad e incertidumbre son empleados como sinónimos en la mayor parte de los análisis. La primera, variabilidad, surge de las diferencias en el valor de una cantidad entre diferentes miembros de una población. La variabilidad es la variación natural entre pacientes y podemos calcularla analizando la dispersión en torno al centro de la distribución (media, mediana), y la forma (simétrica, asimétrica), aunque la evidencia empírica adicional no la reducirá. Por otro lado, la incertidumbre surge por la falta de conocimiento de un parámetro para la población en general. Aunque haya incertidumbre sobre el valor de un parámetro de la población, dicha incertidumbre se puede reducir considerando información adicional, mediante un análisis de sensibilidad. El análisis de sensibilidad mide como puede cambiar la ratio coste-efectividad incremental frente a variaciones de los parámetros utilizados en una evaluación económica. Este tipo de análisis mide la incertidumbre a través de los intervalos de confianza (IC), generalmente al 95%, y/o la desviación o error estándar. No obstante, se debe tener presente que nunca se puede eliminar completamente. El análisis de sensibilidad es la herramienta adecuada para estudiar la incertidumbre inherente a una evaluación económica. Este análisis tiene como objetivo evaluar el impacto de la incertidumbre de los parámetros sobre los RCEI o RCUI estimados. Más concretamente, un análisis de sensibilidad identificará si la incertidumbre de los parámetros puede suponer cambios importantes en los resultados estimados, que lleven a modificar las conclusiones inicialmente alcanzadas. Existen dos tipos de análisis de sensibilidad: el determinístico y el probabilístico. El AS Determinístico (ASD) se realiza cambiando uno ó más parámetros y/o elementos de la estructura del modelo y observando cómo cambian los resultados. Existen dos tipos de ASD: el *univariante* (que altera una única variable o realiza un análisis de umbral, donde se varía un parámetro a lo largo de un rango de valores para determinar, por encima y por debajo, en qué nivel las conclusiones de la evaluación económica pueden cambiar), y el *multivariante* (que altera más de una variable a la vez o realiza un análisis de escenarios, donde se asumen los valores de los parámetros en circunstancias extremas negativas, "worst case scenario" o en circunstancias extremas positivas "best case scenario") (Walter and Fox-Rushby, 2001). Debe justificarse la elección de variables y parámetros para el ASD y describir su desviación y/o error estándar y/o IC 95%. Si existe sospecha de un nivel de incertidumbre alto en los parámetros utilizados en el modelo, sería mejor analizar un análisis de sensibilidad probabilístico. El AS Probabilístico (ASP) tiene como objetivo calcular la distribución de los resultados y la probabilidad de que la intervención sea coste-efectiva dada la disposición a pagar por la salud, coste por AVAC, y la distribución de los parámetros del modelo. Este tipo de análisis se realiza atribuyendo distribuciones a los parámetros, haciendo un muestreo de los mismos de manera repetida, y recalculando los costes y los beneficios en salud obtenidos inicialmente (aproximadamente entre 1.000 y 10.000 repeticiones), y obteniendo finalmente la distribución de los costes y resultados. Deben indicarse y justificarse el número de simulaciones utilizadas, las distribuciones y los IC 95% de todos los parámetros. Este método de muestreo lo llamamos método de simulación de Montecarlo. Para poder atribuir una distribución a los parámetros hay que elegir una función compatible con el rango de los posibles valores que puedan adoptar dichos parámetros. Algunas de las funciones más frecuentemente usadas son: la distribución normal, uniforme, gamma, beta o lognormal. Briggs et al (2006) publicaron una tabla donde se resumen los tipos de parámetros más comunes en una evaluación económica y las distribuciones que éstos podrían utilizar en un ASP. El tipo de distribución debe ser justificado y la distribución de los parámetros (ej. media y varianza) debería basarse en la mejor evidencia disponible y/o opinión experta. Idealmente, también se deberían tener en cuenta las correlaciones entre los diferentes parámetros, aunque normalmente no hay suficientes datos para hacerlo.

3. ESTRATEGIAS EN CUIDADOS QUE HAN MEJORADO LA EFICIENCIA EN EL ENTORNO SANITARIO

La evaluación económica no ha sido uno de los análisis más extendidos en el campo de los cuidados y la enfermería (Lopatina et al, 2017). Sin embargo, la creciente incorporación de estrategias lideradas por enfermeras en distintos niveles asistenciales ha impulsado un número creciente de estudios que analizan su efectividad clínica y económica. Diversos estudios internacionales han evidenciado que la implementación de estrategias lideradas por enfermeras, tanto en atención primaria como en cuidados de larga duración y en contextos agudos, puede contribuir significativamente a mejorar la eficiencia del sistema sanitario. Estas estrategias, basadas en la ampliación de competencias y la reorganización de modelos asistenciales, permiten optimizar la asignación de recursos, reducir costes evitables y mejorar los resultados en salud.

Diversos estudios han evaluado el papel de las enfermeras de práctica avanzada (EPA) en contextos como los servicios de urgencias, la atención primaria y los cuidados a largo plazo. Woo et al. (2017) demostraron, mediante una revisión sistemática, que las EPA mejoran la calidad asistencial, reducen la mortalidad y los tiempos de espera, y generan ahorros principalmente por la reducción de la estancia hospitalaria. Asimismo, Liu et al. (2020) evidencian que, en atención primaria, los pacientes atendidos por EPA presentan un uso más racional de los recursos sin comprometer la calidad asistencial ni incrementar costes.

Por su parte, Tchouaket et al. (2020) mostraron que la introducción de EPA en centros de cuidados prolongados redujo eventos adversos (caídas, úlceras por presión, traslados innecesarios), generando un ahorro económico significativo. Esta línea de evidencia es reforzada por Verberne et al. (2021), quienes calcularon la ratio coste-efectividad incremental de un programa post-ictus liderado por enfermeras centrado en aspectos psicosociales. En la misma dirección, Kyle et al. (2023) documentan cómo una intervención breve, de bajo coste, como la terapia de restricción del sueño administrada por enfermeras, puede ser altamente efectiva y eficiente.

En contextos de mayor vulnerabilidad, Spycher et al. (2021) analizaron un modelo de atención centrada en la persona y liderado por enfermeras para solicitantes de asilo en Suiza, constatando una mejor integración en el sistema y una reducción progresiva de costes. En el ámbito hospitalario, el protocolo ENROLE-acute de Von der Lühe et al. (2023) apuesta por el rol ampliado de enfermería para atender a personas con deterioro cognitivo, con el objetivo de reducir complicaciones y estancias prolongadas, elementos clave en la eficiencia hospitalaria.

A pesar de estos hallazgos, las revisiones metodológicas, como la de Lopatina et al. (2017), alertan sobre las limitaciones de muchas evaluaciones económicas disponibles en el contexto de enfermería y los cuidados. Se identifican deficiencias en la elección de comparadores, perspectiva del análisis, medición de resultados o valoración de costes. Estas carencias dificultan la plena visibilización del valor económico de los cuidados enfermeros y subrayan la necesidad de adaptar las guías metodológicas para evaluar de forma adecuada estos roles.

En el plano macroeconómico, el informe del International Council of Nurses (ICN) (Stewart, 2024) enfatiza el "poder económico del cuidado", defendiendo que invertir en enfermería no solo mejora resultados en salud, sino que también impulsa la productividad, la equidad de género y el crecimiento económico. En el contexto institucional, Bartakova et al. (2022) concluyen que, aunque los modelos liderados por enfermeras como INTER-CARE implican un mayor coste inicial, permiten una reducción significativa de hospitalizaciones no planificadas, traduciéndose en ahorro a largo plazo.

Finalmente, diversos estudios han ampliado el enfoque de la evaluación económica para incluir el cuidado informal. Investigaciones recientes en Europa han estimado el elevado valor económico de este tipo de cuidados no remunerados, especialmente en el caso de lesiones medulares y enfermedades neurodegenerativas. La inclusión de los costes sociales y del impacto en la calidad de vida de los cuidadores (por ejemplo, a través del instrumento CarerQol-7D) en las evaluaciones económicas proporciona una visión más holística del valor del sistema de cuidados. Casos como el de España, con el concepto de "costes en la sombra" (Del Pozo-Rubio et al, 2020), o el análisis de los costes sociales de la enfermedad de Alzheimer (Peña-Longobardo et al, 2019) evidencian que la infravaloración del apoyo familiar puede distorsionar las decisiones en torno a la eficiencia y la sostenibilidad del sistema sanitario.

En conjunto, la evidencia destaca el potencial de los cuidados liderados por enfermeras como una inversión eficiente y estratégica, tanto desde la perspectiva clínica como económica. La incorporación de enfermeras de práctica avanzada en distintos niveles asistenciales, los modelos de atención liderados por enfermeras, centrados en el paciente y con un enfoque biopsicosocial, los cuidados a poblaciones vulnerables, y otras estrategias similares muestran cómo los cuidados otorgados por enfermería, cuando están bien diseñados, liderados e integrados en modelos organizativos eficientes, constituyen una palanca poderosa para mejorar la sostenibilidad y el valor del sistema sanitario.

4. ROL DE LAS ENFERMERAS EN LA SOSTENIBILIDAD DEL SISTEMA NACIONAL DE SALUD

Las enfermeras juegan un papel fundamental en la sostenibilidad del sistema nacional de salud (SNS), y su contribución se puede potenciar significativamente a través del uso de análisis de costes y evaluaciones económicas. A continuación, se detallan algunas maneras en las que pueden ayudar:

1. *Optimización de recursos sanitarios:* Las enfermeras, al estar en contacto directo con los pacientes y los procesos de atención, tienen una perspectiva única para identificar áreas donde se pueden optimizar los recursos. Mediante el uso de evaluaciones económicas, pueden analizar la eficiencia de diversas intervenciones, eliminando actividades que no añaden valor y proponiendo métodos más eficientes sin comprometer la calidad del cuidado. Por ejemplo, pueden implementar protocolos que reduzcan la duración de la estancia hospitalaria o minimicen la necesidad de pruebas diagnósticas repetitivas (Liu et al, 2020).

2. *Reducción de hospitalizaciones innecesarias:* Una de las formas más efectivas en que las enfermeras contribuyen a la sostenibilidad del sistema es a través de la prevención y el manejo proactivo de enfermedades crónicas. Las enfermeras practicantes y especialistas clínicas, mediante el seguimiento cercano de pacientes con condiciones crónicas, han demostrado que pueden reducir significativamente el número de hospitalizaciones innecesarias, lo que se traduce en ahorros importantes para el sistema de salud (Tchouaket et al, 2020; Bartakova et al, 2022).

3. *Mejora de la eficiencia y la efectividad del cuidado:* Los análisis de eficiencia permiten que las enfermeras evalúen el impacto de sus intervenciones en relación con los recursos utilizados. Por ejemplo, estudios han demostrado que los cuidados liderados por enfermeras en áreas como la atención primaria y la atención de seguimiento post-hospitalaria pueden ser igual de efectivos que los proporcionados por médicos, pero a un coste significativamente

menor (Lopatina et al, 2017; (Verberne et al, 2021). Esto no solo mejora la eficiencia económica, sino que también libera a otros profesionales de salud para que se enfoquen en áreas donde sus habilidades sean más necesarias.

4. *Atención centrada en el paciente:* Las enfermeras son fundamentales en la provisión de atención centrada en el paciente, lo que mejora la experiencia del usuario y los resultados clínicos. La atención personalizada y la educación en salud dirigida por enfermeras pueden reducir complicaciones y mejorar la adherencia a tratamientos, lo que disminuye el uso de recursos hospitalarios y los costes a largo plazo. Además, se ha demostrado que las intervenciones centradas en la persona, lideradas por enfermeras, pueden reducir los eventos adversos y las estancias prolongadas en hospitales (Von Der Lühe et al, 2023).

5. *Justificación de nuevas políticas y roles avanzados:* Las evaluaciones económicas proporcionan a las enfermeras datos sólidos para justificar la creación de nuevos roles directivos o la implementación de intervenciones que generen ahorro a largo plazo. Estos análisis son fundamentales para demostrar a los responsables de la toma de decisiones que una mayor inversión en enfermería puede resultar en menores costes operativos y mejores resultados de salud (Stewart, 2024).

6. *Prevención y promoción de la salud:* Las enfermeras también desempeñan un papel crucial en la promoción de la salud y la prevención de enfermedades, lo que reduce la carga general sobre el sistema de salud. Las intervenciones de promoción, como campañas de vacunación, educación sobre el autocuidado y prevención de recaídas, han demostrado ser altamente coste-efectivas, al reducir la necesidad de atención médica en el futuro (Spycher et al, 2021).

Las enfermeras pueden ayudar a la sostenibilidad del sistema nacional de salud mediante el uso de análisis de costes y de las evaluaciones económicas para mejorar la eficiencia de sus intervenciones, optimizar el uso de recursos y justificar la inversión en nuevos modelos de cuidado. Al actuar como líderes en la implementación de cuidados coste-efectivos, las enfermeras no solo mejoran los resultados de los pacientes, sino que también contribuyen significativamente a la reducción de costes y al mantenimiento de un sistema de salud sostenible y eficiente.

5. CONCLUSIONES Y RECOMENDACIONES

La incorporación de la perspectiva económica en el ámbito de los cuidados constituye una herramienta esencial para avanzar hacia un sistema sanitario más eficiente, sostenible y centrado en las necesidades reales de la población. Las evidencias analizadas a lo largo de este capítulo muestran que las enfermeras, al integrar el análisis económico en su práctica profesional, pueden contribuir de manera significativa a la optimización del uso de los recursos disponibles sin comprometer la calidad de la atención.

En primer lugar, la medición sistemática de los costes asociados a las intervenciones enfermeras permite identificar áreas de ineficiencia y proponer mejoras organizativas. La racionalización del tiempo, la optimización del uso de materiales y medicamentos, y una mejor organización del personal son estrategias clave que permiten aumentar la eficiencia operativa, asegurando que los recursos se destinen allí donde generan un mayor valor en salud.

En segundo lugar, diversas investigaciones han evidenciado que las intervenciones lideradas por enfermeras en la prevención y seguimiento de pacientes, particularmente en el ámbito de la atención primaria y los cuidados crónicos, permiten reducir hospitalizaciones evitables y complicaciones clínicas. Estos efectos no solo mejoran los resultados en salud, sino que también generan ahorros significativos para el sistema, al evitar costes derivados de ingresos hospitalarios o tratamientos intensivos.

Además, la evaluación económica ofrece argumentos sólidos para justificar la expansión de los roles enfermeros en distintos niveles asistenciales. En muchos contextos, las enfermeras pueden ofrecer una atención de calidad equivalente a la de otros profesionales sanitarios con un coste inferior, lo que refuerza su papel como agentes clave en la eficiencia del sistema. Esta capacidad de demostrar con datos concretos el valor de su intervención resulta especialmente relevante para orientar la asignación de recursos y fundamentar decisiones estratégicas en políticas sanitarias.

Asimismo, la evaluación económica de las intervenciones enfermeras facilita la adopción de modelos asistenciales más centrados en la persona, que no solo mejoran la calidad de la atención, sino que también permiten una utilización más racional de los recursos, al adaptarse mejor a las necesidades de los pacientes y reducir intervenciones innecesarias.

Finalmente, la evaluación económica dota a la profesión enfermera de herramientas basadas en la evidencia para participar activamente en los procesos de toma de decisiones institucionales y políticas. Esta capacidad de influir desde la evidencia en el diseño de programas, en la planificación del uso del personal y en la incorporación de tecnologías o prácticas innovadoras, refuerza el liderazgo enfermero en la transformación hacia un sistema más eficaz y centrado en el valor.

En definitiva, cuando las enfermeras integran la evaluación económica en su práctica cotidiana, no solo incrementan la eficiencia de su labor, sino que contribuyen activamente a la sostenibilidad del Sistema Nacional de Salud. Logran así que los recursos, siempre limitados, se utilicen de manera óptima para maximizar los beneficios en salud y garantizar una atención equitativa, segura y de calidad para toda la población.

6. BIBLIOGRAFIA

Bartakova, J., Zúñiga, F., Guerbaai, RA. et al. Health economic evaluation of a nurse-led care model from the nursing home perspective focusing on residents' hospitalisations. BMC Geriatr 22, 496 (2022). https://doi.org/10.1186/s12877-022-03182-5 .

Brennan A, Chick SE, Davies R. A taxonomy of model structures for economic evaluation of health technologies. Health Econ. 2006 Dec;15(12):1295-310. doi: 10.1002/hec.1148.

Briggs A, Sculpher M, Claxton K. Decision modelling for health economic evaluation. Handbooks in Health Economics Evaluation. 2006. Oxford University Press.

Brosa, M., Gisbert, R., Rodríguez, J.M. et al. Principios, métodos y aplicaciones del análisis del impacto presupuestario en el sector sanitario. Pharmacoecon. Span. Res. Artic. 2, 65–78 (2005). https://doi.org/10.1007/BF03320900.

Buxton MJ, Drummond MF, Van Hout BA, Prince RL, Sheldon TA, Szucs T, Vray M. Modelling in economic evaluation: an unavoidable fact of life. Health Econ. 1997 May-Jun;6(3):217-27. doi: 10.1002/(sici)1099-1050(199705)6:3<217 ::aid-hec267>3.0.co;2-w.

Cleemput I, Neyt M, Thiry N, De Laet C, Leys M. Using threshold values for cost per quality-adjusted life-year gained in healthcare decisions. Int J Technol Assess Health Care. 2011 Jan;27(1):71-6. doi: 10.1017/S0266462310001194.

Del Pozo-Rubio R, Moya-Martínez P, Ortega-Ortega M, Oliva-Moreno J. Shadow and extended shadow cost sharing associated to informal long-term care: The case of Spain, Health Economics Review, 2020; Vol. 10, Iss. 12, pp. 1-12. ISSN 2191-1991, Springer, Heidelberg. https://doi.org/10.1186/s13561-020-00272-1.

Goeree R, Diaby V. Introduction to health economics and decision-making: Is economics relevant for the frontline clinician? Best Pract Res Clin Gastroenterol. 2013 Dec;27(6):831-44. doi: 10.1016/j.bpg.2013.08.016.

Hussain A, Umair M, Khan S, Alonazi WB, Almutairi SS, Malik A. Exploring sustainable healthcare: Innovations in health economics, social policy, and management. Heliyon. 2024 Jun 18;10(13):e33186. doi: 10.1016/j.heliyon.2024.e33186.

Jo C. Cost-of-illness studies: concepts, scopes, and methods. Clin Mol Hepatol. 2014 Dec;20(4):327-37. doi: 10.3350/cmh.2014.20.4.327.

Kyle S, Siriwardena N, Espie CA, Yang Y, Petrou S, Ogburn E. Clinical and cost-effectiveness of nurse-delivered sleep restriction therapy for insomnia in primary care (HABIT): a pragmatic, superiority, open-label, randomised controlled trial. Lancet 2023; 402, Issue 10406:p975-987. Open Access.

Liu CF, Hebert PL, Douglas JH, Neely EL, Sulc CA, Reddy A, Sales AE, Wong ES. Outcomes of primary care delivery by nurse practitioners: Utilization, cost, and quality of care. Health Serv Res. 2020 Apr;55(2):178-189. doi: 10.1111/1475-6773.13246.

Lopatina E, Donald F, DiCenso A, Martin-Misener R, Kilpatrick K, Bryant-Lukosius D, Carter N, Reid K, Marshall DA. Economic evaluation of nurse practitioner and clinical nurse specialist roles: A methodological review. Int J Nurs Stud. 2017 Jul;72:71-82. doi: 10.1016/j.ijnurstu.2017.04.012.

Mason A and Towse A. The ideas and influence of Alan Williams. Be reasonable – Do it my way!. Office of Health Economics. 2007. ISBN: 978-1846192319.

Merino Ventosa, M., Ivanova Markova, Y., Hidalgo-Vega, A., Rueda, Y., Trapero-Bertran, M., Abellán Perpiñán, JM., Espín Balbino, J., González López-Valcárcel, B., Ibarrola Guillén, C., Alfonso Zamora, S., San Saturnino Peciña, M.(2019). El método SROI en la evaluación económica de intervenciones sanitarias. Madrid, España: Fundación Weber

Oliva Moreno J, Catalá-López F. Principios básicos de Evaluación Económica de Intervenciones Sanitarias. GAPS [Internet]. 17 de junio de 2022;1:4. Disponible en: https://revistas.uned.es/index.php/GAPS/article/view/33896

Oliva Moreno J, González López-Valcárcel B, Trapero Bertran M, Hidalgo Vega A, del Llano Señarís JE. Economía de la Salud. Ed. Pirámide. 2018. ISBN: 978-84-368-3977-7.

Peña-Longobardo LM, Rodríguez-Sánchez B, Oliva-Moreno J, Aranda-Reneo I, López-Bastida J. How relevant are social costs in economic evaluations? The case of Alzheimer's disease. Eur J Health Econ. 2019 Nov;20(8):1207-1236. doi: 10.1007/s10198-019-01087-6.

Soto Álvarez J. Evaluación económica de medicamentos y tecnologías sanitarias: Principios, métodos y aplicaciones en política sanitaria. 2012. Editorial Adis. Springer.

Spycher, J., Bodenmann, P., Bize, R. et al. Care and cost trajectories of asylum seekers in a nurse-led, patient centered, care network in Switzerland. BMC Health Serv Res 2021; 21, 681. https://doi.org/10.1186/s12913-021-06644-5.

Stewart D. The economic power of care. International nurses day 2024. International Council of Nurses. 2024. ISBN: 978-92-95124-34-9.

Tchouaket É, Kilpatrick K, Jabbour M. Effectiveness for introducing nurse practitioners in six long-term care facilities in Québec, Canada: A cost-savings analysis. Nurs Outlook. 2020 Sep-Oct;68(5):611-625. doi: 10.1016/j.outlook.2020.06.002.

Vallejo-Torres L, García-Lorenzo B, Serrano-Aguilar P. Estimating a cost-effectiveness threshold for the Spanish NHS. Health Econ. 2018 Apr;27(4):746-761. doi: 10.1002/hec.3633.

Verberne DPJ, van Mastrigt GAPG, Ponds RWHM, van Heugten CM, Kroese MEAL. Economic evaluation of nurse-led stroke aftercare addressing long-term psychosocial outcome: a comparison to care-as-usual. BMJ Open. 2021 Feb 25;11(2):e039201. doi: 10.1136/bmjopen-2020-039201.

Von der Lühe V, Roos M, Löbberding M, Scholten N, Müller W, Hellmich M, Simic D, Köpke S, Dichter MN. Expanded nursing roles to promote person-centred care for people with cognitive impairment in acute care (ENROLE-acute): study protocol for a controlled clinical trial, process and economic evaluation. BMC Geriatr. 2023 Dec 14;23(1):858. doi: 10.1186/s12877-023-04560-3.

Walker D, Fox-Rushby J. Allowing for uncertainty in economic evaluations: qualitative sensitivity analysis. Health Policy and Planning, 2001; 16(4):435-43.

Woo BFY, Lee JXY, Tam WWS. The impact of the advanced practice nursing role on quality of care, clinical outcomes, patient satisfaction, and cost in the emergency and critical care settings: a systematic review. Hum Resour Health. 2017 Sep 11;15(1):63. doi: 10.1186/s12960-017-0237-9.

Zozaya N, Villoro R, Hidalgo Á y el Grupo de Expertos GECOD. Guía metodológica para estimar los costes asociados a la diabetes (Guía GECOD). Instituto Max Weber, Madrid, mayo de 2015.

La relevancia del liderazgo y la supervisión enfermera en la satisfacción laboral de las trabajadoras del cuidado en centros de larga estancia de Cataluña[12]

Gemma Horta García (Hospital de la Santa Creu i de Sant Pau, Barcelona); Míriam Rodríguez Monforte (Departamento de Enfermería y Fisioterapia, Ciencias de la Salut Blanquerna, Barcelona); Ignasi Gich Saladich (Epidemiología y Salud Pública, CIM-IIb Sant Pau, Hospital de la Santa Creu i de Sant Pau, Barcelona); Joan Blanco Blanco(Departamento de Enfermería y Fisioterapia, Universitat de Lleida. CIBER Fragilidad y Envejecimiento Saludable -CIBERFES-, Instituto de Salud Carlos III); Katherine S. Mc Gilton; KITE Research Institute, Toronto Rehabilitation Institute-University Health Network; Montserrat Gea Sánchez (Departamento de Enfermería y Fisioterapia, Universitat de Lleida. CIBER Fragilidad y Envejecimiento Saludable -CIBERFES)-, Instituto de Salud Carlos III).

INTRODUCCIÓN

En general, en el ámbito sanitario de larga estancia la mayor parte del personal contratado está compuesto por auxiliares de geriatría y

12.   Este estudio obtuvo una financiación del Consejo de Colegios de Enfermeras y Enfermeros de Cataluña.

enfermeras. Las auxiliares de geriatría, en sinergia y bajo la supervisión de las enfermeras, son las encargadas de ayudar y asistir a los usuarios en las actividades de la vida diaria (1), mientras que las enfermeras realizan y evalúan los planes de cuidados, se encargan de preparar y administrar la medicación y los tratamientos, y hacen de enlace entre las familias y el personal de enfermería (2,3).

Dentro de las instituciones de larga estancia, las enfermeras que ocupan roles de supervisión y liderazgo deben estar capacitadas para implementar y hacer cumplir protocolos y guías con el fin de mejorar la calidad de los cuidados de los residentes, anticiparse, tomar decisiones, resolver problemas cuando éstos aparezcan, y proporcionar la formación adecuada de los profesionales a su cargo (4,5). No obstante, en algunas ocasiones, estas enfermeras disponen de poco tiempo para realizar el trabajo, sufren continuas interrupciones y no cuentan con el apoyo de sus superiores o de las instituciones ni la formación adecuada para tener equipos bajo su supervisión y responsabilidad (6).

Algunos autores (7–9) sugieren que la calidad de la supervisión influye tanto en la satisfacción laboral como en la intención de abandonar el puesto de trabajo. En esta misma línea, la revisión sistemática llevada a cabo por Chu et al., (10) concluye que existe una asociación positiva entre una supervisión enfermera eficaz y la efectividad y satisfacción laboral del personal auxiliar supervisado, y una disminución en la probabilidad de rotación del personal y estrés debido a las cargas de trabajo. Además, una supervisión óptima implica tener auxiliares más empoderados y capaces de tomar decisiones, factor que indirectamente recae en los cuidados y la satisfacción de los residentes (10).

La literatura describe la urgencia actual para dotar a los centros de larga estancia con los medios y los recursos humanos necesarios y capacitar a los enfermeros que ocupan cargos de supervisión con la formación y las herramientas adecuadas para hacer frente a todos los desafíos que se plantean en estos momentos y en el futuro, como por ejemplo la escasez y rotación de personal, las desproporcionadas cargas de trabajo (1,11), la falta de reconocimiento y respeto, las limitadas oportunidades en relación a la formación y promoción (7), el absentismo laboral o la desigualdad salarial (12–14).

Un liderazgo fuerte y efectivo es fundamental para hacer frente a la complejidad que presentan los residentes en centros de larga estancia y para dar apoyo a los equipos que proporcionan los cuidados (15), sin embargo, toda la evidencia se basa en estudios realizados fuera de nuestro país, a pesar de que la población española presenta una esperanza de vida de las más altas del mundo y existe un incremento de la demanda de plazas en instituciones para la gente mayor.

Por todo ello, nuestros objetivos son:

1) Examinar la asociación entre el apoyo del supervisor, la toma de decisiones, la efectividad laboral y el estrés/carga de trabajo, y la satisfacción laboral e intención de abandonar el trabajo, en auxiliares de geriatría y enfermeras que trabajan en centros de larga estancia en Cataluña, España.

2) Determinar la asociación entre los factores personales y de la organización en relación al apoyo del supervisor percibido por auxiliares de geriatría y enfermeras.

MÉTODO

Muestra

Hemos realizado un estudio observacional multicéntrico que ha usado datos que se obtuvieron entre finales de 2015 y principios de 2016 en Cataluña (España), contando con una participación de 390 auxiliares y 142 enfermeras de 37 centros de larga estancia (21 residencias geriátricas y 16 centros sociosanitarios), clasificados según tamaño (número de camas), ubicación (rural o urbano) y tipo de financiación (público, privado/concertado). Los centros seleccionados se contactaron vía telefónica para solicitar permiso y llevar a cabo el estudio; además se presentó el proyecto al personal sanitario en los distintos turnos de trabajo. Los colaboradores en la recogida de datos, formados y entrenados para dicho cometido, estuvieron presentes varios días en cada centro, para resolver dudas sobre los cuestionarios y asegurar la confidencialidad y la protección de los datos generados. La participación fue anónima y voluntaria. Este estudio fue aprobado por el Colegio de Enfermeras y Enfermeros de Lleida.

Variables de estudio

- Satisfacción laboral, medida con la escala general de satisfacción laboral, desarrollada por Hackman&Oldham (16). Consiste en 5 preguntas, puntuadas en una escala de Likert de 7 puntos (1= totalmente en desacuerdo, 7= totalmente de acuerdo). Una puntuación elevada indica una alta satisfacción laboral.

- La intención de abandonar el trabajo se midió con el ítem: "Frecuentemente pienso en abandonar este empleo", puntuable hasta 7 puntos.

- Para medir el rendimiento y las capacidades del supervisor se empleó la escala "Supportive Supervisory Scale" desarrollada por McGilton (17) y traducida y validada al contexto español por Alconada-Romero et al. (18). La escala original obtuvo una consistencia interna de 0,40 – 0,70 y un coeficiente α= 0,94 mientras que en la versionada, la consistencia interna fue 0,44 – 0,78 y el coeficiente α= 0.96. Esta escala consta de 15 ítems, puntuados del 1 al 5 (1=totalmente en desacuerdo, 5=totalmente de acuerdo) donde se pide al encuestado como se siente en relación a su supervisor inmediato.

- La capacidad en la toma de decisiones se midió adaptando el instrumento de medida desarrollado por Yeatts&Cready (19). Se usaron tres subescalas: i) capacidad para tomar decisiones (7 ítems), ii) habilidad del supervisor para consultar a los empleados (3 ítems), y iii) empoderamiento global (8 ítems). Todos los ítems fueron puntuables en una escala tipo Likert, donde 1=totalmente en desacuerdo y 5=totalmente de acuerdo.

- La efectividad laboral se midió mediante el Cuestionario de Condiciones de Efectividad en el Trabajo (CWEQ-II), traducida y validada por Mendoza et al. (20). Las tres subescalas que se emplearon incluían cuestiones sobre oportunidades (7 ítems), apoyo (9 ítems) y recursos (7 ítems). Cada ítem fue puntuable en una escala del 1 al 5, siendo 1= nada y 5= mucho.

Para medir el estrés y la carga de trabajo se empleó la escala Stress/ Burden Scale from the California Homecare Workers Outcomes Survey (21). Contiene 16 ítems (1=nunca, 5=siempre o 1=totalmente en desacuerdo, 5=totalmente de acuerdo).

Variables sociodemográficas

- **Personales:** Edad, sexo, formación, antigüedad en el centro de trabajo.
- **Organizacionales:** *ratio personal/residente*, expresada en el ítem: "¿cuántos residentes atiende cada día?"; *dotación de personal*, expresada en el ítem: "normalmente hay suficientes enfermeras/ auxiliares trabajando en la unidad/centro" (escala tipo Likert, puntuable del 1 al 5, totalmente en desacuerdo-de acuerdo); *cuidados a los mismos residentes*: "normalmente cuido de los mismos residentes diariamente" (escala tipo Likert, donde 1=totalmente en desacuerdo, 5=totalmente de acuerdo).

ANÁLISIS

El análisis descriptivo permitió describir las variables sociodemográficas. En el caso de las variables categóricas se representaron facilitando el porcentaje (frecuencia relativa) y el número de casos (frecuencia absoluta). Para las variables cuantitativas se calculó la media y la desviación típica.

Para el estudio de la relación entre variables, se examinaron las correlaciones mediante la correlación de Spearman. El análisis de regresión lineal múltiple identificó: a) los principales efectos del soporte supervisor, la capacidad en la toma de decisiones, la efectividad laboral, y el estrés/ carga de trabajo en relación a la satisfacción laboral y la intención de abandonar el trabajo y b) los efectos de la edad, la antigüedad, la ratio entre el personal y los residentes, la dotación de personal y la atención diaria a los mismos residentes en relación al soporte supervisor percibido. Todos los análisis se llevaron a cabo mediante el paquete estadístico IBM-SPSS (V 26.0). En todos los casos el nivel de significación fue del 5% (alfa=0.05).

RESULTADOS

Fueron 37 centros de larga estancia (residencias y centros sociosanitarios) los que participaron en este estudio. Se obtuvieron 150 cuestionarios de enfermeras y 409 de auxiliares. Después de descartar aquellos que estaban mal cumplimentados o en blanco, se analizaron datos de una muestra final compuesta por 142 enfermeras y 390 auxiliares.

La tabla 1 muestra las características demográficas y laborales de las auxiliares y enfermeras. Las enfermeras (media de edad 40 años) fueron un poco más jóvenes que las auxiliares (media de edad 47 años), pero hubo muy poca diferencia en los años trabajados en larga estancia, con un promedio de 10,16 años en enfermeras y 9,8 años en auxiliares. El castellano, seguido del catalán, fueron las lenguas vehiculares tanto en auxiliares como enfermeras y más del 70% trabajaban a tiempo completo. En términos de las características del trabajo, las auxiliares percibieron menor capacidad en la toma de decisiones, pero los niveles de estrés, efectividad laboral, satisfacción y apoyo del supervisor fueron similares para ambas, tal y como se aprecia en la tabla 2.

Tabla 1. **Datos sociodemográficos de las enfermeras y auxiliares**

	(%, a menos que se indique lo contrario)	
Características personales	Enfermeras (n=142)	Auxiliares (n=390)
Sexo, mujer	129 (90,8%)	352 (90,2%)

	40 (DS 11,2)	47 (DS 12,3)
Edad (años) media (desviación estándar)	40 (DS 11,2)	47 (DS 12,3)
Lengua materna		
Castellano	71 (50%)	224 (57,4%)
Catalán	65 (45,7%)	138 (35,3%)
Otros	6 (4,3%)	28 (7,3%)
Formación		
Auxiliar enfermería		256 (65,6%)
Auxiliar geriatría		105 (26,9%)
ATS	1 (0,7%)	
DUE	63 (42,9%)	
Grado enfermería	18 (12,2%)	
Especialista en geriatría	56 (37,1%)	
Otros	9 (5,8%)	29 (7,5%)
Contrato actual		
A tiempo completo	101 (71,1%)	317 (81,2%)
A tiempo parcial	37 (26%)	63 (16,1%)
Esporádicamente	4 (2,9%)	10 (2,7%)
Años trabajados en larga estancia (media)	10,1 años (DS 8,23)	9,8 años (DS 7,42)

DS: desviación estándar
ATS: Ayudante Técnico Sanitario
DUE: Diplomada Universitaria en Enfermería

Tabla 2. **Características laborales en enfermeras y auxiliares**

	Enfermeras N=142		Auxiliares N=390	
	Mediana	DS	Mediana	DS
Toma de decisiones (rango: 18-90)	63,5	8,26	55,8	9,87

Estrés y carga de trabajo (rango: 16-80)	38,4	7,55	39,2	7,63
Efectividad laboral (rango: 23-115)	65,2	15,88	64,3	15,09
Apoyo del supervisor (rango: 15-75)	49,1	15,63	49,03	14,10
Satisfacción laboral (rango: 5-35)	24,04	4,74	24,4	5,24

DS: desviación estándar

Características laborales asociadas a la satisfacción laboral

Tanto para las enfermeras como las auxiliares, la toma de decisiones, la efectividad laboral y el apoyo del supervisor se asociaron positivamente con la satisfacción laboral, contrariamente al estrés, que se relacionó con la satisfacción laboral de manera negativa.

En el caso de las enfermeras, el coeficiente de mayor magnitud fue el apoyo del supervisor, seguido de la eficacia laboral y en menor magnitud, el estrés.

En las auxiliares, se encontró una mayor magnitud en la eficacia laboral y en la toma de decisiones. De nuevo, el factor con menor magnitud fue el estrés, tal y como se muestra en la tabla 3.

Tabla 3. **Asociación entre las características laborales y la satisfacción laboral, en enfermeras y auxiliares.**

	Satisfacción laboral en enfermeras (N=142)	Satisfacción laboral en auxiliares (N=390)
Características laborales		
Toma de decisiones	0,388 (p<0,001*)	0,393 (p<0,001*)
Estrés y carga de trabajo	-0,203 (p=0,017*)	-0,182 (p<0,001*)

| Efectividad laboral | 0,492 (p<0,001*) | 0,427 (p<0,001*) |
| Apoyo del supervisor | 0,497 (p<0,001*) | 0,387 (p<0,001*) |

Características laborales asociadas a la intención de abandonar el trabajo

Tanto para las auxiliares como para las enfermeras, la capacidad en la toma de decisiones, la efectividad laboral y el apoyo del supervisor se asociaron negativamente con la intención de abandonar el trabajo. El estrés se asoció positivamente con la intención de abandonar el trabajo en ambos grupos, tal y como se representa en la tabla 4. Tanto para enfermeras como para auxiliares, el apoyo del supervisor fue el factor de mayor magnitud, obteniendo significación estadística como predictor en la intención de abandonar el trabajo. En el caso de las auxiliares, además, la toma de decisiones, el estrés y la carga de trabajo y la efectividad laboral obtuvieron una relación estadísticamente significativa con la intención de abandonar el trabajo, pese a que las magnitudes de la relación fueron bajas.

Tabla 4. **Asociación entre las características laborales y la intención de abandonar el trabajo en enfermeras y auxiliares.**

Predictor	Intención de abandonar el trabajo en enfermeras (N=142)	Intención de abandonar el trabajo en auxiliares (N=390)
Características laborales		
Toma de decisiones	-0,129 (p=0,142)	-0,172 (p=0,001*)
Estrés y carga de trabajo	0,122 (p=0,148)	0,157 (p=0,002*)
Efectividad laboral	-0,145 (p=0,100)	-0,233 (p<0,001*)
Apoyo del supervisor	-0,260 (p=0,002*)	-0,273 (p<0,001*)

Características personales y de organización relacionadas con el apoyo percibido del supervisor

La tabla 5 representa la asociación entre factores personales (edad, antigüedad) y factores organizativos (ratio personal/residente, dotación de personal, capacidad para atender a los mismos residentes cada día) y el apoyo percibido del supervisor mediante la correlación de Spearman. En las enfermeras, la antigüedad, la proporción enfermera/residente y el cuidar diariamente de los mismos residentes se asoció negativamente con el soporte supervisor percibido, mientras que para las auxiliares también se asoció negativamente la edad.

Tabla 5. **Asociación entre factores personales y organizativos y el soporte supervisor percibido entre enfermeras y auxiliares**

Factores personales y organizativos	Percepción del soporte supervisor en enfermeras (N=142)	Percepción del soporte supervisor en auxiliares (N=390)
Edad	0,003 (p=0,970)	-0,065 (p=0,200)
Antigüedad	-0,059 (p=0,501)	-0,03 (p=0,949)
Ratio personal/residente	-0,169 (p=0,056)	-0,103 (p=0,052)
Dotación de personal	**0,431 (p<0,001)**	**0,256 (p<0,001)**
Cuidado de los mismos residentes diariamente	-0,123 (p=0,149)	-0,007 (p=0,898)

En ambos grupos, la dotación de personal para realizar las tareas diarias resultó el factor de mayor magnitud y obtuvo significación estadística en relación al apoyo percibido por parte del supervisor.

DISCUSIÓN

En el presente estudio se examinó la asociación entre la percepción para la toma de decisiones, la efectividad laboral, el apoyo del supervisor y el estrés en relación a la satisfacción laboral y la intención de abandonar el trabajo en enfermeras y auxiliares que trabajan en larga estancia. Además, también se analizó la asociación entre los factores personales y organizacionales en relación a la percepción de apoyo por parte de supervisión.

En ambos colectivos profesionales, hubo una asociación positiva entre la capacidad para la toma de decisiones, el apoyo del supervisor y la efectividad laboral en relación a la satisfacción laboral y una asociación negativa entre el estrés/carga de trabajo y la satisfacción laboral. Estos resultados son consistentes con los de Rodríguez-Monforte et al. (9), que encontraron las mismas asociaciones positivas y negativa, en el caso del estrés y la carga de trabajo, tanto para enfermeras como para el personal auxiliar en residencias de Ontario, Canadá. En congruencia con nuestros hallazgos, Choi et al., (7) demostraron que la participación activa en los asuntos del centro de trabajo, un gestor o director eficaz y contar con los recursos adecuados influirían en la percepción sobre la capacidad en la toma de decisiones, el soporte supervisor y la efectividad laboral. Esto demuestra que algunas características laborales que permitan más autonomía, empoderamiento y proporcionar unos cuidados centrados en la persona pueden contribuir a mejorar la satisfacción laboral (22,23).

En nuestro estudio la percepción del apoyo del supervisor ha sido un factor determinante en la satisfacción laboral, tal y como demuestran otros investigadores (24–26) y enfatizan la importancia del rol de la persona que supervisa al personal auxiliar.

Así mismo, en el presente estudio, la falta de apoyo por parte del supervisor se asocia a la intención de abandonar el trabajo en enfermeras y auxiliares. Nuestros resultados también muestran una asociación entre la capacidad de tomar decisiones, la efectividad y el estrés como factores predictivos en las auxiliares y son consistentes con la literatura. Pélissier et al., (27) manifestaron que el deterioro de los residentes, su proximidad a la muerte y la falta de equipamiento podrían ser causas de abandono del trabajo, así como las relaciones laborales que se establecen entre las enfermeras y los gestores/supervisores, y residentes. Por lo que respecta a los auxiliares, los autores señalan las cargas de trabajo, el salario y los problemas de salud de los trabajadores. En el caso que nos ocupa también se encontraron diferencias entre las enfermeras y el personal auxiliar. Mientras que en las primeras solamente el apoyo del supervisor resultó predictivo en la intención de abandonar el trabajo, para los auxiliares todas las características laborales (toma de decisiones, efectividad laboral, estrés y carga de trabajo y apoyo del supervisor percibido) mostraron estar asociadas.

Además, se analizó la asociación entre la edad, la antigüedad, la ratio entre el personal de enfermería y los residentes, la percepción de falta de personal para realizar el trabajo diariamente y la posibilidad de cuidar de los mismos residentes en relación al soporte supervisor. El único factor que se asoció significativamente al apoyo del supervisor fue la falta de personal necesario para llevar a cabo las tareas diarias, tanto para las enfermeras como para las auxiliares, en consistencia con los resultados de Lin et al. (28).

Hasta la fecha, en Cataluña, España, no se habían examinado factores personales y organizativos en relación al apoyo del supervisor. Por este motivo la interpretación de estos datos es complicada y debería hacerse con cautela. En primer lugar, es preciso analizar quién supervisa a las enfermeras. La forma como están organizadas estas instituciones podría propiciar que en algunos centros hubiera una dirección enfermera, pero en otros no hubiera ningún mando inmediato, salvo el gerente o director, los cuales no son enfermeros. A falta de una mirada hacia el cuidado que proporcionaría una dirección enfermera, las enfermeras, de manera formal o informal, asumen un rol de supervisión de los auxiliares y delegan tareas cuando se requiere (29). Consecuentemente, la ausencia de competencias de liderazgo definidas formalmente para las enfermeras, implica que el personal sienta una falta de soporte y autoridad (30–33).

En cualquier caso, los factores personales como la edad o la antigüedad no guardarían relación con el soporte supervisor percibido, pero el hecho de no disponer de una plantilla completa para llevar a término las tareas sí que tendría un impacto en la relación con el supervisor. En cierta manera, los equipos de enfermería asumirían que la ratio entre el personal y los residentes es variable y que no siempre se puede atender a los mismos residentes. Sin embargo, es fundamental que se establezca una comunicación efectiva y directa entre los equipos de enfermería para garantizar una buena coordinación y liderazgo en los cuidados (3,31,34,35).

Cuando los supervisores obtienen el reconocimiento y la confianza del personal, consiguen más control sobre situaciones concretas, pero tienen que ser flexibles para cumplir con las expectativas y necesidades del personal (36).

Ante cualquier cambio organizativo, un estilo de liderazgo empático y compasivo por parte del supervisor implicaría que el personal experimente un proceso de transición óptimo, resiliencia y adaptación a la nuevas circunstancias. Por contra, cuando el estilo de liderazgo es rígido y unidireccional, este hecho se podría vivir como un evento disruptivo y complejo, y en consecuencia se produciría una baja aceptación y resistencia al cambio (15).

FORTALEZAS Y LIMITACIONES

Este estudio arroja luz sobre el impacto de la enfermera supervisora en la satisfacción laboral y la intención de abandonar el trabajo en el sector de la larga estancia en España. Sin embargo, tiene algunas limitaciones que deberían tenerse en cuenta. Primero, la estrategia de muestreo podría limitar la generalización de los hallazgos. Para minimizarlo, se procedió a la selección de los centros con el propósito que fuera lo más representativa posible. Además, hubo una tasa de respuesta baja en determinados centros. Aparentemente, la investigación en el ámbito de la larga estancia y en especial enfocada en el personal sanitario es un fenómeno nuevo en Cataluña y el personal fue reticente en participar en el estudio pese las garantías de confidencialidad. Finalmente hay que destacar que fue un estudio transversal y, por lo tanto, no se pueden establecer relaciones temporales.

CONSIDERACIONES E IMPLICACIONES EN EL FUTURO

Dada la relevancia de la supervisora enfermera es necesaria una formación adecuada en habilidades interpersonales, clínicas, organizacionales, de liderazgo y gestión y una óptima calidad de los programas actuales contenidos en la formación universitaria. Asimismo, el apoyo de las instituciones hacía los roles de supervisión y liderazgo se hace imprescindible para asegurar la calidad de los cuidados hacia los mayores y la cohesión entre los equipos de enfermería.

CONCLUSIONES

Se han examinado las asociaciones entre el apoyo del supervisor, la capacidad en la toma de decisiones, el estrés y la eficacia laboral en relación a la satisfacción laboral y la intención de abandonar el trabajo, demostrando que todos los factores laborales analizados influyen en la satisfacción laboral, y que una supervisión eficaz sería un predictor en la intención de abandonar el trabajo. La falta de personal para realizar las tareas diarias influiría en la percepción que tienen las enfermeras y auxiliares en relación al soporte supervisor.

REFERENCIAS BIBLIOGRÁFICAS

1. Scales K. It Is Time to Resolve the Direct Care Workforce Crisis in Long-Term Care. Gerontologist. 2021;61(4):497–504.

2. Bowers BJ, Lauring C, Jacobson N. How nurses manage time and work in long-term care. J Adv Nurs. 2001;33(4):484–91.

3. Escrig-Pinol A, Hempinstall M, McGilton KS. Unpacking the multiple dimensions and levels of responsibility of the charge nurse role in long-term care facilities. Int J Older People Nurs. 2019;14(4):1–10.

4. Yoon J, Kim M, Shin J. Confidence in delegation and leadership of registered nurses in long-term-care hospitals. J Nurs Manag. 2016;24(5):676–85.

5. McGilton KS, Chu CH, Shaw AC, Wong R, Ploeg J. Outcomes related to effective nurse supervision in long-term care homes: an integrative review. J Nurs Manag. 2016;24(8):1007–26.

6. Tummers LG, Groeneveld SM, Lankhaar M. Why do nurses intend to leave their organization? A large-scale analysis in long-term care. J Adv Nurs. 2013;69(12):2826–38.

7. Choi J, Johantgen M. The importance of supervision in retention of CNAs. Res Nurs Heal. 2012;35(2):187–99.

8. Bethell J, Chu CH, Walter WP, Walker K, Stewart SC, Mcgilton KS. Supportive Supervision and Staff Intent to Turn Over in. 2018;58(5):953–9.

9. Rodríguez-Monforte M, Bethell J, Stewart S, Chu CH, Escrig-Pinol A, Gea-Sánchez M, et al. The influence of supervisory support, work effectiveness, work empowerment and stress secondary to residents' responsive behaviours on job satisfaction of nursing staff: A multisite cross-sectional study. J Nurs Manag. 2021;29(3):497–507.

10. Chu CH, Ploeg J, Wong R, Blain J, McGilton KS. An Integrative Review of the Structures and Processes Related to Nurse Supervisory Performance in Long-Term Care. Worldviews Evidence-Based Nurs. 2016;13(6):411–9.

11. McGilton KS, Escrig-Pinol A, Gordon A, Chu CH, Zúñiga F, Boscart V, et al. Uncovering the Devaluation of Nursing Home Staff During COVID-19 : Are We Fuelling the Next Health Care Crisis ? J Am Med Dir Assoc [Internet]. 2020;21(7):962–5. Available from: https://doi.org/10.1016/j.jamda.2020.06.010

12. McGilton KS, Escrig-Pinol A, Gordon A, Chu CH, Zúñiga F, Gea-Sanchez M, et al. Uncovering the Devaluation of Nursing Home Staff During COVID-19: Are We Fuelling the Next Health Care Crisis? J Am Med Dir Assoc [Internet]. 2020;21(7):962–5. Available from: https://doi.org/10.1016/j.jamda.2020.06.010

13. White EM, Wetle TF, Reddy A, Baier RR. Front-line Nursing Home Staff Experiences During the COVID-19 Pandemic. J Am Med Dir Assoc [Internet]. 2021;22(1):199–203. Available from: https://doi.org/10.1016/j.jamda.2020.11.022

14. Werner RM, Hoffman AK, Coe NB. Long-Term Care Policy after Covid19-Solving the Nursing Home Crisis. N Engl J Med [Internet]. 2020;383:903–5. Available from: nejm.org

15. Cloutier D, Cox A, Kampen R, Kobayashi K, Cook H, Taylor D, et al. A Tale of Two Sites: Lessons on Leadership from the Implementation of a Long-term Care Delivery Model (CDM) in Western Canada. Healthcare. 2016;4(1):3.

16. Hackman RJ, Oldham GR. Motivation through the Design of Work: Test of a Theory. Organ Behav Hum Perform [Internet]. 1976;16(170):250–79. Available from: http://web.mit.edu/curhan/www/docs/Articles/15341_Readings/Group_Performance/Hackman_et_al_1976_Motivation_thru_the_design_of_work.pdf

17. McGilton KS. Development and psychometric testing of the supportive supervisory scale. J Nurs Scholarsh. 2010;42(2):223–32.

18. Alconada-Romero Á, Horta-García G, Gea-Sánchez M, Blanco-Blanco J, Mateos JT, Stewart SC, et al. Cross-cultural validation and psychometric testing of the supportive supervisory scale in Spanish. Int J Older People Nurs. 2021;16(4):1–8.

19. Yeatts DE, Cready C, Ray B, Dewitt A, Queen C. Self-Managed work Teams in Nursing Homes: Implementing and Empowreing Nurse Aide Teams. Gerontologist. 2004;44(2):256–61.

20. Mendoza Sierra MI, Orgambídez-Ramos A, Borrego-Alés Y, Gonçalves G, Santos J. Adaptación al español de la escala de Condiciones de Efectividad en el Trabajo (CWEQ-II). Univ Psychol. 2014;13(3):923–34.

21. Benjamin AE, Matthias RE. Work-life differences and outcomes for agency and consumer-directed home-care workers. Gerontologist. 2004;44(4):479–88.

22. Chen HL. Care workers in long-term care for older people: challenges of quantity and quality. Eur J Soc Work. 2014;17(3):383–401.

23. Aloisio LD, Gifford WA, McGilton KS, Lalonde M, Estabrooks CA, Squires JE. Factors Associated With Nurses' Job Satisfaction In Residential Long-term Care: The Importance of Organizational Context. J Am Med Dir Assoc [Internet]. 2019;20(12):1611–6. Available from: https://doi.org/10.1016/j.jamda.2019.06.020

24. Kim B, Liu L, Ishikawa H, Park SH. Relationships between social support, job autonomy, job satisfaction, and burnout among care workers in long-term care facilities in Hawaii. Educ Gerontol [Internet]. 2019;45(1):57–68. Available from: https://doi.org/10.1080/03601277.2019.1580938

25. McGilton KS, McGillis Hall L, Wodchis WP, Petroz U. Supervisory Support, Job Stress, and Job Satisfaction Among Long-term Care Nursing Staff. J Nurs Adm. 2007;37(7–8):366–72.

26. Probst JC, Baek JD, Laditka SB. The relationship between workplace environment and job satisfaction among nursing assistants: Findings from a national survey. J Am Med Dir Assoc [Internet]. 2010;11(4):246–52. Available from: http://dx.doi.org/10.1016/j.jamda.2009.08.008

27. Pélissier C, Charbotel B, Fassier JB, Fort E, Fontana L. Nurses' occupational and medical risks factors of leaving the profession in nursing homes. Int J Environ Res Public Health. 2018;15(9):1–14.

28. Lin L, Liu X, McGilton KS, Yuan Y, Li H, Dong B, et al. Level of nurse supportive supervision and its influencing factors in long-term care facilities. Geriatr Nurs (Minneap). 2021;42(6):1316–22.

29. Corazzini KN, Anderson RA, Rapp CG, Mueller C, Mcconnell ES, Lekan D. Delegation in Long-Term Care : Scope of Practice or Job Description ? OJIN Online J Issues Nurs. 2010;15(2):1–13.

30. Annersten Gershater M, Pilhammar E, Alm Roijer C. Prevention of foot ulcers in patients with diabetes in home nursing: A qualitative interview study. Eur Diabetes Nurs. 2013;10(2):52–7.

31. Kristiansen M, Westeren KI, Obstfelder A, Lotherington AT. Coping with increased managerial tasks: tensions and dilemmas in nursing leadership. J Res Nurs. 2016;21(7):492–502.

32. Rokstad AMM, Vatne S, Engedal K, Selbæk G. The role of leadership in the implementation of person-centred care using Dementia Care Mapping: A study in three nursing homes. J Nurs Manag. 2015;23(1):15–26.

33. Siegel EO, Bettega K, Bakerjian D, Sikma S. Leadership in nursing homes: Directors of nursing aligning practice with regulations. J Gerontol Nurs. 2018;44(6):10–4.

34. Wilson CB. Developing community in care homes through a relationship-centred approach. Heal Soc Care Community. 2009;17(2):177–86.

35. Havig AK, Hollister B. How Does Leadership Influence Quality of Care? Towards a Model of Leadership and the Organization of Work in Nursing Homes. Ageing Int. 2018;43(3):366–89.

36. Eriksson S, Fagerberg I. Supervisor experiences of supervising nursing staff in the care of older people. J Nurs Manag. 2008;16(7):876–82.

La interdisciplinariedad en la Formación inicial del profesorado de secundaria

Joan Tahull Fort y Mercè Espuñes Molins (Universitat de Lleida)

INTRODUCCIÓN

La formación inicial del profesorado de secundaria pretende formar profesionales capaces de abordar con competencia y creatividad los desafíos educativos de la sociedad actual; desarrollando estrategias pedagógicas para responder a un contexto social y cultural cambiante y complejo. Uno de los aspectos clave, debería ser implementar un enfoque interdisciplinario en la formación, integrando conocimientos y métodos de diversas áreas, como la pedagogía, la psicología y la sociología (materias troncales del máster para el profesorado de secundaria). El enfoque interdisciplinario fomenta la creación de una práctica docente que no se limita a la mera transmisión de conocimientos de cada disciplina; los estudiantes abordan problemáticas reales y complejas, esencial para un aprendizaje significativo y adaptado a la realidad. Está investigación surge del proyecto de investigación, AR-MIF2023, con el título, "Modelo de formación inicial inter y transdisciplinar del profesorado de secundaria basado en situaciones de aprendizaje para desarrollar proyectos transversales, competenciales e inclusivos en relación con el contexto y el territorio" (traducido del catalán). El proyecto pretende comprender, implementar y mejorar la interdisciplinariedad de las tres materias genéricas: Aprendizaje y Desarrollo de la Personalidad (ADP), Sociedad, Familia y Educación (SFE) y Procesos y Contextos Educativos (PCE) del Máster para el Profesorado de Secundaria, Bachillerato, Formación Profesional y Enseñanza de Idiomas realizado en la Universidad de Lleida.

El proyecto de innovación educativa se implementó durante el curso académico 2023-2024, aunque su origen se remonta a años anteriores, cuando surgió de un proceso de reflexión entre el profesorado implicado. Los participantes han sido, por un lado, el equipo docente comprometido con la innovación pedagógica y, por otro, el alumnado del máster, que ha desarrollado diversos proyectos en contextos reales. En total, se han analizado 22 proyectos (realizados por grupos de 3-4 alumnos), cada uno vinculado a problemáticas sociales y educativas actuales, como la sostenibilidad, la inclusión, la equidad de género... Los estudiantes han aplicado los conocimientos adquiridos, además han transferido estos aprendizajes a los centros de las prácticas. El enfoque interdisciplinario ha sido evaluado mediante entrevistas a docentes y estudiantes y los proyectos de los estudiantes. Los resultados evidencian una transformación en la formación de los futuros docentes, con una propuesta pedagógica innovadora que responde a las necesidades de la sociedad actual.

METODOLOGÍA

La investigación sigue un diseño descriptivo que combina métodos cualitativos. Los datos se recopilan a través de entrevistas a estudiantes y profesoras, y una rúbrica de evaluación diseñada para valorar los proyectos del alumnado. En total participaron 120 alumnas/os, de las especialidades de lengua extranjera (inglesa), educación física y ciencias sociales. Las profesoras entrevistadas reflexionaron sobre la implementación del proyecto en el máster de secundaria, exponiendo la estructura, la organización, los mecanismos de colaboración entre asignaturas, los objetivos formativos previstos y la evaluación. Los estudiantes analizaron las dificultades que tuvieron para integrar las tres disciplinas y su aprendizaje para su futura profesión. Además, se analizaron los 22 proyectos realizados por los estudiantes. Se evaluó como incorporaron estos conocimientos en sus trabajos y sus centros de prácticas. El alumnado reflexionó sobre las alternativas más viables y prácticas para integrar los contenidos de las materias en contextos específicos.

MARCO TEÓRICO

La formación del profesorado de secundaria se encuentra en un punto de ruptura, donde la tradicional fragmentación del conocimiento está siendo sustituida por una visión más compleja e integradora de la educación. El modelo educativo caracterizado por disciplinas estancas tiene limitaciones para abordar la realidad social y cultural posmoderna (Tahull, 2016). La interdisciplinariedad aparece como una respuesta epistemológica que busca trascender estos límites académicos. Morin (2000) propone una comprensión del conocimiento donde los métodos y saberes de las diferentes disciplinas se entrelazan, transforman y enriquecen mutuamente. No se trata de una simple suma de perspectivas, sino de una integración de conocimientos teórico-prácticos y profigurativos (Molina, 2021; Zabala & Salinas, 2017).

En el contexto de la formación docente, esta aproximación implica una transformación de las prácticas pedagógicas. No se trata de formar especialistas en contenidos fragmentados, sino de formar profesionales capaces de gestionar la complejidad, diversidad, conectando saberes diversos y generando propuestas educativas que reflejen la naturaleza interconectada del conocimiento y la realidad (Molina, 2024). El marco educativo actual tiende hacia un aprendizaje competencial; valora la capacidad de integrar conocimientos, resolver problemas complejos y generar propuestas innovadoras. La interdisciplinariedad es una estrategia adecuada para formar docentes empoderados, adaptables y críticos. Superar la compartimentación implica cuestionar las prácticas pedagógicas y también las estructuras institucionales que han sostenido históricamente este modelo fragmentado. Desarrollar nuevas formas de colaboración docente, pensar de forma diferente los espacios y tiempos educativos, y tener una visión más abierta (holística) de la complementariedad de los saberes (Jové, 2017).

La transdisciplinariedad radicaliza más esta perspectiva. Más allá de la integración de disciplinas, propone una mirada que reconoce lo que las atraviesa, lo que las conecta y lo que existe más allá de sus fronteras. Esta perspectiva fomenta la creatividad, a pensar más allá de los límites establecidos, a reconocer la naturaleza dinámica y relacional del conocimiento y la realidad (Jové, 2017). Implementar un modelo inter y transdisciplinar en la educación requiere transformar culturas institucionales arraigadas; construir organizaciones que favorezcan la colaboración entre docentes (Tahull & Montero, 2018). La interdisciplinariedad no es solo una metodología, es una filosofía educativa que reconoce la complejidad del mundo contemporáneo. Formar docentes desde esta perspectiva implica que sean capaces de gestionar la incertidumbre, generar conocimiento contextualizado y contribuir a la transformación social desde una comprensión integral y crítica de la realidad social y cultural (Sarceda *et al.*, 2020).

RESULTADOS

El profesorado y alumnado tuvieron una percepción mayoritariamente positiva del enfoque interdisciplinario implementado. El estudiantado participante destacó el desarrollo de competencias colaborativas, reflexión práctica (mejora educativa) e innovación educativa. Algunos de los aspectos destacados fueron:

1. Mejora en la comprensión de problemas sociales complejos.

La integración interdisciplinaria ha expandido significativamente la perspectiva del estudiantado sobre la realidad social. Los 22 proyectos desarrollados abordan temas cruciales como sostenibilidad, inclusión, equidad de género, diversidad cultural y desigualdad económica, demostrando su capacidad para vincular teoría con problemáticas sociales concretas. El análisis interrelacionado de factores sociales, económicos y culturales ha permitido a los alumnos:

- Identificar las causas de problemas complejos.
- Diseñar intervenciones pedagógicas efectivas.
- Desarrollar soluciones innovadoras.

- Construir conocimiento colaborativo.

Este enfoque ha fomentado espacios dinámicos de diálogo y debate, donde la interacción continua entre estudiantes y docentes genera aprendizajes significativos. Como resultado, los futuros profesores adquieren competencias esenciales para:

- Analizar desafíos educativos desde múltiples perspectivas.
- Implementar soluciones holísticas.
- Gestionar la complejidad del entorno educativo actual.
- Promover cambios significativos en contextos escolares.

Esta formación interdisciplinaria prepara al personal docente para comprender y abordar los retos educativos contemporáneos con una visión integral y transformadora.

2. Desarrollo de habilidades de colaboración y diálogo.

El alumnado ha destacado cómo el aprendizaje cooperativo transforma su desarrollo académico y social. Este enfoque, fundamentado en el aprendizaje dialógico, permite construir conocimiento a través de interacciones significativas, argumentación estructurada y reflexión colectiva. La implementación de estas estrategias pedagógicas ha provocado estos cambios:

- Debates estructurados que fomentan el pensamiento crítico y la argumentación razonada.
- Tertulias dialógicas que profundizan la comprensión de hechos sociales mediante el análisis colectivo.
- Proyectos colaborativos que integran múltiples perspectivas y habilidades.
- Sistemas de retroalimentación entre pares que enriquecen el proceso de aprendizaje.

En sus proyectos, el alumnado del máster ha incorporado metodologías innovadoras para promover la interacción entre docentes y el alumnado de secundaria:

- Asignación estratégica de roles dentro de los equipos de trabajo.
- Protocolos de toma de decisiones consensuadas.
- Dinámicas de construcción colectiva del conocimiento.
- Estructuras de participación equitativa.
- Mecanismos de evaluación colaborativa.

Estas actividades han permitido al alumnado del máster desarrollar competencias para crear entornos educativos más inclusivos y participativos, preparándolo para implementar pedagogías activas que fomenten el aprendizaje individual y el desarrollo de habilidades sociales y colaborativas.

3. Mejora en la comunicación y organización entre asignaturas.

La implementación interdisciplinaria ha mejorado la coordinación y organización del máster. Los avances principales incluyen:

Coordinación docente:

- Reuniones periódicas entre profesores/as.
- Establecimiento de criterios comunes.
- Intercambio sistemático de experiencias.

Gestión documental:

- Carpeta compartida centralizada con guías y rúbricas.
- Plataformas digitales colaborativas.
- Estandarización de documentos organizativos.

Evaluación optimizada:

- Simplificación de rúbricas evaluativas.

- Unificación de criterios
- Reducción de ítems evaluables.
- Mayor claridad para docentes y estudiantes.

Esta reorganización ha facilitado una enseñanza más integrada y efectiva, mejorando la docencia y el aprendizaje del alumnado. La sistematización de procesos y la comunicación fluida entre profesores han consolidado un modelo educativo más coherente y globalizado.

4. Impacto en las prácticas docentes. Transferencia en los TFM (Trabajos de Final de Máster).

La interdisciplinariedad ha enriquecido notablemente los Trabajos de Final de Máster (TFM), evidenciando una integración efectiva de las asignaturas ADP, SFE y PCE. Los estudiantes han integrado en sus TFM las siguientes temáticas:

- Inclusión educativa.
- Sostenibilidad.
- Igualdad de género.
- Atención a la diversidad.

La transferencia de aprendizajes se manifestó en intervenciones prácticas durante sus períodos de prácticas en los centros de secundaria, donde:

- Diseñaron soluciones para problemáticas sociales específicas.
- Aplicaron enfoques integradores a necesidades educativas complejas.
- Articularon coherentemente teoría y práctica.
- Demostraron comprensión del entorno educativo.

El análisis de los TFM revela una sólida capacidad para interrelacionar conceptos de diferentes asignaturas, resultando en aprendizajes más contextualizados y significativos. Esta integración interdisciplinar ha fortalecido la formación práctica de los futuros docentes.

5. Análisis de los cuestionarios.

La coordinación entre asignaturas representó uno de los mayores desafíos del máster. La integración de contenidos de distintas disciplinas requirió una planificación detallada y una comunicación fluida entre el profesorado. La interdisciplinariedad no se alcanzó plenamente, ya que algunos trabajos de alumnos se presentaron de manera fragmentada en lugar de integrarse de forma holística. Otro obstáculo fue la disponibilidad de tiempo. Varios estudiantes señalaron una carga de trabajo excesiva, reuniones poco productivas y dificultades para gestionar adecuadamente sus tiempos. Además, la inexperiencia en metodologías activas constituyó una dificultad adicional, ya que parte del alumnado no estaba familiarizado con el aprendizaje basado en proyectos y encontró difícil adaptarse a un enfoque más autónomo. A pesar de los esfuerzos docentes por promover la interacción dialógica y la construcción colectiva del conocimiento, hubo problemas en la distribución equitativa de las tareas y en la toma de decisiones dentro de los grupos, aunque la mayoría de los equipos funcionaron adecuadamente.

La definición y simplificación de la rúbrica evaluativa fue otro aspecto difícil. En cursos anteriores, la existencia de numerosos ítems generaba confusión y dificultaba su aplicación. Para abordar este inconveniente, se diseñó una rúbrica única e interdisciplinaria que integrara los criterios de las tres asignaturas. Sin embargo, consensuar una evaluación equilibrada resultó complicado para el equipo docente. La rúbrica evaluaba la viabilidad de implementar los proyectos en contextos reales, y aunque las propuestas se basaron en problemáticas contextualizadas, en algunos casos hubo dificultades en la aplicación práctica de los conocimientos teóricos. Para el futuro, se recomienda reforzar la conexión entre teoría y práctica para garantizar la aplicabilidad de los proyectos en entornos educativos concretos.

En términos generales, el estudiantado valoró positivamente el enfoque interdisciplinario, destacando el enriquecimiento del trabajo conjunto de las tres asignaturas y la comprensión integral de la realidad educativa. Adquirió una visión más amplia de la educación secundaria y la importancia del trabajo colaborativo entre compañeros de distintas especialidades, lo que le permitió dialogar, reflexionar y abordar problemas educativos de manera conjunta. Los resultados de los cuestionarios indican que la interdisciplinariedad en el máster de secundaria fue valorada positivamente, preparando al futuro profesorado para los retos de la educación secundaria. Al mismo tiempo, estos resultados proporcionan una retroalimentación para ajustar la organización y la metodología del máster en el futuro.

CONCLUSIONES

Esta investigación revela que la integración de las asignaturas genéricas del Máster para el Profesorado de Secundaria, Bachillerato, Formación Profesional y Enseñanza de Idiomas de la Universidad de Lleida: Aprendizaje y Desarrollo de la Personalidad; Sociedad, Familia y Educación; y Procesos y Contextos Educativos ha tenido una influencia positiva en la preparación de los futuros docentes. Los beneficios más destacables incluyen el desarrollo de competencias docentes integrales y una comprensión más profunda de problemáticas educativas. El estudiantado ha demostrado una mayor capacidad para abordar temas como la inclusión, la sostenibilidad y la igualdad de género desde perspectivas múltiples, permitiéndoles diseñar intervenciones educativas más efectivas y contextualizadas. La colaboración entre estudiantes de diferentes especialidades ha fortalecido las habilidades de trabajo en equipo, elementos esenciales para su futura práctica docente.

El enfoque interdisciplinario ha facilitado la aplicación práctica del conocimiento teórico en contextos reales, promoviendo el desarrollo de habilidades como la resolución de problemas y el pensamiento analítico. El futuro personal docente ha adquirido una visión holística de la educación secundaria, reconociendo la interrelación entre aspectos psicológicos, sociales y pedagógicos en la adolescencia en una sociedad compleja y del conocimiento. No obstante, la implementación de este modelo ha presentado algunas dificultades. La coordinación entre asignaturas ha requerido un esfuerzo considerable, particularmente en la integración de contenidos y la gestión de la carga de trabajo. La complejidad de la rúbrica de evaluación conjunta ha generado ocasionalmente confusión entre el alumnado sugiriendo la necesidad de simplificación y clarificación de los criterios evaluativos.

Para optimizar la efectividad del proyecto, se proponen las siguientes recomendaciones:

1. Establecer un sistema de coordinación más eficiente entre asignaturas mediante reuniones periódicas de planificación y seguimiento, garantizando una secuenciación coherente de contenidos y actividades.

2. Simplificar la rúbrica de evaluación conjunta, reduciendo el número de ítems y clarificando los criterios, para facilitar su comprensión y aplicación a docentes y estudiantes.

3. Implementar actividades preliminares que prepare a los estudiantes para el trabajo interdisciplinario, incluyendo talleres sobre metodologías de aprendizaje activo, trabajo colaborativo y otros.

La experiencia del curso 2023-2024 representa un avance en la consolidación de un modelo formativo que responde a las demandas actuales de la educación secundaria. Los resultados sugieren que, con los ajustes propuestos, evolucionará para formar docentes mejor preparados para afrontar los retos educativos actuales. Este estudio contribuye a la literatura sobre formación docente, demostrando que la interdisciplinariedad bien estructurada puede mejorar sustancialmente la preparación de los futuros profesores de secundaria. Esta experiencia puede servir como referente para otras universidades interesadas en implementar modelos similares que mejoren sus programas de formación docente.

BIBLIOGRAFÍA

Jové, G. (2017). *Maestras contemporáneas*. Publicacions de la Universitat de Lleida.

Molina-Luque, F. (2021). *El nuevo contrato social entre generaciones: elogio de la profiguración*. Catarata.

Molina-Luque, F. (2024). El índice de Desarrollo Socioeducativo (IDSEDU): un nuevo indicador para una educación ciudadana, integral y holística. *Revista de Sociología de la Educación-RASE*, 17(1), 91-106. https://doi.org/10.7203/RASE.17.1.27972

Morin, E. (2000). La mente bien ordenada. Seix Barral.

Sarceda, M. Santos, M. & Rego, L. (2020). Las competencias docentes en la formación inicial del profesorado de educación secundaria. *Profesorado. Revista de currículum y formación del profesorado*, 24(3), 159- 401-421. https://doi.org/10.30827/profesorado.v24i3.8260

Tahull, J. & Montero, I. (2018). Reflexiones sobre la escuela rural. Un modelo educativo de éxito. *Tendencias pedagógicas*, 32, 161-176. https://doi.org/10.15366/tp2018.32.012

Tahull, J. (2016). Modernidad, educación y género. El proyecto inacabado. *Revista Interamericana de investigación educación y pedagogía (RIIEP)*, 9(2), 159-178. https://revistas.usantotomas.edu.co/index.php/riiep/article/view/3619

Zabala, C. & Salinas, R. (2017). Interdisciplinariedad. En el aula de educación secundaria: una investigación a través de la opinión del profesorado de las áreas de música, lengua castellana y literatura, ciencias sociales. *European Scientific Journal*, 13(19), 281-291. https://doi.org/10.19044/esj.2017.v13n19p281

Programas intergeneracionales en la universidad: impacto en la formación de estudiantes de ciencias sociales

Anna Soldevila Benet (Universitat de Lleida)

1. INTRODUCCIÓN: LA UNIVERSIDAD COMO ESPACIO PARA EL APRENDIZAJE INTERGENERACIONAL

En un contexto global marcado por el envejecimiento de la población y la creciente necesidad de promover la inclusión social, los programas intergeneracionales han ganado relevancia en diversos ámbitos, incluida la educación superior. Estas iniciativas buscan promover el aprendizaje mutuo entre personas de diferentes generaciones, facilitando el intercambio de conocimientos, experiencias y valores. En particular, en las universidades y, más específicamente, en las carreras de Ciencias Sociales, los programas intergeneracionales representan una oportunidad única para enriquecer la formación académica y humana de los estudiantes, al tiempo que favorecen la integración activa de los adultos mayores en la comunidad educativa.

La implementación de estos programas ha demostrado beneficios significativos para todas las generaciones involucradas (Juris, Leedahl y Douglas, 2022). Los adultos jóvenes suelen tener estereotipos sobre el envejecimiento y los adultos mayores que la educación formal no siempre puede abordar. Sin embargo, los proyectos de interacción y participación con adultos mayores permiten desafiar estos prejuicios, promoviendo el diálogo y la cooperación entre generaciones (Faulkner, S.L., Watson, W.K.

y Shetterly, J., 2022; Juris, Leedahl y Douglas, 2022). Además de mejorar el bienestar social y emocional de los participantes, estos programas fortalecen la confianza y disposición para conectar con otros, promoviendo relaciones intergeneracionales más sólidas.

En el ámbito universitario, los programas intergeneracionales ofrecen a los estudiantes de Ciencias Sociales la oportunidad de desarrollar competencias clave para su futuro profesional, como la empatía, la comunicación intercultural y el compromiso social. Al interactuar con personas mayores, los estudiantes pueden comprender de primera mano los desafíos y oportunidades del envejecimiento, así como las diversas perspectivas y experiencias de vida. Esta inmersión en la realidad social enriquece su formación académica y los prepara para abordar de manera más efectiva los problemas sociales complejos.

En cuanto a las metodologías, el estudio de Arribas-Cubero et al. (2021) destaca el potencial del Aprendizaje-Servicio en experiencias intergeneracionales, mostrando cómo esta metodología activa a los estudiantes y conecta el aprendizaje con las necesidades de la comunidad. Específicamente, su investigación en el Grado de Educación Social de la Universidad de Valladolid reveló que los estudiantes que participaron en proyectos intergeneracionales a través del Aprendizaje-Servicio desarrollaron una mayor conciencia social y una comprensión más profunda de los desafíos que enfrentan las personas mayores. Este hallazgo subraya la importancia de diseñar programas que no solo promuevan el intercambio de conocimientos, sino que también fomenten la reflexión crítica y el compromiso social de los estudiantes.

Con relación al impacto en competencias emocionales, la investigación de Pérez-Fuentes et al. (2022) revela que la participación en programas intergeneracionales puede aumentar significativamente el interés de los estudiantes hacia su formación y fortalecer su desarrollo emocional. Su estudio, que involucró a estudiantes de últimos cursos de Grado y Máster, así como a estudiantes del Programa Universitario para Mayores de la Universidad de Salamanca, evidenció un aumento en el interés hacia la formación y en el desarrollo emocional autoinformado tras la participación en los programas intergeneracionales. Estos resultados sugieren que este tipo de iniciativas pueden ser un recurso valioso para promover el bienestar emocional y el crecimiento personal de los estudiantes universitarios.

En el ámbito de la participación social, Lima Fernández y Aguilar Idáñez (2020) analizan cómo los programas intergeneracionales fomentan la inclusión y participación activa de las personas mayores, ofreciéndoles nuevas oportunidades para contribuir a la sociedad. Su estudio documental revisa sistemáticamente programas que promueven la interacción entre diferentes generaciones, destacando cómo estas iniciativas, desde la perspectiva del Trabajo Social, contribuyen a reducir el aislamiento social y promover el envejecimiento activo. Estos hallazgos resaltan la importancia de diseñar programas que no solo beneficien a los estudiantes, sino que también empoderen a las personas mayores y les permitan seguir siendo miembros activos y valiosos de la comunidad.

Finalmente, Pérez-Fuentes et al. (2020) ofrecen una revisión exhaustiva de los programas intergeneracionales en España, destacando su metodología, beneficios y la importancia de promover el aprendizaje mutuo entre generaciones. Su artículo, que revisa diversos estudios sobre programas intergeneracionales en España, evidencia que estas iniciativas facilitan un intercambio continuado entre generaciones sin vínculos familiares, beneficiando a todos los participantes y promoviendo el aprendizaje mutuo. Esta visión panorámica de los programas intergeneracionales en España subraya la necesidad de seguir invirtiendo en este tipo de iniciativas y de desarrollar estrategias innovadoras para adaptarlas a las necesidades y desafíos del siglo XXI.

A pesar de estos beneficios, la implementación de tales proyectos sigue enfrentando obstáculos significativos, como la falta de financiación, la resistencia institucional y la necesidad de un diseño pedagógico adecuado. Es fundamental que las universidades, y en particular las carreras de Ciencias Sociales inviertan en la creación y consolidación de programas intergeneracionales que respondan a las necesidades específicas de sus estudiantes y de la comunidad en general.

Dado el papel crucial de las Ciencias Sociales en la comprensión y transformación de las dinámicas sociales, es fundamental que la educación superior fomente experiencias que preparen a los futuros profesionales para interactuar con diversas generaciones y contextos. Los programas intergeneracionales no solo enriquecen la experiencia educativa de los estudiantes, sino que también contribuyen a la construcción de sociedades más inclusivas, solidarias y preparadas para afrontar los desafíos del envejecimiento de la población.

De acuerdo con Trujillo et al. (2023), quienes recogen el testimonio de diversos referentes en educación, la educación actual está en constante evolución debido a los cambios acelerados que caracteriza nuestra sociedad líquida. El aprendizaje a lo largo de la vida se vuelve cada vez más esencial para afrontar los retos actuales. Robinson (2010) señala que "la educación no debe verse como un proceso lineal que termina al salir de la escuela, sino como un viaje continuo" (p. 10), una idea que subraya la importancia de la educación continua. Bauman (2000) apunta que "vivimos en una sociedad líquida donde todo cambia rápidamente y nada es seguro" (p. 63), lo que hace que los conocimientos adquiridos en la educación formal puedan volverse rápidamente obsoletos. En este contexto, la educación debe ser flexible y adaptarse a los cambios constantes del entorno. Por otro lado, Marina (2019) sostiene que "la educación ya no puede limitarse a la transmisión de conocimientos, sino que debe centrarse en el desarrollo de habilidades y competencias para aprender a aprender" (p. 54), lo que fomenta la autonomía y la capacidad de adaptación. Así, la educación debe orientarse al aprendizaje continuo, permitiendo a los individuos adaptarse y prosperar en una sociedad cambiante. En este sentido, Dewey (1916) destacó que la educación es la columna vertebral de la vida, más que un simple instrumento de ayuda.

El aprendizaje intergeneracional, por su parte, es un concepto tan antiguo como la humanidad misma, que precede a cualquier forma de educación formal. Tradicionalmente, implica la transmisión informal de conocimientos, habilidades y valores dentro de hogares multigeneracionales, siendo parte de la vida cotidiana (Hoff, 2007).

En resumen, el aprendizaje intergeneracional ha demostrado ser una estrategia eficaz para fomentar el aprendizaje en diversas áreas. La investigación confirma los resultados de estudios previos que subrayan los beneficios de estas prácticas, como la mejora de actitudes, el bienestar, la integración de grupos vulnerables, la mejora de relaciones familiares, la promoción de valores sociales y humanos, la prevención de enfermedades y la reducción de la brecha digital. Estos hallazgos coinciden con los de Trujillo-Torres et al. (2023), quienes destacan cómo el aprendizaje intergeneracional contribuye significativamente al bienestar social y al fortalecimiento de los lazos entre generaciones. No obstante, se identificaron algunas dificultades, como la falta de atención entre algunos participantes y la necesidad de un alto nivel de compromiso de todos los involucrados. Además, los prejuicios iniciales entre generaciones pueden ser una barrera, aunque tienden a disiparse con el tiempo. En conclusión, el aprendizaje intergeneracional es una práctica valiosa que fomenta el aprendizaje continuo, fortalece las relaciones intergeneracionales y promueve el bienestar social. A pesar de los desafíos, las ventajas que ofrece en el desarrollo de competencias y la integración social son notables.

2. DE LA TEORÍA A LA PRÁCTICA: DISEÑO E IMPLEMENTACIÓN DE PROGRAMAS INTERGENERACIONALES

Tras haber explorado los beneficios y la importancia de los programas intergeneracionales en el contexto universitario, especialmente en el ámbito de las Ciencias Sociales, es necesario dar un paso más y entender cómo poner en práctica estos conceptos de manera efectiva. Es decir, cómo transformar la teoría en acción dentro del entorno universitario.

Si bien la literatura académica muestra un amplio consenso sobre los beneficios de los proyectos intergeneracionales (como el fomento del aprendizaje mutuo, la mejora de la inclusión social y el desarrollo de competencias emocionales y académicas), la implementación de estos programas requiere una planificación cuidadosa y una estrategia bien definida. Para que los proyectos intergeneracionales sean realmente efectivos, deben diseñarse y ejecutarse con un enfoque pedagógico sólido, que garantice que los objetivos se alcancen tanto para los estudiantes como para las personas mayores involucradas.

En este sentido, a continuación, se presenta una guía estructurada para diseñar, implementar y evaluar proyectos intergeneracionales en el contexto universitario. Esta guía está basada en principios pedagógicos y metodológicos que favorecen el aprendizaje mutuo, el desarrollo de competencias y la integración activa de las personas mayores en la comunidad educativa. Así, se busca proporcionar un marco práctico para que los futuros proyectos no solo sean teóricamente sólidos, sino que también resulten transformadores en la práctica para todos los participantes.

Elaborar un proyecto intergeneracional en el contexto universitario implica la creación de experiencias educativas que conecten a estudiantes y personas mayores, favoreciendo el aprendizaje mutuo y el desarrollo de competencias tanto académicas como sociemocionales. A continuación, se presenta una guía estructurada para diseñar, implementar y evaluar proyectos intergeneracionales, basada en principios pedagógicos sólidos, que resulten en beneficios tanto para los estudiantes como para los mayores y la comunidad.

1. Definición de los objetivos del proyecto

Antes de comenzar, es crucial establecer qué se espera lograr con el proyecto intergeneracional. Los objetivos deben estar alineados tanto con las necesidades educativas de los estudiantes como con los intereses y beneficios para las personas mayores y la comunidad en general. Algunas preguntas clave para definir los objetivos son:

- ¿Qué competencias se espera que desarrollen los estudiantes? Por ejemplo, habilidades de comunicación, empatía, trabajo en equipo y reflexión crítica.

- ¿Qué impacto debe tener el proyecto en la calidad de vida de los mayores? ¿Cómo se puede fomentar el envejecimiento activo y la inclusión social?

- ¿Qué beneficios se prevén para la comunidad? Además de la conexión intergeneracional, puede incluir el fortalecimiento del tejido social y la creación de un sentido de solidaridad.

2. Selección de los participantes

El éxito de un proyecto intergeneracional depende de la selección adecuada de los participantes. Es importante considerar tanto a los estudiantes como a las personas mayores:

- *Estudiantes:* Se debe determinar qué edades, cursos y áreas de estudio son más apropiadas para el proyecto. Los estudiantes pueden ser voluntarios o seleccionados en función de su interés o especialización, como Psicología, Educación Social, Trabajo Social, o cualquier otra disciplina de Ciencias Sociales que promueva la interacción humana.

- *Personas mayores:* Se debe trabajar con centros de día, residencias de mayores, asociaciones de ancianos o programas comunitarios que involucren a adultos mayores. Es importante que los mayores tengan experiencia y disposición para compartir sus conocimientos y experiencias.

3. Diseño de las actividades

Las actividades deben ser diseñadas cuidadosamente para promover el aprendizaje bidireccional, donde tanto los estudiantes como los mayores puedan intercambiar conocimientos, habilidades y experiencias. Las actividades deben adaptarse a las capacidades e intereses de los participantes:

- *Actividades conjuntas:* Talleres colaborativos sobre temáticas de interés común, debates intergeneracionales, proyectos creativos, charlas, etc.

- *Actividades individuales:* Entrevistas, visitas domiciliarias, correspondencia escrita o digital, narración de historias de vida, entre otras.

4. Establecer la logística del proyecto

Una vez definidos los objetivos y actividades, es necesario establecer la logística adecuada:

· *Lugar de encuentro:* El espacio debe ser accesible y apropiado para las actividades planificadas. Pueden ser aulas universitarias, centros comunitarios, residencias de mayores, o espacios al aire libre.

· *Horarios y frecuencia:* La frecuencia de las actividades debe considerar la disponibilidad de los participantes, asegurando que se establezca un horario cómodo y regular.

· *Recursos materiales y económicos:* Dependiendo de las actividades planificadas, es posible que se necesiten recursos específicos, como materiales educativos, tecnologías, transporte o financiación para cubrir los gastos del proyecto.

5. Preparación del ambiente de aprendizaje

El ambiente de aprendizaje es un factor clave en el éxito del proyecto intergeneracional. Es necesario crear un espacio acogedor, seguro y respetuoso donde los participantes se sientan cómodos para interactuar:

· *Accesibilidad y comodidad:* Asegúrese de que el espacio físico sea accesible para los mayores, considerando aspectos como la movilidad y la visibilidad.

· *Clima de respeto y confianza:* Fomentar la confianza mediante dinámicas de presentación y rompehielos. Es fundamental que los estudiantes y los mayores se sientan respetados y escuchados en todo momento.

6. Implementación del proyecto

Durante la fase de implementación, se deben seguir de cerca los objetivos y el cronograma previamente establecidos. La flexibilidad es esencial para adaptarse a las necesidades emergentes:

- *Sesiones introductorias:* Organizar reuniones iniciales para preparar a los participantes, explicar los objetivos y reglas del proyecto, y establecer expectativas.

- *Desarrollo de las actividades:* Implementar las actividades siguiendo el plan diseñado, pero con la capacidad de ajustar el enfoque según las respuestas y sugerencias de los participantes.

- *Metodologías activas:* Se recomienda el uso de metodologías activas como el *Aprendizaje-Servicio (ApS)*, donde los estudiantes aplican lo aprendido en un contexto real que beneficia a la comunidad, o el *Aprendizaje basado en proyectos,* donde se trabaja de manera colaborativa para resolver problemas o alcanzar metas comunes.

7. Evaluación y seguimiento

Es fundamental establecer mecanismos de evaluación para medir el impacto del proyecto tanto en los estudiantes como en los mayores y la comunidad:

- *Seguimiento continuo:* Se pueden utilizar observaciones directas, encuestas periódicas a los participantes o reuniones de retroalimentación.

- *Evaluación de resultados:* Medir el impacto del proyecto a través de cuestionarios de satisfacción, entrevistas individuales o grupales, y la recopilación de testimonios sobre las experiencias vividas.

- *Reajustes y mejoras:* Basado en la retroalimentación, ajustar y modificar las actividades y el enfoque del proyecto para garantizar su efectividad.

8. Reflexión y mejora continua

La reflexión es clave para el aprendizaje y la mejora del proyecto:

- *Reflexión de los participantes:* Proveer espacios para que los estudiantes y los mayores compartan sus experiencias y aprendizajes. Esta retroalimentación continua permitirá identificar áreas de mejora.

- *Evaluación crítica:* Analizar los resultados obtenidos y proponer cambios para futuras ediciones del proyecto, promoviendo así un ciclo de mejora continua.

9. Celebración y difusión

El cierre del proyecto debe ser un momento de celebración y reconocimiento para los participantes, promoviendo la visibilidad y el impacto del proyecto:

- *Evento de cierre:* Organizar una ceremonia o evento final en el que se compartan los logros alcanzados y se reconozca la participación de todos los involucrados.

- *Documentación del proyecto:* Registrar el proceso y los resultados mediante informes, vídeos o publicaciones académicas, contribuyendo al conocimiento sobre la educación intergeneracional y ampliando su difusión.

10. Sostenibilidad y expansión

Para asegurar la continuidad y expansión de los proyectos intergeneracionales, se deben explorar estrategias para integrarlos en el currículo académico y crear redes de colaboración:

- *Integración curricular:* Buscar maneras de incorporar estos proyectos de manera formal en los programas de estudio, de modo que los estudiantes puedan acceder a estas experiencias de forma regular.

- *Colaboración interinstitucional:* Establecer vínculos con otras universidades, ONGs, y entidades gubernamentales para replicar y ampliar el alcance del proyecto.

Consejos adicionales

- *Colaboración interdisciplinaria:* La participación de diferentes facultades y disciplinas enriquecerá el proyecto.

- *Involucrar a las familias:* La colaboración de los familiares de los participantes puede mejorar la experiencia y proporcionar un mayor apoyo.

- *Flexibilidad en la gestión de recursos:* Adaptarse a los recursos disponibles y ajustar el proyecto a las circunstancias cambiantes.

A modo de conclusión podríamos decir que los proyectos intergeneracionales son una herramienta poderosa para fomentar el aprendizaje mutuo, la cohesión social y la integración de los mayores en la comunidad educativa. A través de un enfoque estructurado y reflexivo, estos proyectos pueden convertirse en experiencias transformadoras para estudiantes, personas mayores y la comunidad en su conjunto, favoreciendo el enriquecimiento de todos los participantes y contribuyendo a la construcción de una sociedad más inclusiva y solidaria.

3. EXPERIENCIAS INTERGENERACIONALES EN LA PRÁCTICA UNIVERSITARIA

La implementación de proyectos intergeneracionales en el aula no solo responde a una necesidad educativa y social, sino que también permite generar experiencias significativas que fortalecen el aprendizaje y la cohesión comunitaria. A continuación, comparto algunas de las iniciativas que he desarrollado en el grado de Educación Social en la Universidad de Lleida (UdL), en las que hemos integrado metodologías activas, co-creación y enfoques socioeducativos con un fuerte componente intergeneracional. Estas experiencias ponen en práctica los conceptos teóricos previamente presentados y demuestran cómo la intergeneracionalidad puede enriquecer tanto la formación académica de los estudiantes como la vida de las personas mayores. Se pueden consultar las experiencias en la web del proyecto de investigación: Pro-Suedad: Profiguración, relaciones intergeneracionales y superación del edadismo, disponible en: https://prosuedad.udl.cat/es/

3.1. Intergeneracionalidad a través de la novela gráfica: Emociones y memoria compartida

- **Asignatura:** *Educación Emocional* (Grado Sénior, UdL). Curso académico: 2023/2024

- **Objetivo principal:** Explorar la educación emocional desde una perspectiva intergeneracional e intercultural mediante el análisis y la creación de novela gráfica.

- **Descripción:** En este proyecto, estudiantes del Grado Sénior (españoles mayores de cincuenta años) y de Estudios Hispánicos (jóvenes estudiantes internacionales procedentes de China) han trabajado de manera colaborativa en torno a la obra de Carlos Giménez, explorando sus narrativas visuales y emocionales. La propuesta se desarrolló junto con mi colega *Katerina Valentova*, experta en novela gráfica, en un formato participativo donde los estudiantes decidieron la modalidad de trabajo. Eligieron la realización de un cómic. La iniciativa propició un intercambio cultural significativo, permitiendo a los participantes reflexionar sobre emociones y experiencias compartidas a través del arte.

- **Resultados y aprendizajes:**

  o   Desarrollo de la empatía y la autoconciencia a través de la narrativa visual.

  o   Creación de un espacio de diálogo intercultural entre estudiantes sénior y jóvenes chinos.

o Producción de obras gráficas colaborativas como medio de expresión emocional.

Este enfoque no solo promueve la expresión emocional, sino que también facilita el diálogo intercultural y la comprensión intergeneracional, competencias clave para los futuros profesionales de las Ciencias Sociales. Como se mencionó anteriormente, el desarrollo de competencias emocionales en los estudiantes se refuerza al integrar metodologías activas como la co-creación en el ámbito intergeneracional.

3.2. Cartas a una desconocida: Relaciones que transforman

· **Asignaturas:** *Conceptos básicos de Educación* y *Contextos y Ámbitos de la Educación Social* (Grado de Educación Social, UdL) impartida por la profesora *Ramona Ribes*. Curso académico 2023/2024.

· **Objetivo principal:** Fomentar la comunicación y la construcción de vínculos intergeneracionales a través de la correspondencia epistolar.

· **Descripción:** Esta iniciativa consistió en un intercambio de cartas entre estudiantes de primer curso de Educación Social y personas mayores de la provincia de Lleida. Más allá del ejercicio de escritura, el proyecto ayudó a desmontar estereotipos sobre la vejez y a generar nuevas narrativas personales entre generaciones.

· **Momentos clave:**

o **Intercambio epistolar:** Durante varias semanas, los estudiantes y sus interlocutores mayores compartieron experiencias de vida, reflexiones y pensamientos sobre educación y sociedad.

o **Primer Encuentro Intergeneracional (3 de mayo):** Tras semanas de correspondencia, los participantes se reunieron para conocerse en persona, intercambiar vivencias y debatir sobre sus experiencias educativas pasadas y presentes.

· **Impacto y aprendizajes:**

o Generación de vínculos afectivos y significativos entre generaciones.

o Reflexión crítica sobre la imagen social de la vejez.

o Desarrollo de habilidades comunicativas y narrativas en el alumnado.

Este proyecto está estrechamente relacionado con la metodología del *Aprendizaje-Servicio* (*ApS*), que involucra a los estudiantes en actividades que tienen un impacto positivo en la comunidad. Además, el intercambio epistolar y el encuentro intergeneracional fomentan la participación activa de las personas mayores, contribuyendo a desmitificar estereotipos sobre la vejez y promoviendo una visión más inclusiva.

3.3. Historias de vida: Conectando generaciones a través del relato

- **Asignatura:** *Acción socioeducativa para el envejecimiento activo* (4º curso, Grado de Educación Social, UdL). *Curso académico 2023/2024.*

- **Colaboración:** *Asociación Amigos de las Personas Mayor*es (Lleida) y el sociólogo *Jordi Bergé* coordinador de la entidad en Lleida.

- **Objetivo principal:** Favorecer el diálogo intergeneracional a través de la recopilación y narración de historias de vida.

- **Descripción:** Este proyecto ha permitido a los estudiantes entrevistar y documentar las experiencias de vida de personas mayores, con un enfoque de respeto, escucha activa y reconocimiento de su legado. Gracias a la colaboración con la *Asociación Amigos de las Personas Mayores*, se ha garantizado un espacio de encuentro seguro y enriquecedor.

- **Logros destacados:**

o Sensibilización del alumnado sobre la realidad de la vejez en soledad.

o Generación de relatos que visibilizan las vivencias y memorias de las personas mayores.

o   Fortalecimiento del sentido de comunidad a través del reconocimiento y la valoración mutua.

Este proyecto está directamente vinculado con la importancia de promover el aprendizaje mutuo entre generaciones. Al permitir que los estudiantes aprendan de la sabiduría y experiencias de las personas mayores, se facilita el reconocimiento del legado de las generaciones anteriores, mientras que los mayores tienen la oportunidad de compartir su historia y sentirse valorados. Además, este proyecto ha sensibilizado al alumnado sobre la realidad de la vejez, un aspecto clave en su formación como futuros profesionales en Ciencias Sociales.

3.4. Encuentro con la Asociación "Sempre Acompanyats": Reflexión sobre envejecimiento y soledad

-   **Fecha:** 4 de octubre de 2024.

-   **Colaboración:** *Asociación Sempre Acompanyats de Fundació La Caixa en Colaboración con Lourdes Baulies; Creu Roja Lleida,* con la educadora social: *Anna Gibert* y la trabajadora social: *Lourdes Manrique; Ayuntamiento de Lleida,* con *Pilar Planella, Noemí Bravo y Anna Miranda.*

-   **Objetivo principal:** Promover la reflexión sobre el envejecimiento y la soledad no deseada mediante el diálogo entre jóvenes y personas mayores.

-   **Descripción:** A lo largo de esta jornada, estudiantes del Grado de Educación Social participaron en debates y dinámicas con personas mayores, profundizando en los desafíos que enfrentan en su día a día y explorando estrategias para fomentar una sociedad más solidaria e inclusiva.

-   **Resultados y aprendizajes:**

    o   Mayor conciencia sobre la realidad de la soledad en la vejez.

    o   Sensibilización del alumnado sobre el papel de la comunidad en la promoción del bienestar de las personas mayores.

o   Generación de propuestas para fortalecer el apoyo social intergeneracional.

Este encuentro contribuye a la reflexión sobre el envejecimiento poblacional, como se mencionó en la introducción. Al fomentar el diálogo entre jóvenes y mayores sobre la soledad no deseada, los estudiantes no solo adquieren conciencia de esta problemática, sino que también se comprometen en la búsqueda de soluciones a nivel comunitario. Estos proyectos, como se destacó anteriormente, ayudan a construir una sociedad más inclusiva y solidaria, involucrando tanto a jóvenes como a mayores en la mejora de la calidad de vida colectiva.

4. CONCLUSIONES

A lo largo de este capítulo, hemos explorado la importancia de los programas intergeneracionales en el ámbito universitario, especialmente en la formación de estudiantes de Ciencias Sociales. Hemos analizado los beneficios teóricos de estas iniciativas, así como los desafíos que implica su implementación. Sin embargo, más allá de la teoría, la verdadera riqueza de la intergeneracionalidad reside en su práctica, en las experiencias concretas que se generan en el aula y en la comunidad.

Las iniciativas que he compartido en este capítulo son un testimonio del potencial transformador de la intergeneracionalidad en la educación universitaria. Cada proyecto ha sido un viaje de aprendizaje mutuo, de descubrimiento y de crecimiento tanto para los estudiantes como para las personas mayores involucradas. Estos proyectos no solo abordan las necesidades pedagógicas de los estudiantes, sino que también responden a las demandas sociales actuales, promoviendo la cohesión social, el respeto y el entendimiento entre generaciones.

En primer lugar, estas experiencias han reafirmado el valor de la intergeneracionalidad como un enfoque pedagógico innovador y valioso. Al integrar a personas de diferentes edades en proyectos educativos, se crea un espacio de encuentro y diálogo donde se pueden desafiar estereotipos, construir puentes entre generaciones y enriquecer la formación de los estudiantes. Este enfoque va más allá del aula, fomentando una cultura de aprendizaje colaborativo y de respeto mutuo.

En segundo lugar, mis proyectos han puesto de manifiesto el poder de las metodologías activas y la co-creación en el aprendizaje intergeneracional. Al involucrar a los estudiantes en la planificación, implementación y evaluación de los proyectos, se fomenta su autonomía, creatividad y compromiso social. Además, la co-creación no solo beneficia a los estudiantes, sino que también otorga a las personas mayores un rol activo, lo cual les permite sentirse valoradas y partícipes en procesos educativos, creando una relación de aprendizaje genuina y respetuosa.

En tercer lugar, estas experiencias han demostrado la importancia del desarrollo de competencias socioemocionales en los estudiantes. La interacción con personas mayores les ha permitido cultivar la empatía, la escucha activa, la comunicación intercultural y otras habilidades fundamentales para su futuro profesional como trabajadores sociales, educadores y agentes de cambio social. Estas competencias no solo enriquecen su formación académica, sino que también los preparan para enfrentar los retos de una sociedad cada vez más diversa y compleja.

En cuarto lugar, los proyectos intergeneracionales han tenido un impacto positivo en la comunidad. Al promover la participación social de los adultos mayores, se reduce su aislamiento, se valoriza su experiencia y sabiduría, y se fortalece el tejido social en su conjunto. De esta manera, los proyectos intergeneracionales no solo impactan a los individuos involucrados, sino que tienen un efecto multiplicador que beneficia a la comunidad en general, creando vínculos más sólidos y una mayor cohesión social.

Finalmente, estas experiencias me han enseñado que la implementación de proyectos intergeneracionales no está exenta de desafíos. La necesidad de una mayor flexibilidad curricular, la gestión del tiempo y la importancia de un seguimiento adecuado para evaluar el impacto a largo plazo son algunos de los obstáculos que hemos enfrentado. Sin embargo, estos desafíos también son oportunidades para aprender, crecer y mejorar continuamente nuestra práctica docente. Superar estos obstáculos es una oportunidad para crear un modelo educativo más inclusivo y adaptado a las necesidades del siglo XXI, donde la intergeneracionalidad pueda integrarse de manera natural en la formación universitaria.

En definitiva, la intergeneracionalidad se ha revelado como una filosofía educativa que enriquece a toda la comunidad universitaria y contribuye a la construcción de una sociedad más cohesionada y solidaria. Invito a mis colegas a considerar la intergeneracionalidad no solo como una estrategia pedagógica, sino como una forma de entender la educación como un proceso de aprendizaje mutuo y de transformación social. Los proyectos intergeneracionales no solo transforman a los estudiantes, sino que también transforman a las instituciones y, lo más importante, a la sociedad misma, generando un impacto positivo que perdura más allá del aula. Les invito a sumarse a este movimiento, para que juntos podamos avanzar hacia una educación más inclusiva, participativa y capaz de generar cambios reales en la comunidad.

5. BIBLIOGRAFIA

Arribas-Cubero, H., Frutos-de Miguel, J., & González-González, X. M. (2021). Aprendizaje-Servicio en experiencias intergeneracionales: un estudio de caso en la formación de educación social. *Revista de Educación Social, 28,* 123-142.

Bauman, Z. *Liquid Modernity*; Polity Press: Cambridge, UK, 2000.

Dewey, J. *Democracy and Education*; Macmillan: New York, NY, USA, 1916.

Faulkner, S. L., Watson, W. K., & Shetterly, J. (2022). Intergenerational Connections: An online community engagement project. *Communication Teacher, 37*(2), 132–140. https://doi.org/10.1080/17404622.2022.2077973

Hoff, A. Intergenerational learning as an adaptation strategy in aging knowledge societies. In *Education, Employment, Europe*; European Commission, Ed.; National Contact Point for Research Programmes of the European Union: Kavaklıdere, Ankara, 2007; pp. 126–129.

Juris, J.J., Leedahl, S.N., & Douglas, N.F. (2022). Implementation research: intergenerational programs across university settings. *Innovation in Aging, 6,* 265–265.

Lima Fernández, A. I., & Aguilar Idáñez, M. J. (2020). Programas intergeneracionales que fomentan la participación social de las personas mayores en España: una visión desde el Trabajo Social. *Portularia: Revista de Trabajo Social, 20*(1), 77-92.

Marina, J.A. *The Education of Talent*; Ariel: Mount Vernon, OH, USA, 2019.

Pérez-Fuentes, M. C., Molero Jurado, M. M., & Gázquez Linares, J. J. (2022). Beneficios de los programas intergeneracionales en el desarrollo de competencias emocionales en estudiantes universitarios. *Revista de Psicología y Educación, 17*(1), 45-58.

Pérez-Fuentes, M. C., Molero Jurado, M. M., & Gázquez Linares, J. J. (2020). Los programas intergeneracionales: metodología, beneficios y situación en España. *Revista Sanitaria de Investigación, 1*(1), 1-12.

Prosuedad. (s.f.). *Educación y Profiguración*. Universidad de Lleida. Recuperado el 25 de febrero de 2025, de https://prosuedad.udl.cat/es/resultados/educacion-y-profiguracion/

Robinson, K. *The Element: Discovering Your Passion Changes Everything*; Random House Mondadori, S.A: Barcelona, Spain, 2012.

Trujillo-Torres, J. M., Aznar-Díaz, I., Cáceres-Reche, M. P., Mentado-Labao, T., & Barrera-Corominas, A. (2023). Intergenerational Learning and Its Impact on the Improvement of Educational Processes. *Education Sciences, 13*(10), 1019.

Agradecimientos: A todas las personas mayores que han participado en los distintos proyectos y a todo el alumnado de los distintos cursos.

Intervenciones educativas para el fomento de la competencia cultural en estudiantes de Enfermería

Erica Briones Vozmediano y José Tomás Mateos García (coords); Gemma Espigares-Tribó, Miquel Úbeda Pavía y Juan Agustín González Rodriguez (Universitat ded Lleida)

1. INTRODUCCIÓN

La competencia cultural es un pilar esencial en la formación y práctica de los profesionales de enfermería ante los desafíos de una sociedad cada vez más globalizada e intercultural. Esta competencia debe desarrollarse de manera transversal, desde el ámbito académico hasta el ejercicio clínico, con una actitud ética, crítica y abierta al cambio. Promover el respeto a la dignidad humana y la sensibilidad hacia la diversidad cultural no solo mejora la calidad asistencial, sino que también es un paso necesario hacia la equidad y la justicia social en el cuidado de la salud. Las estrategias educativas deben ser diversas, experienciales y reflexivas, favoreciendo el desarrollo de profesionales capaces de actuar con sensibilidad, ética y eficacia en contextos culturalmente complejos.

La diversidad social se manifiesta de manera compleja y dinámica, influida por factores como el género, la edad, la religión o el entorno geográfico-cultural. Ante este panorama, los profesionales sanitarios, especialmente en el ámbito de la enfermería, enfrentan una creciente complejidad derivada de la multiculturalidad y los procesos migratorios (Chiarenza, 2012; Ingleby, 2012). Esta realidad exige enfoques educativos innovadores y sensibles a la diversidad, orientados hacia una atención centrada en la persona, culturalmente competente y socialmente justa (Taylor et al., 2011; Maddalena, 2009).

En este contexto, la enfermería debe respetar las diferencias individuales y ofrecer un cuidado culturalmente competente (Gradellini et al., 2021). En 2015 un informe de la Comisión de la verdad y la reconciliación en Canadá (Lane & Petrovic, 2018) hizo hincapié en la necesidad de incorporar el conocimiento y el aprendizaje indígenas, y un llamado a reducir las disparidades en salud entre aborígenes y no aborígenes.

La formación universitaria prepara a los profesionales para evaluar las necesidades de salud desde un enfoque humano, científico y cultural (Backes et al., 2012; González-García et al., 2021). Sin embargo, en la formación inicial de enfermería, muchos estudiantes tienen una concepción reducida e idealizada de la profesión, predominando una visión centrada en los aspectos clínicos, técnicos y asistenciales, especialmente vinculada a la atención directa en contextos hospitalarios o ambulatorios. Aunque esta perspectiva es importante, deja en segundo plano otras dimensiones esenciales del rol enfermero, como lo social, lo comunitario y lo preventivo. Es fundamental, por tanto, ampliar el horizonte de comprensión sobre la enfermería y reconocer la realidad social de las personas atendidas, comprendiendo los determinantes estructurales de la salud y asumiendo un papel activo en la promoción y prevención.

Uno de los principales retos en la formación y práctica profesional de la enfermería radica en la falta de consenso respecto a los contenidos formativos, los tiempos de enseñanza, los estándares y los métodos de evaluación vinculados a la competencia cultural. Esta carencia provoca que muchos estudiantes no se sientan preparados para ofrecer cuidados culturalmente competentes, lo que puede comprometer tanto la calidad como la seguridad en la atención a los pacientes.

Desde una perspectiva crítica, Valdéz Fernández (2023) propone sustituir el concepto de competencia cultural por el de interculturalidad, entendida no solo como una herramienta técnica, sino como una actitud ética, política y social. Esta postura exige apertura al cambio, autorreflexión constante y una voluntad de construir nuevas formas de convivencia y de cuidado basadas en el respeto mutuo.

La competencia cultural también está estrechamente relacionada con la equidad en salud y la justicia social. No se trata solo de mejorar la calidad de la atención, sino de garantizar el acceso equitativo a los servicios de salud, reconociendo y respetando las necesidades culturales de los pacientes. Desde una visión humanista y holística, la enfermería busca ofrecer un cuidado compasivo que contribuya a visibilizar y reducir las barreras estructurales que afectan a las poblaciones minoritarias o culturalmente diversas. Por ello, formar en competencia cultural se presenta como una estrategia esencial para disminuir las desigualdades en salud.

A nivel internacional, se ha reconocido ampliamente la necesidad de incluir la competencia cultural en los planes de estudio de enfermería. Diversos estudios realizados en diferentes países evidencian esfuerzos significativos en este ámbito en los últimos años (Gradellini et al., 2021).

2. MARCO CONCEPTUAL: COMPETENCIA CULTURAL, ESTRUCTURAL E INTERCULTURAL

La competencia cultural, la competencia estructural y la competencia intercultural son enfoques distintos pero complementarios que buscan mejorar la calidad de la atención en contextos de diversidad. Cada uno se enfoca en diferentes dimensiones de la relación entre profesionales y personas de distintos orígenes culturales o contextos sociales.

2.1 Competencia cultural

La competencia cultural se refiere a la capacidad de los profesionales para comprender, respetar y adaptarse a las creencias, valores y prácticas culturales de las personas con las que trabajan. Según Silén-Lipponen & Suvi (2021), es un conjunto de conocimientos, habilidades, actitudes y comportamientos que permiten una comunicación eficaz con diversas comunidades. Se basa en dimensiones cognitivas, actitudinales y prácticas. Clark (2012) describe esta competencia como la integración de conocimientos, actitudes y habilidades que facilitan las interacciones interculturales. Su objetivo principal es garantizar una atención adecuada y sensible a las diferencias culturales, previniendo malentendidos o conflictos. Sin embargo, si no se aplica con cuidado, puede llevar a la simplificación o estereotipación de culturas.

El concepto de competencia cultural emergió en el ámbito sanitario estadounidense a finales de los años ochenta, en respuesta a las crecientes desigualdades raciales y étnicas en salud. Uno de los informes más relevantes es el de Cross, Bazron, Dennis y Isaacs (1989), que define la competencia cultural como "un conjunto de comportamientos, actitudes y políticas congruentes que permiten trabajar eficazmente en situaciones interculturales". Este enfoque ha sido institucionalizado en diversas políticas públicas, como las del Office of Minority Health de EE.UU. (2000), estableciendo la competencia cultural como un estándar profesional en la atención sanitaria. No obstante, este modelo ha sido criticado por esencializar la cultura, reduciéndola a listas de atributos por grupo étnico, sin considerar los contextos históricos, políticos y estructurales que configuran las experiencias de salud (Kirmayer, 2012; Tervalon & Murray-García, 1998). Esta visión corre el riesgo de reforzar estereotipos y de desviar la atención de las condiciones estructurales que afectan la salud.

2.2 Competencia estructural

En respuesta a las limitaciones de la competencia cultural, surge la competencia estructural, que se centra en los determinantes sociales y políticos que producen enfermedad y desigualdad. Este enfoque propone formar profesionales capaces de analizar críticamente las formas de exclusión, racismo institucional y desigualdad material presentes en la práctica clínica (Metzl & Hansen, 2014; Neff et al., 2017). Según Quesada, Hart y Bourgois (2011), la vulnerabilidad estructural no es inherente a ciertos colectivos, sino que es producida por estructuras jurídicas, económicas y sociales. Esta perspectiva, enraizada en la antropología médica crítica, invita a reconfigurar la formación en salud para que no solo forme en diversidad, sino en justicia social y sensibilidad estructural (Martínez-Hernaéz & Bekele, 2023).

2.3 Competencia intercultural

La competencia intercultural va más allá del conocimiento sobre una cultura específica y se centra en la interacción y el diálogo entre personas de diferentes contextos culturales. Este enfoque promueve relaciones horizontales, recíprocas y basadas en la empatía, el respeto y la apertura. No se trata solo de adaptarse al otro, sino de construir nuevas formas de convivencia, posibilitando el aprendizaje mutuo y una transformación compartida. Desde esta perspectiva, la competencia intercultural se entiende como una disposición intelectual, ética, política y social frente a la diversidad cultural. Implica un cuestionamiento constante de los propios marcos de referencia, lo que posibilita una transformación profunda en condiciones de dignidad y respeto (Váldez Fernández, 2023).

3. MODELOS TEÓRICOS Y COMPONENTES CLAVE DE LA COMPETENCIA CULTURAL

La globalización, los movimientos migratorios y la creciente diversidad sociocultural han transformado los servicios públicos, incluidos los sanitarios. Este contexto demanda que los profesionales de la salud desarrollen habilidades que trasciendan lo técnico, integrando competencias éticas, comunicativas y culturales (Silén-Lipponen y Suvi, 2021). La competencia cultural, entendida como la capacidad de ofrecer cuidados sensibles a las diferencias culturales, se vuelve esencial en la formación en enfermería (Aydogdu,2022), no solo para mejorar la eficiencia asistencial, sino también para garantizar una atención respetuosa, inclusiva y de calidad.

A lo largo del tiempo, distintos enfoques han buscado operacionalizar este concepto, aportando marcos teóricos, dimensiones prácticas y herramientas formativas. A continuación, se presentan los modelos más relevantes, destacando sus principales aportes y limitaciones.

3.1 Modelo de Leininger:

Madeleine Leininger (1994), pionera de la enfermería transcultural, desarrolló en la década de 1970 el modelo del "Cuidado Culturalmente Congruente". Su propuesta parte del reconocimiento de que las creencias, valores y prácticas culturales influyen de forma significativa en la percepción de la salud, la enfermedad y el cuidado. El modelo se basa en integrar el conocimiento cultural en el proceso de cuidado, promoviendo intervenciones que respeten y se adapten a las particularidades culturales de cada paciente. Su utilidad reside en la prevención de malentendidos, el fortalecimiento de la relación terapéutica y la mejora de la adherencia al tratamiento.

3.2 Modelo de Purnell.

El modelo de Purnell (2013) organiza la competencia cultural en doce dominios, como la comunicación, los roles familiares, la alimentación, el tiempo o las creencias sobre salud. Estos se articulan en un círculo estructurado en cuatro fases: autoconciencia, identidad cultural, apego a la herencia y superación del etnocentrismo. El modelo enfatiza la importancia de la introspección del profesional como punto de partida para la comprensión intercultural. Su diseño permite adaptarse a múltiples contextos y ha sido ampliamente implementado en la formación sanitaria por su aplicabilidad didáctica y evaluativa (Purnell y Fenkl, 2019).

3.3 Modelo de tradiciones de salud de Spector

Spector (2018) plantea un modelo basado en las tradiciones de salud, que busca comprender cómo las creencias y costumbres culturales influyen en la forma en que las personas perciben, previenen y tratan la enfermedad. El modelo considera tres dimensiones: el mantenimiento de la salud, la protección de la salud y la restauración de la salud, todas ellas vinculadas a las prácticas culturales del paciente. Resulta especialmente útil para los profesionales que trabajan en atención primaria o en contextos comunitarios, ya que favorece una comprensión holística del paciente y su entorno cultural.

3.4 Modelo de enfermería transcultural de Giger y Davidhizar

Este modelo propone una guía estructurada para la atención transcultural basada en seis fenómenos culturales: comunicación, espacio, organización social, orientación temporal, control ambiental y variaciones biológicas. Estos factores permiten al profesional evaluar cómo la cultura impacta en el comportamiento del paciente y ajustar los cuidados en consecuencia. Su enfoque es especialmente útil para contextos clínicos con diversidad cultural, pues proporciona herramientas prácticas para una atención eficaz, respetuosa y centrada en la persona (Karaburak et al., 2014).

3.5 Modelo TOLERance

Propuesto por Orr y Unger, el modelo TOLERance amplía el concepto de competencia cultural al incorporar una dimensión estructural. Se organiza en cinco componentes: *Theory* (comprensión teórica del contexto social), *Observations* (observación crítica), *Learning from patients* (aprendizaje desde las vivencias del paciente), *Engagement* (compromiso profesional) e *Investigation* (indagación e intervención sobre desigualdades). Esta propuesta subraya la necesidad de formar profesionales que no solo sean culturalmente sensibles, sino también conscientes de las inequidades sociales y capaces de actuar frente a ellas. Es especialmente relevante en contextos de salud pública y en el trabajo con poblaciones vulnerables (Orr & Unger, 2020).

3.6 Modelo de competencia cultural de Campinha-Bacote

Campinha-Bacote (2002) concibe la competencia cultural como un proceso dinámico, continuo y personal que exige el compromiso constante de los profesionales. Su Modelo del Proceso de Competencia Cultural en la Prestación de Servicios de Salud (PCCSS) ha sido ampliamente adoptado en la formación en salud, destacando por su enfoque ético, holístico y adaptable a diferentes niveles de experiencia profesional (Campinha-Bacote, 2008, 2007, 2002).

Este modelo entiende la cultura como un conjunto de creencias y valores que proporcionan sentido de pertenencia, integración social y facilitan la comunicación dentro de un grupo, por lo que tanto estudiantes como profesionales de la salud deben desarrollar competencias que les permitan ofrecer atención adecuada a individuos, familias y comunidades culturalmente diversas. Dentro de este marco, la competencia cultural se descompone en varios elementos esenciales:

1. La conciencia cultural implica un proceso de autoexamen profundo, donde los profesionales reflexionan sobre sus propios prejuicios y estereotipos hacia otras culturas. Este componente promueve la capacidad de reconocer la influencia de la propia historia cultural en la manera de percibir y relacionarse con los demás. A través de la formación académica y la experiencia, se busca aumentar la sensibilidad cultural y fomentar una actitud crítica frente a los prejuicios.

2. El conocimiento cultural se refiere a la comprensión de las creencias y valores sobre la salud que existen en diferentes culturas. Este conocimiento debe ser integrado en la formación en salud para garantizar que los profesionales puedan identificar las necesidades culturales específicas de los pacientes y brindar una atención competente.

3. Las habilidades culturales son esenciales para evaluar de manera precisa las necesidades de cuidado y adaptar la atención de acuerdo con el contexto cultural del paciente. Estas habilidades se desarrollan a través de la práctica y la implementación de metodologías de enseñanza que promuevan la competencia cultural en el ámbito académico.

4. El encuentro cultural hace énfasis en la importancia de las experiencias de inmersión directa en contextos culturales diversos. Estas interacciones permiten a los profesionales y estudiantes de salud superar estereotipos y mejorar sus habilidades comunicativas, promoviendo una atención más empática y respetuosa.

5. Por último, el deseo cultural refleja la motivación genuina por aprender sobre otras culturas, respetar sus diferencias y encontrar puntos en común. Este deseo debe ser cultivado tanto por los profesionales como por los estudiantes, promoviendo una actitud constante de apertura, curiosidad y respeto hacia la diversidad cultural.

3.7 Modelo de competencia cultural de Laurence Kirmayer

Este modelo se centra en la atención clínica y psiquiátrica en contextos interculturales, especialmente cuando los profesionales de la salud mental trabajan con pacientes de orígenes diversos. A diferencia de enfoques que buscan enseñar datos sobre otras culturas de manera rígida, este modelo promueve una postura reflexiva, crítica y adaptativa por parte del profesional. Es particularmente útil en la atención a poblaciones migrantes, refugiadas e indígenas, donde la subjetividad, el lenguaje y los significados culturales del sufrimiento son esenciales para entender la experiencia del paciente.

Kirmayer (2012) entiende la cultura como un proceso dinámico y contextual, no como un conjunto fijo de rasgos. Esto implica que el profesional no debe reducir al paciente a su cultura, sino más bien comprender cómo esta influye en su experiencia de salud y enfermedad. En este marco, la competencia cultural se plantea como una habilidad reflexiva: el profesional debe examinar críticamente sus propios valores, creencias y marcos culturales, con el fin de evitar interpretaciones erróneas o actitudes etnocéntricas.

Uno de los ejes centrales del modelo es la narrativa del paciente. Escuchar y comprender su relato, sus explicaciones culturales del sufrimiento, su identidad y su contexto es clave para ofrecer una atención adecuada. Para ello, se promueve el uso de herramientas como la entrevista cultural del DSM-5, que ayuda a explorar cómo los factores culturales influyen en el diagnóstico, el tratamiento y la relación terapéutica.

El modelo también adopta una perspectiva crítica frente a los sistemas de salud, entendiendo que estos poseen sus propias culturas institucionales, las cuales pueden entrar en conflicto con las culturas de los pacientes. Así, la competencia cultural no solo se limita a la interacción con los pacientes, sino que también implica cuestionar las estructuras de poder dentro de los sistemas de salud, buscando una atención más equitativa.

Finalmente, destaca la adaptación clínica, un aspecto crucial de la competencia cultural. La flexibilidad en la comunicación, el diagnóstico y las intervenciones debe ser parte integral del enfoque del profesional. Esto le permite ajustarse a las particularidades culturales de cada paciente, favoreciendo una relación terapéutica más efectiva y respetuosa.

4. ESTRATEGIAS EDUCATIVAS PARA EL FOMENTO DE LA COMPETENCIA CULTURAL EN ENFERMERÍA

La competencia cultural se ha convertido en un componente esencial en la formación de los profesionales de la salud. Para desarrollarla de forma efectiva, se han implementado diversas estrategias educativas que combinan el aprendizaje técnico con experiencias prácticas, reflexión crítica y contacto directo con contextos culturalmente diversos. Estas metodologías buscan formar profesionales sensibles, empáticos y comprometidos con la equidad, capaces de responder de manera ética y efectiva ante realidades marcadas por la diversidad y la desigualdad social.

La Tabla 1 presenta un conjunto de enfoques pedagógicos que abordan la competencia cultural desde distintas dimensiones: desde el diseño curricular multidimensional hasta la autorreflexión personal, pasando por actividades de inmersión comunitaria, aprendizaje intercultural y análisis de casos clínicos con enfoque cultural. Cada estrategia está orientada a integrar conocimientos, actitudes y habilidades que permitan a los estudiantes comprender mejor las realidades de los grupos diversos, cuestionar sus propios prejuicios y prepararse para una práctica profesional más justa, inclusiva y humana.

Las estrategias presentadas muestran cómo la competencia cultural puede trabajarse desde múltiples dimensiones, combinando teoría, práctica y reflexión crítica. Esta variedad de enfoques permite adaptar la formación a distintos contextos educativos y perfiles estudiantiles, favoreciendo un aprendizaje significativo. Para valorar realmente su impacto, es necesario considerar cómo se evalúa este proceso formativo, lo cual se aborda en el siguiente apartado.

Tabla 1 Estrategias educativas identificadas para promover la competencia cultural en estudiantes de Enfermería

Estrategia educativa	Objetivo formativo	Resultados esperados
Diseño curricular multidimensional.	Integrar la enseñanza de múltiples competencias con una sólida formación docente.	Asegurar que los futuros profesionales de la salud estén preparados para trabajar en contextos culturalmente diversos a través del desarrollo de competencias culturales.
Intercambio y participación: Inmersión en comunidades diversas o servicio comunitario (migrantes, refugiados)	Favorecer una experiencia directa con minorías para elevar la competencia cultural. Exponer al estudiante a contextos de vulnerabilidad y diversidad	Mejora de la empatía a través del contacto directo, pensamiento crítico sobre desigualdad estructural y vivencia transformadora.
Culturally Competent Nursing Modules del Office of Minority Health (cita?).	Proporcionar un marco estructurado para la formación en competencia cultural.	Aprendizaje de lenguas como una vía para favorecer la sensibilidad cultural y reducir barreras idiomáticas, y fortalecimiento de la conciencia cultural del alumnado.

Estrategia educativa	Objetivo formativo	Resultados esperados
Reflexión crítica de los determinantes sociales.	Comprender las disparidades y desigualdades sociales que afectan a las comunidades culturalmente diversas. Favorecer la reflexión crítica sobre estereotipos, discriminación y diversidad cultural	Contribuir significativamente a desarrollar empatía y sensibilidad, lo que fomenta un enfoque ético y respetuoso en la atención sanitaria. Incremento de la conciencia cultural, cambio de actitudes, fomento de la ética intercultural. Conciencia estructural, comprensión de desigualdades, capacidad de intervenir con justicia social.
Aprendizaje colaborativo e intercultural.	Ofrecer experiencias transformadoras mediante la inmersión en contextos diversos	Permite ponerse en el lugar del otro, favoreciendo un cambio de actitudes y fortaleciendo la empatía, e integrar la teoría en una práctica vivencial que los sensibiliza frente a la diversidad.
Casos clínicos, role play y ABPs culturalmente relevantes	Aplicar conocimientos teóricos a situaciones reales con diversidad cultural, abordando casos muticulturales. Desarrollo de juicio clínico intercultural, sensibilidad cultural, capacidad de adaptación a contextos culturalmente complejos.	El contacto directo con poblaciones marginadas o culturalmente diversas —como minorías étnicas, personas refugiadas o comunidades en situación de vulnerabilidad— expone al estudiante a realidades marcadas por desigualdades estructurales, generando una mayor conciencia y compromiso social.

Estrategia educativa	Objetivo formativo	Resultados esperados
Autoreflexión sobre la diversidad y auto-prejuicios.	Favorecer la autoreflexión y cuestionamiento sobre las propias creencias.	Favorecimiento de la dimensión ética y formación de profesionales más críticos, sensibles y comprometidos con la equidad cultural en su práctica profesionales y cuotidianas.

4.1 Evaluación del aprendizaje en competencia cultural

La evaluación del aprendizaje en competencia cultural es un aspecto clave para garantizar la efectividad de los programas formativos en enfermería. Actualmente, uno de los instrumentos más utilizados es la herramienta Transcultural *Self-Efficacy Tool* (TSET), empleada en al menos seis estudios para valorar el progreso de los estudiantes tras intervenciones educativas. Esta herramienta permite medir de manera cuantificable tres dimensiones fundamentales: la cognitiva, la afectiva y la práctica, proporcionando así una visión más integral del desarrollo de competencias culturales en los estudiantes.

Otro instrumento es la escala de competencia cultural de enfermería clínica (CNCCS). Asadizaker (2023) evaluó las propiedades psicométricas de esta escala en enfermeras iraníes, reclutando intencionalmente 200 enfermeras clínicas para completar la CNCCS. resultando 27 ítems asignados a seis factores, con una buena alfa de Cronbach y coeficiente de correlación intraclase test-retest (0,86 y 0,93, respectivamente).

Sin embargo, este proceso evaluativo enfrenta importantes desafíos. Uno de los principales es la falta de instrumentos específicos y suficientemente adecuados para medir con precisión el crecimiento real de la competencia cultural. Esta carencia limita la posibilidad de hacer un seguimiento riguroso del aprendizaje de los estudiantes y dificulta la adaptación de los programas a las necesidades formativas concretas, como advierte Valdéz Fernández (2023). Además, existen diversas barreras en la enseñanza de la competencia cultural. Una de las más significativas es la brecha entre la teoría y la práctica: a menudo, los modelos y enfoques interculturales son difíciles de aplicar en contextos reales, lo que genera frustración tanto en docentes como en estudiantes y afecta la efectividad del aprendizaje.

Otra limitación importante radica en la debilidad de las políticas educativas. Al tratarse de cursos optativos, muchas veces no se prioriza su elección, lo que lleva a que una parte del alumnado pierda la oportunidad de adquirir competencias esenciales para su desempeño profesional. Además, la falta de formación especializada del profesorado en modelos interculturales puede hacer que las iniciativas formativas se queden en un plano superficial, sin lograr un impacto profundo ni transformador.

Ante estas dificultades, se han planteado varias recomendaciones orientadas a fortalecer la integración de la competencia cultural en el currículo de enfermería. Una de las propuestas más relevantes es la estandarización de los programas de enfermería transcultural, en lo que respecta a sus contenidos, duración y metodologías de enseñanza. Este esfuerzo permitiría una implementación más coherente en distintas instituciones y facilitaría evaluaciones comparativas más consistentes, lo que contribuiría a la mejora continua de la formación en contextos culturalmente diversos.

5. CONCLUSIÓN

La competencia cultural en enfermería debe abordarse desde una perspectiva formativa integral, práctica y reflexiva. Las experiencias vivenciales, los escenarios clínicos culturalizados, la autorreflexión crítica y la evaluación sistemática son elementos clave para lograr una formación profesional capaz de responder con sensibilidad y justicia a las complejidades de un mundo diverso. Para ello, es indispensable contar con el respaldo de políticas educativas firmes, programas estandarizados y una adecuada preparación docente que proporcionen a los futuros profesionales las herramientas necesarias para comprender y abordar la diversidad cultural en los contextos clínicos.

Es fundamental formar a los profesionales de enfermería en la identificación de los determinantes sociales de la salud, para ofrecer una atención verdaderamente integral. Más allá de los signos y síntomas clínicos, es necesario entrenar una mirada que permita interpretar el contexto social, económico y familiar de las personas. Condiciones como la vivienda, el empleo, el acceso a la alimentación adecuada y las redes de apoyo influyen directamente en los procesos de salud y enfermedad. En este sentido, la formación debe incluir contenidos sobre desigualdades sociales y dotar a los profesionales de habilidades para reconocer situaciones de vulnerabilidad estructural. Asimismo, deben estar capacitados para activar los recursos adecuados, como servicios sociales, entidades comunitarias o equipos interdisciplinares. Esta perspectiva estructural permite orientar mejor a los pacientes, adaptar las intervenciones y ofrecer un acompañamiento más justo y contextualizado.

Dentro de este marco, la salud comunitaria se convierte en una dimensión imprescindible de la práctica enfermera. La promoción de la salud debe ir más allá del ámbito de los centros de salud, ya que es necesario que los profesionales estén en contacto con los territorios y las realidades sociales de las comunidades. Es fundamental que los y las profesionales de la salud comprendan y se involucren en los contextos sociales y económicos en los que viven las personas, para poder ofrecer una atención más integral y ajustada a las necesidades particulares de cada comunidad.

La competencia cultural y estructural en enfermería no solo favorece una atención más equitativa, sino que también permite un ejercicio profesional más ético y reflexivo. Integrando las dimensiones culturales, sociales y estructurales en la formación y práctica de la enfermería, se contribuye a la creación de un sistema de salud más justo y accesible para todos, independientemente de su origen cultural o situación socioeconómica. Así, las enfermeras y el conjunto de los y las profesionales de la salud desempeñan un papel activo en la reducción de las desigualdades en salud, promoviendo una atención que reconozca y respete la diversidad, y fomentando la justicia social en el ámbito sanitario.

6. REFERENCIAS

Asadizaker, M., Ebadi, A., Molavynejad, S., Yadollahi, S., & Saki Malehi, A. (2023). Development and psychometric evaluation of the Clinical Nursing Cultural Competence Scale. *Journal of Nursing Measurement, 31*(4), 615–625. https://doi.org/10.1891/JNM-2021-0095

Aydogdu, A. L. F. (2022). Cultural competence of Turkish nurses and nursing students: An integrative literature review. *Journal of Transcultural Nursing, 33*(4), 529–541. https://doi.org/10.1177/10436596211062938

Backes, D. S., Backes, M. S., Dalcin, C. B., & Erdmann, A. L. (2012). The nursing care system from a Luhmannian perspective. *Revista Latino-Americana de Enfermagem, 20*, 873–879. https://doi.org/10.1590/S0104-11692012000500008

Betancourt, J. R., Green, A. R., Carrillo, E. A., & Ananeh-Firempong, O. (2005). Cultural competence and health care disparities: Key perspectives and trends. *Health Affairs, 24*(2), 499–505. https://doi.org/10.1377/hlthaff.24.2.499

Campinha-Bacote, J. (2002). The process of cultural competence in the delivery of healthcare services: A model of care. *Journal of Transcultural Nursing, 13*(3), 181–184. https://doi.org/10.1177/10459602013003003

Chiarenza, A. (2012). Developments in the concept of cultural competence. En C. Ingleby, A. Chiarenza, I. Devillé, & W. Krasnik (Eds.), *Migrants and health: Cultural competence in health systems* (pp. 66–81). European Observatory on Health Systems and Policies.

Clark, M. J. (2012). Cross-cultural research: Challenge and competence. *International Journal of Nursing Practice, 18*, 28–37. https://doi.org/10.1111/j.1440-172X.2012.02026.x

González-García, A., Pinto-Carral, A., Pérez-González, S., & Marqués-Sánchez, P. (2021). Nurse managers' competencies: A scoping review. *Journal of Nursing Management, 29*(6), 1410–1419. https://doi.org/10.1111/jonm.13380

Gradellini, C., Gómez-Cantarino, S., Dominguez-Isabel, P., Molina-Gallego, B., Mecugni, D., & Ugarte-Gurrutxaga, M. I. (2021). Cultural competence and cultural sensitivity education in university nursing courses: A scoping review. *Frontiers in Psychology, 12*, 682920. https://doi.org/10.3389/fpsyg.2021.682920

Ingleby, D. (2012). Ethnicity, migration and the 'social determinants of health' agenda. *Gaceta Sanitaria, 26*(S1), 67–72. https://doi.org/10.1016/j.gaceta.2012.01.019

Kirmayer, L. J. (2012). Rethinking cultural competence. *Transcultural Psychiatry, 49*(2), 149–164. https://doi.org/10.1177/1363461512444673

Lane, A., & Petrovic, K. (2018). Educating Aboriginal nursing students: Responding to the Truth and Reconciliation Report. *International Journal of Nursing Education Scholarship, 15*(1), Article ijnes-2017-0064. https://doi.org/10.1515/ijnes-2017-0064

Leininger, M. (1994). Quality of life from a transcultural nursing perspective. *Nursing Science Quarterly, 7*(1), 22–28. https://doi.org/10.1177/089431849400700109

Leininger, M., & McFarland, M. R. (2006). *Culture care diversity and universality: A worldwide nursing theory.* Jones and Bartlett Publishers.

Maddalena, V. (2009). Cultural competence and holistic practice: Implications for nursing education, practice, and research. *Holistic Nursing Practice, 23*(3), 153–157. https://doi.org/10.1097/HNP.0b013e3181a056a0

Martínez-Hernaéz, Á., & Bekele, D. (2023). Structural competency in epidemiological research: What's feasible, what's tricky, and the benefits of a 'structural turn'. *Global Public Health, 18*(1), 2164903. https://doi.org/10.1080/17441692.2023.2164903

Martínez-Hernaéz, Á., Bekele, D., Sabariego, C., Rodríguez-Laso, Á., Vorstenbosch, E., Rico-Uribe, L. A., Ayuso-Mateos, J. L., Sánchez-Niubò, A., Rodríguez-Mañas, L., & Haro, J. M. (2021). The Structural and Intercultural Competence for Epidemiological Studies (SICES) guidelines: A 22-item checklist. *BMJ Global Health, 6,* e005237. https://doi.org/10.1136/bmjgh-2021-005237

Metzl, J. M., & Hansen, H. (2014). Structural competency: Theorizing a new medical engagement with stigma and inequality. *Social Science & Medicine, 103*, 126–133. https://doi.org/10.1016/j.socscimed.2013.06.032

Neff, J., Knight, K. R., Satterwhite, S., Nelson, N., Matthews, J., & Holmes, S. M. (2017). Teaching structure: A qualitative evaluation of a structural competency training for resident physicians. *Journal of General Internal Medicine, 32*(4), 430–433. https://doi.org/10.1007/s11606-016-3924-7

Ortega, F., & Müller, M. R. (2023). Rethinking structural competency: Continuing education in mental health and practices of territorialisation in Brazil. *Global Public Health, 18*(1), 2157034. https://doi.org/10.1080/17441692.2022.2157034

Orr, Z., & Unger, S. (2020). The TOLERance Model for promoting structural competency in nursing. *Journal of Nursing Education, 59*(8), 425–432. https://doi.org/10.3928/01484834-20200723-02

Purnell, L. D. (2013). Purnell's model for cultural competence. *Journal of Transcultural Nursing, 24*(4), 334–341. https://doi.org/10.1177/1045960201300306

Purnell, L. D., & Fenkl, E. A. (2019). *Handbook for culturally competent care.* Springer.

Silén-Lipponen, M., & Suvi, A. (2021). Cultural competence learning of the health care students using simulation pedagogy: An integrative review. *Nurse Education in Practice, 52*, 103044. https://doi.org/10.1016/j.nepr.2021.103044

Spector, R. E. (2018). *Cultural diversity in health and illness* (9th ed.). Pearson.

Sullivan, L. W. (2001). Missing persons: Minorities in the health professions. A report of the Sullivan Commission on Diversity in the Health Workforce. The Sullivan Commission.

Taylor, G., Papadopoulos, I., Dudau, V., Maerten, M., Peltegova, A., & Ziegler, M. (2011). Intercultural education of nurses and health professionals in Europe (IENE). *International Nursing Review, 58*(2), 188–195. https://doi.org/10.1111/j.1466-7657.2011.00892.x

Tervalon, M., & Murray-García, J. (1998). Cultural humility versus cultural competence: A critical distinction in defining physician training outcomes in multicultural education. *Journal of Health Care for the Poor and Underserved, 9*(2), 117–125.

Tosun, B. (2021). Addressing the effects of transcultural nursing education on nursing students' cultural competence: A systematic review. *Nurse Education in Practice, 55*, 103171. https://doi.org/10.1016/j.nepr.2021.103171

Valdéz Fernández, A. L. (2023). Conceptual models and theories applied to nursing education in intercultural contexts: State of the art. *Investigación y Educación en Enfermería, 41*(2), e14. https://doi.org/10.17533/udea.iee.v41n2e14

Salud, desarrollo y educación permanente: perspectivas globales y experiencias brasileñas en el contexto de la Agenda 2030

Larissa Pereira de Moura (Universidad Federal de Acre – Brasil); Filip Bellon GESEC (Universitat de Lleida); José Tomás Mateos García (Universitat de Lleida); Frederyk Kluyvert Ryjkaard Barbosa(Universidad Federal de Acre – Brasil); Heleis Maria de Almeida Chagas (Universidad Federal de Acre – Brasil); Danúzia da Silva Rocha (Universidad Federal de Acre – Brasil); Montserrat Gea-Sánchez (Universitat de Lleida); Rozilaine Redi Lago (Universidad Federal de Acre – Brasil)

INTRODUCCIÓN

El concepto de salud ha atravesado los siglos, siendo continuamente resignificado a partir de factores culturales, históricos, científicos y sociales. Desde las concepciones mágico-religiosas de las civilizaciones antiguas hasta los modelos contemporáneos basados en determinantes sociales y derechos humanos, la salud ha dejado de ser vista sólo como la ausencia de enfermedad para incorporar dimensiones más amplias como el bienestar, la ciudadanía y el desarrollo.

En este capítulo, se discute la evolución histórica de las prácticas y concepciones de salud, articulándolas con el desarrollo de las políticas públicas y con la aparición de agendas internacionales orientadas a la equidad y la sostenibilidad, como los Objetivos de Desarrollo del Milenio (ODM) y los Objetivos de Desarrollo Sostenible (ODS). Además, se explora la organización de la vigilancia en salud en Brasil, con énfasis en la vigilancia de las enfermedades y afecciones no transmisibles (ENT), y el papel estratégico de la Educación Permanente en Salud (EPS) como herramienta de cualificación y transformación de las prácticas profesionales.

Finalmente, se propone una reflexión crítica e internacionalizada sobre cómo las experiencias brasileñas ancladas en el Sistema Único de Salud (SUS) y en las prácticas de educación permanente pueden dialogar con otras realidades globales, especialmente a la luz de la Agenda 2030. Esta es una invitación a una mirada intersectorial, transversal y ética sobre el derecho a la salud en el siglo XXI.

1. LA SALUD EN PERSPECTIVA: UNA BREVE GENEALOGÍA CONCEPTUAL

La comprensión de lo que significa "salud" atraviesa siglos y civilizaciones, siendo constantemente resignificada de acuerdo con las condiciones históricas, sociales, económicas y culturales de cada época. La definición propuesta por la Organización Mundial de la Salud (OMS) en 1948 —"un estado de completo bienestar físico, mental y social, y no solamente la ausencia de enfermedad"— marcó un importante avance en el enfoque de la salud como un derecho humano y como un concepto ampliado de bienestar. No obstante, la amplitud e idealismo de esta concepción han generado críticas, por parecer inalcanzable en la práctica y por abrir margen a una excesiva intervención estatal en la vida privada (Van der Linden y Schermer, 2022).

Históricamente, el concepto de salud fue profundamente influenciado por visiones religiosas y mágico-sobrenaturales. En las civilizaciones antiguas, las enfermedades eran a menudo interpretadas como castigos divinos o posesiones espirituales. Textos bíblicos, como el relato del rey Uzías afectado por la lepra, asociaban la enfermedad con el pecado y la desobediencia. Este modelo, conocido como mágico-religioso o chamánico, aún persiste en diversas culturas tradicionales y destaca la presencia de curanderos, chamanes y prácticas de purificación espiritual como medios de curación (Neto, Dendasck y Oliveira, 2016; Scliar, 2007).

La transición hacia una visión más racional y empírica de la salud se dio con pensadores como Hipócrates de Cos (460-377 a.C.), quien concebía el cuerpo humano como un sistema regido por el equilibrio de cuatro humores: sangre, flema, bilis amarilla y bilis negra. La salud sería el resultado de este equilibrio, y la enfermedad, su ruptura. Esta visión empírica valorizaba la observación clínica y la interacción entre el individuo y su entorno, anticipando, aunque de forma rudimentaria, los principios de los determinantes sociales de la salud (Cairus y Gallucci, 2019).

En la tradición hindú y china, paralelamente, la salud era entendida como el equilibrio de las fuerzas vitales Prana, en la India, y Qi, en China. Métodos terapéuticos como la acupuntura, los masajes, el yoga y la fitoterapia buscaban restaurar ese flujo energético, reflejando una comprensión holística e integrada entre cuerpo, mente y ambiente. Estas tradiciones milenarias persisten hasta hoy, siendo ampliamente practicadas y reconocidas por su contribución a la promoción de la salud y el bienestar (Lourenço et al., 2012).

Con el avance de las epidemias en la Europa medieval, la visión mágico-religiosa recobró fuerza, reforzada por el poder de la Iglesia Católica, que veía en la enfermedad un castigo por los pecados de la humanidad. Sin embargo, el Renacimiento y la Revolución Científica trajeron nuevas perspectivas. La teoría miasmática, dominante hasta el siglo XIX, atribuía las enfermedades a vapores fétidos provenientes de áreas insalubres —un concepto que solo sería superado con la consolidación de la microbiología moderna.

La llamada Revolución Pasteuriana, a finales del siglo XIX, fue decisiva para el cambio de paradigma. Louis Pasteur identificó microorganismos como agentes etiológicos de las enfermedades, iniciando la era de la bacteriología y de la inmunización. Este nuevo enfoque, clasificado por Cairus y Gallucci (2019) como una teoría ontológica de la enfermedad, trasladaba el foco hacia causas externas y visibles, y reforzaba el papel activo de la ciencia y la medicina en la cura, la prevención y el control sanitario.

En ese mismo periodo, las ideas sobre la salud empezaron a incorporar una dimensión colectiva y política. El surgimiento de la epidemiología, con estudios como los de John Snow sobre el cólera, introdujo el concepto de que la salud de la población podía ser medida, mapeada y controlada: nacía el cuerpo social como objeto de la medicina.

Con el tiempo, la concepción de salud se fue ampliando, integrando perspectivas psicosociales, culturales y ambientales. Hoy en día, se considera que la salud está fuertemente determinada por factores estructurales como el acceso a la educación, la alimentación, el saneamiento, la vivienda, el trabajo y la justicia social. Esta comprensión está en la base de las políticas públicas de salud y de los compromisos internacionales expresados en los ODS, principalmente en el ODS 3 – Salud y Bienestar.

2. LA SALUD PÚBLICA Y LOS HITOS DEL DESARROLLO

La salud pública, como campo de saber y práctica, surge de la necesidad de comprender e intervenir sobre los factores que afectan la salud colectiva, articulando ciencia, política y acción social. Su evolución está intrínsecamente ligada a la historia de los movimientos sociales, de las revoluciones científicas y de las transformaciones en las formas de organización del Estado y la sociedad.

La consolidación de la salud como derecho colectivo comienza a cobrar fuerza en el siglo XIX, con el desarrollo de la epidemiología y la medicina social. Un hito importante es el trabajo del médico inglés John Snow, quien, al investigar la epidemia de cólera en Londres, utilizó mapas y datos para demostrar la relación entre el consumo de agua contaminada y la propagación de la enfermedad. Este enfoque innovador permitió trasladar la medicina del ámbito estrictamente clínico al espacio urbano y social, inaugurando la "contabilidad de la enfermedad" como estrategia de vigilancia poblacional (Scliar, 2007).

En este período, pensadores como Foucault destacaron que, con el avance del capitalismo, el cuerpo humano pasó a ser visto como fuerza productiva y, por tanto, como objeto de normatización y control por parte del Estado. La medicina social nace entonces de la instrumentalización del saber médico para gestionar poblaciones, controlar epidemias y asegurar la productividad de los cuerpos (Foucault, 1984; Nunes, 2007).

Con la fundación de la Organización Mundial de la Salud (OMS) en 1948, y su histórica definición de salud como bienestar integral, se buscó establecer una referencia global para las políticas de salud. En las décadas siguientes, la OMS amplió sus acciones, centrándose inicialmente en el combate de enfermedades infecciosas de alta prevalencia, como la viruela y la malaria. El éxito de estas campañas llevó a la ampliación del ámbito de actuación de la organización, que pasó a reconocer las desigualdades entre países como un elemento clave para el logro de la salud. La Declaración de Alma-Ata, en 1978, consolidó esta visión al afirmar que la salud es un derecho humano fundamental y que su logro depende del desarrollo social y económico.

En Brasil, el campo de la Salud Colectiva fue estructurándose como una respuesta crítica al modelo biomédico hegemónico. A partir de la década de 1980, influenciada por corrientes latinoamericanas y por las luchas democráticas, la salud pasó a ser comprendida como un fenómeno biopsicosocial, integrando aspectos sociales, políticos y culturales. El concepto de medicina social, defendido por autores como Arouca (2003), define la salud como resultado de la dinámica entre el proceso salud-enfermedad, la atención primaria y el sistema social global.

Este escenario se vuelve más complejo a inicios del siglo XXI, con el surgimiento de grandes agendas internacionales de desarrollo. La Cumbre del Milenio, realizada por la ONU en el año 2000, fue un parteaguas al establecer los Objetivos de Desarrollo del Milenio (ODM), con metas orientadas a la erradicación del hambre y la pobreza, la universalización de la educación básica, la promoción de la equidad de género, la sostenibilidad ambiental y la mejora de la salud maternoinfantil, entre otras.

A pesar de los avances logrados, los ODM fueron objeto de críticas. Para algunos analistas, se trataba de una agenda tecnocrática, centrada en los síntomas y no en las causas estructurales de las desigualdades (Pires-Alves, 2012; Abbott et al., 2017). Además, el enfoque excesivamente económico impidió la integración efectiva de las dimensiones sociales y ambientales al desarrollo.

Con el fin de responder a estas limitaciones, se promovió una serie de eventos globales destinados a mejorar el financiamiento, la coordinación y la eficacia de la cooperación internacional, tales como la Declaración de París sobre la Eficacia de la Ayuda (2005), el Foro de Accra (2008), la Alianza de Busan (2011) y la Conferencia Río+20 (2012). Esta última fue crucial para ampliar el concepto de desarrollo sostenible y reconocer la interdependencia entre el medio ambiente, la equidad social y el crecimiento económico.

Fue en este contexto que se inició la construcción de la llamada Agenda Post-2015, culminando con el lanzamiento de la Agenda 2030, compuesta por 17 Objetivos de Desarrollo Sostenible y 169 metas interconectadas, que buscan promover un futuro más justo, sostenible e inclusivo para el año 2030.

Al posicionar la salud como un eje transversal —especialmente a través del ODS 3: Salud y Bienestar—, la Agenda 2030 reafirma que el logro de la salud plena está indisolublemente ligado a cuestiones como la educación, el saneamiento, la igualdad de género, la paz, el empleo decente, la justicia social y la sostenibilidad ambiental.

El desafío contemporáneo, por tanto, no es solamente garantizar el acceso a los servicios de salud, sino construir sistemas que sean efectivamente intersectoriales, integrados, universales y orientados hacia la equidad. Para ello, es necesario articular compromiso político, financiamiento adecuado, participación social e innovación en las formas de cuidar, gobernar y formar a los profesionales de la salud.

3. OBJETIVOS DE DESARROLLO SOSTENIBLE: DESAFÍOS DE GOBERNANZA, FINANCIAMIENTO Y EQUIDAD

La Agenda 2030 para el Desarrollo Sostenible representa un hito global ambicioso, construido colectivamente por los 193 Estados miembros de las Naciones Unidas y aprobado en 2015. Propone un nuevo modelo de progreso social, ambiental y económico, con el objetivo de "no dejar a nadie atrás" y de promover un desarrollo que sea simultáneamente inclusivo y sostenible (ONU, 2015).

Si bien los Objetivos de Desarrollo del Milenio (ODM) generaron avances importantes —como la reducción de la mortalidad infantil y el aumento de la cobertura de la educación básica—, sus limitaciones pronto se hicieron evidentes. Entre ellas se destacan la centralidad excesiva en la dimensión económica del desarrollo, la fragmentación de las metas y la fragilidad de la gobernanza y del financiamiento global, aspectos ampliamente criticados (Pires-Alves y Paiva, 2012; Larionova, 2020).

La Agenda 2030, por su parte, amplía significativamente el alcance temático, abarcando desde la erradicación de la pobreza hasta la acción climática, pasando por la equidad de género, la salud, la educación, el trabajo decente, la justicia y la paz. Sus objetivos no son independientes; son integrados, indivisibles e interdependientes. Esta complejidad refleja una madurez de la comunidad internacional respecto a la naturaleza sistémica de los desafíos globales.

El ODS 3 – Salud y Bienestar, por ejemplo, está directamente vinculado a otros objetivos como el ODS 5 (Igualdad de Género), ODS 6 (Agua Limpia y Saneamiento), ODS 8 (Trabajo Decente y Crecimiento Económico) y ODS 16 (Paz, Justicia e Instituciones Sólidas). Esta interdependencia ha sido ilustrada por Elder, Bengtsson y Akenji (2016), quienes clasifican los ODS como "medios de implementación" entre sí, es decir, cada objetivo puede funcionar como palanca para alcanzar los demás.

Sin embargo, este potencial transformador enfrenta obstáculos significativos. Uno de los principales desafíos se refiere a la gobernanza multinivel de la agenda. La estrategia adoptada por la ONU otorgó a los Estados-nación una amplia autonomía para definir sus prioridades, metas adaptadas, mecanismos de monitoreo y formas de financiamiento. Aunque esta descentralización favorece la contextualización local de las metas, también conlleva riesgos de fragmentación, desigualdad en la implementación y falta de rendición de cuentas efectiva (Moreira et al., 2019).

Además, el financiamiento para el desarrollo sostenible sigue siendo una cuestión crítica. La Tercera Conferencia Internacional sobre la Financiación para el Desarrollo, celebrada en Adís Abeba (Etiopía) en 2015, buscó consolidar los medios de implementación de la Agenda 2030. A pesar de los compromisos asumidos, el evento no logró un consenso sólido sobre los pactos financieros entre los países desarrollados y en desarrollo (Nilo y Fernandes, 2015). En la práctica, las metas siguen dependiendo en gran medida de recursos internos y de asociaciones voluntarias.

El seguimiento de los ODS, aunque técnicamente estructurado, aún enfrenta importantes brechas. Los indicadores globales fueron armonizados para permitir comparaciones internacionales, pero su implementación efectiva depende de la capacidad técnica, política e institucional de cada país. En Brasil, por ejemplo, el Instituto Brasileño de Geografía y Estadística (IBGE) lideró la adaptación de los indicadores, con más de 250 variables activas hasta 2023 (Martins et al., 2022). No obstante, la revocación de la Comisión Nacional para los ODS (CNODS) en 2019 debilitó la articulación federativa y la transparencia del proceso (Araújo, 2020).

Otro factor de vulnerabilidad identificado en los informes globales es la fragilidad en la institucionalización de la agenda, incluso en contextos donde existe un compromiso político aparente. Estudios como el de Sawar y Nicolai (2018) señalan que muchos países enfrentan dificultades para incorporar efectivamente los ODS en sus planes nacionales, presupuestos y estructuras de gobernanza pública.

La pandemia de COVID-19 expuso aún más las desigualdades y fragilidades de los sistemas de salud y de protección social a escala global. En 2020, la ONU advirtió que la pandemia podría provocar décadas de retroceso en los ODS, especialmente en los países de ingresos bajos y medios, debido a los impactos fiscales, sanitarios y económicos (OMS, 2020).

Ante este panorama, asegurar los llamados *means of implementation* —como financiamiento, tecnología, capacitación y cooperación internacional— es una de las tareas más desafiantes y urgentes de la actualidad. Sin mecanismos sólidos de apoyo global, los ODS corren el riesgo de convertirse en meros instrumentos de retórica diplomática, desvinculados de las realidades y urgencias concretas de los territorios.

La Agenda 2030 es, por lo tanto, un instrumento político poderoso, pero exige cohesión internacional, compromiso político continuo, fortalecimiento de la sociedad civil y valorización del conocimiento local y científico. Su realización depende no solo de la definición de metas, sino también de un nuevo pacto ético y global en torno a la dignidad humana, la justicia socioambiental y el derecho a una vida plena.

4. EDUCACIÓN PERMANENTE EN SALUD: ENTRE LA REFLEXIÓN CRÍTICA Y LA PRÁCTICA TRANSFORMADORA

La cualificación de los profesionales de la salud es una dimensión estratégica para la consolidación de sistemas sanitarios equitativos, resolutivos y centrados en las necesidades de las poblaciones. En este sentido, la Educación Permanente en Salud (EPS) surge como un enfoque pedagógico que va más allá de la simple transmisión de contenidos técnicos, proponiendo la transformación de las prácticas a partir de la reflexión crítica sobre el quehacer cotidiano.

En Brasil, la Política Nacional de Educación Permanente en Salud (PNEPS), instituida en 2004, consolidó la EPS como política pública. Inspirada en los principios del aprendizaje significativo y de la problematización freireana, la EPS se define como un proceso educativo que ocurre en el propio entorno laboral, basado en las experiencias concretas de los profesionales, promoviendo la articulación entre el aprender, el enseñar y el hacer (Brasil, 2018).

Esta perspectiva rompe con la idea tradicional de capacitación puntual y vertical. En su lugar, propone una formación crítica, continua, colaborativa y situada, capaz de reconfigurar prácticas y promover la corresponsabilidad en las transformaciones institucionales. La EPS favorece así la articulación entre saberes académicos, técnicos y populares, fortaleciendo la integralidad y la humanización del cuidado en salud (Lemos, 2016; Lavich et al., 2017).

A pesar de su potencial transformador, la implementación de la EPS enfrenta desafíos importantes. La ausencia de espacios institucionales para la reflexión, planificación y evaluación de las prácticas es un obstáculo recurrente. Muchos profesionales trabajan bajo una fuerte presión asistencial, con poco tiempo disponible para actividades formativas. Además, las acciones educativas no siempre se monitorean de manera cualitativa, prevaleciendo indicadores centrados en la cantidad de cursos realizados, en detrimento del análisis de sus impactos (Silva et al., 2021; Oliveira y Silva, 2021).

Con el objetivo de cualificar la evaluación de los procesos formativos, la PNEPS propone tres dimensiones fundamentales:

- **Perspectiva pedagógica** – verifica la adecuación de los métodos a las necesidades de los trabajadores;

- **Integración enseñanza-servicio-comunidad** – analiza la articulación entre instituciones formadoras y contextos profesionales;

- **Prácticas interprofesionales colaborativas** – estimulan la construcción colectiva del conocimiento y el diálogo entre diferentes áreas del saber (Brasil, 2022).

A nivel internacional, el debate sobre la formación en el trabajo presenta terminologías distintas, pero convergentes en su esencia. Los términos más utilizados son Educación Continua (EC) y Desarrollo Profesional Continuo (DPC). Mientras que la EC se enfoca en la acumulación de horas de formación, el DPC se aproxima más al concepto brasileño de EPS, al considerar la formación como un proceso reflexivo, experiencial y continuo, que integra teoría, práctica y contexto (Micallef y Kayyali, 2019; Sherman y Chappell, 2018).

La experiencia brasileña en EPS, al articular formación, trabajo y servicio, ofrece importantes contribuciones al debate internacional. Su énfasis en la democratización del conocimiento, en la valorización de los saberes locales y en la transformación colectiva de las prácticas se alinea con agendas globales como la Cobertura Universal de Salud, la Resiliencia de los Sistemas de Salud y los Objetivos de Desarrollo Sostenible, especialmente el ODS 3 – Salud y Bienestar y el ODS 4 – Educación de Calidad.

5. CONSIDERACIONES FINALES: CONVERGENCIAS INTERNACIONALES Y POTENCIAL TRANSFORMADOR

La trayectoria histórica y política de la salud revela que su concepto, sus prácticas y sus sistemas de organización no son estáticos, sino profundamente moldeados por las relaciones sociales, económicas, ambientales y culturales. En el caso brasileño, la construcción del Sistema Único de Salud, de la Vigilancia en Salud y de la Educación Permanente representa no solo respuestas técnicas a los desafíos sanitarios, sino también expresiones concretas de un proyecto civilizatorio que entiende la salud como un derecho humano inalienable.

El análisis integrado entre salud pública, vigilancia epidemiológica, educación permanente y los ODS evidencia que los avances en salud dependen de la articulación entre políticas sociales y económicas, de la participación popular y del compromiso ético con la equidad. Los datos por sí solos no transforman realidades; es la forma en que se producen, interpretan y utilizan lo que los convierte en herramientas poderosas para la justicia social.

La alineación entre las políticas nacionales y los marcos internacionales, como la Agenda 2030, demuestra el potencial de las experiencias locales para inspirar estrategias globales. La estructura descentralizada y federativa del SUS, los mecanismos continuos de vigilancia de enfermedades y condiciones no transmisibles, y la propuesta pedagógica de la Educación Permanente en Salud ofrecen pistas relevantes para países que enfrentan dilemas similares: escasez de recursos, desigualdades estructurales y la necesidad de innovación en salud pública.

Sin embargo, los desafíos siguen siendo significativos. La inestabilidad de las estructuras de gobernanza, la falta de financiamiento sostenible, la fragmentación de las políticas y la fragilidad de los mecanismos de monitoreo amenazan la materialización de los ODS, tanto en Brasil como en otras partes del mundo. La pandemia de COVID-19 reforzó estas alertas, al exponer la vulnerabilidad de los sistemas y la urgencia de repensar las prioridades globales.

Apostar por políticas intersectoriales es esencial para valorar la ciencia y democratizar la gestión pública. Esto exige no solo voluntad política, sino procesos formativos continuos y críticos que fortalezcan la capacidad reflexiva de los trabajadores de la salud y la participación activa de la sociedad.

La experiencia brasileña, con todas sus contradicciones y potencialidades, invita al público internacional a reconocer que la salud es, al mismo tiempo, punto de llegada y punto de partida para un mundo más justo. La Agenda 2030 solo podrá cumplir su papel si se trata no como un plan tecnocrático, sino como un pacto ético en torno a la vida, la dignidad y la solidaridad entre los pueblos.

BIBLIOGRAFIA

Abbott, P., Sapsford, R., Binagwaho, A. Learning from success: how rwanda achieved the millennium development goals for health. World development, v. 92, p. 103–116, abr. 2017.

Araújo, A. A agenda 2030 para o desenvolvimento sustentável e o brasil: uma análise da governança para a implementação entre 2015 e 2019. [s.l.] Universidade federal de uberlândia, 6 mar. 2020.

Arouca, S. O dilema preventivista: contribuição para a compreensão e crítica da medicina preventiva. [s.l.] Editora fiocruz, 2003.

Brasil. Política nacional de educação permanente em saúde: o que se tem produzido para o seu fortalecimento? Ministério da saúde, , 2018. Disponível em: https://bvsms.saude.gov.br/bvs/publicacoes/politica_nacional_educacao_permanente_saude_fortalecimento.pdf

Brasil. Orientações para monitoramento e avaliação da política nacional de educação permanente em saúde. Ministério da saúde, , 2022a. Disponível em: https://bvsms.saude.gov.br/bvs/publicacoes/orientacoes_monitoramento_politica_nacional_educacao_saude.pdf

Cairus, H. F., Gallucci, L. O vitalismo hipocrático de canguilhem. Physis: revista de saúde coletiva, v. 29, n. 2, p. E290209, 2019.

Elder, M., Bengtsson, M., Akenji, L. An optimistic analysis of the means of implementation for sustainable development goals: thinking about goals as means. Sustainability, v. 8, n. 9, p. 962, 21 set. 2016.

Foucault, M. O nacimento da medicina social. Em: microfísica do poder. São paulo: graal, 1984. P. 79–98.

Larionova, M. The challenges of attaining the millennium development goals (mdgs). International organisations research journal, v. 15, n. 1, p. 155–176, 1 maio 2020.

Lavich, C. R. P. et al. Ações de educação permanente dos enfermeiros facilitadores de um núcleo de educação em enfermagem. Revista gaúcha de enfermagem, v. 38, n. 1, 2017.

Lemos, C. L. S. Educação permanente em saúde no brasil: educação ou gerenciamento permanente? Ciência & saúde coletiva, v. 21, n. 3, p. 913–922, mar. 2016.

Lourenço, F. F. L. et al. A historicidade filosófica do conceito saúde. 2012.

Martins, a. L. J. et al. Potencialidades e desafios do monitoramento da saúde na agenda 2030 no brasil. Ciência & saúde coletiva, v. 27, n. 7, p. 2519–2529, 2022.

Micallef, Kayyali. A systematic review of models used and preferences for continuing education and continuing professional development of pharmacists. Pharmacy, v. 7, n. 4, p. 154, 16 nov. 2019.

Moreira, M. R. et al. O brasil rumo a 2030? Percepções de especialistas brasileiros(as) em saúde sobre o potencial de o país cumprir os ods brazil heading to 2030. Saúde em debate, v. 43, n. Spe7, p. 22–35, 2019.

Neto, D. C., Dendasck, C., Oliveira, E. A evolução histórica da saúde pública. Revista científica multidisciplinar núcleo do conhecimento, v. 01, n. 01, p. 52–67, 3 maio 2016.

Nilo, A., Fernandes, C. Garantir desenvolvimento sustentável: desafios das nações até 2030. São paulo: fundação friedrich ebert stiftung, 2015.

Nunes, E. Saúde coletiva: uma história recente de um passado remoto. Em: tratado de saude coletiva. Rio de janeiro: fiocruz, 2007.

Oliveira, W. J., Silva, M. S. A adoção de metodologias ativas na realização da educação permanente no contexto hospitalar – um relato de experiência. V. 2, n. Special edition, p. 1322–1324, 2021.

OMS. Pandemia pode atrasar objetivos de desenvolvimento sustentável em décadas. Disponível em: <https://news.un.org/pt/story/2020/07/1720061>.

ONU. Transformando nosso mundo: a agenda 2030 para o desenvolvimento sustentável. Ambientalmentesustentable, v. 25, n. 1, p. 171–190, 2015.

Pires-alves, F. A., Paiva, C. A internacionalização da saúde: elementos contextuais e marcos institucionais da cooperação brasileira. Rev panam salud publica, 2012.

Sarwar, M. B., Nicolai, S. What do analyses of voluntary national reviews for sustainable development goals tell us about 'leave no one behind'? 2018.

Scliar, M. História do conceito de saúde. Physis: revista de saúde coletiva, v. 17, n. 1, p. 29–41, abr. 2007.

Sherman, L. T., Chappell, K. B. Global perspective on continuing professional development. The asia pacific scholar, v. 3, n. 2, p. 1–5, 2 maio 2018.

Silva, V. B. et al. Educação permanente na prática da enfermagem: integração entre ensino e serviço. Cogitare enfermagem, v. 26, 4 jan. 2021.

Van der linden, R., Schermer, M. Health and disease as practical concepts: exploring function in context-specific definitions. Medicine, health care and philosophy, v. 25, n. 1, p. 131–140, mar. 2022.

Agradecimientos: A los integrantes del Grupo de Investigación en Salud Cualitativa de la Universidade Federal do Acre, por el diálogo constante y las valiosas contribuciones a lo largo del proceso de producción académica. A los profesionales de la Facultad de Enfermería y Fisioterapia de la Universidad de Lleida por la cálida acogida y el apoyo brindado durante mi participación en el programa de movilidad estudiantil.

La profiguración en contextos migratorios étnicos

Teresa Torres-González

INTRODUCCIÓN

La presente investigación de carácter cualitativo analiza los procesos de transmisión de costumbres religiosas (marianas) y culturales llevadas a cabo por minorías étnicas procedentes de Bolivia, Ecuador y Perú asentadas en la ciudad de Lleida (Cataluña-España) a sus descendientes.

Estas minorías valiéndose del capital social étnico y religioso, así como del asociacionismo religioso y cultural, reproducen anual y cíclicamente celebraciones religiosas marianas bajo estructuras sociales, simbólicas y materiales; hecho que favorece su adaptación sociocultural y el fortalecimiento de los vínculos familiares, comunitarios e interétnicos, reafirmando así su identidad.

Estas acciones les brinda un determinado bienestar social subjetivo, efervescente y colectivo de manera temporal. A su vez, estas costumbres son transmitidas a sus hijos/as a través de un proceso intergeneracional innovador y creativo con base claramente profigurativa, en términos de Molina-Luque (2017, 2019, 2020 y 2021); aunque no exento de resistencias y tensiones familiares, mientras se adaptan al nuevo país.

El concepto de "generaciones" propuesto por (Leccardi y Feixa, 2011: 19) afirman que: "las generaciones son el medio a través del cual dos calendarios distintos -en el curso de la vida y el de la experiencia histórica- se sincronizan. El tiempo biográfico y el tiempo histórico se funden y se transforman dando origen a una generación social".

Para definir a los hijos de la población inmigrante, (Aparicio y Tornos, 2006: 22) resaltan que: "una nueva generación no aparece en la conciencia social porque haya unos padres que tengan hijos, sino porque en esa convivencia, se hacen presentes cohortes impregnadas de una nueva sensibilidad para actuar y pensar".

Partiendo de estas ideas, la generación social a la que hacemos referencia en este estudio, son los denominados descendientes de las minorías bolivianas, ecuatorianas y peruanas aquí estudiadas; mismas que desde la sincronización de sus calendarios y de sus tiempos biográficos con sus progenitores durante el proceso migratorio, tiene lugar la transmisión de costumbres marianas y culturales étnicas de progenitores a sus niños/as y adolescentes; cohortes impregnadas de nuevas experiencias y sensibilidades para actuar en un contexto a veces extraño y receloso para ellos, pero que gracias a su capacidad de adaptación, logran integrar aspectos socioculturales de sus dos mundos; es decir, país de origen (en la mayoría de los casos) y país de acogida, (algunos de ellos/as han nacido en el país de destino).

METODOLOGÍA

El análisis de la transmisión de las costumbres de carácter mariano a los descendientes, se enfoca desde la perspectiva del proceso social; es decir, buscando el por qué, el cuándo y el cómo de este proceso; el quién, son los progenitores y sus descendientes. El asentamiento sociocultural de las minorías bolivianas, ecuatorianas y peruanas en la ciudad de Lleida, dentro de su proceso migratorio, constituyen el contexto o campo de estudio.

Con la finalidad de seguir un orden metodológico y científico durante el análisis, este se divide en tres dimensiones y objetivos a la vez: 1) Identificar las dinámicas familiares, sociales y culturales que intervienen en la transmisión de las costumbres de carácter mariano a los/as descendientes; 2) Identificar los elementos sociales y culturales potenciadores de un doble vínculo identitario y cultural; 3) Conocer cómo estos descendientes desarrollan su socialización y mantienen las redes entre iguales; contribuyendo a desarrollar y mantener los vínculos que giran alrededor de estas celebraciones que sostienen la tradición y las costumbres religiosas, al mismo tiempo que se forjan identidades étnicas.

Para tal fin, nos basamos en primer lugar en las historias de vida realizadas a diez descendientes femeninas participantes de la investigación, cuyos progenitores forman parte de un estudio más amplio (que no tratamos en este documento); en segundo lugar, aplicamos la OP (observación participante) durante tres años consecutivos de trabajo de campo etnográfico; en donde estas mismas diez informantes, fueron objeto de observación en el marco del fenómeno estudiado.

MARCO TEÓRICO Y ANÁLISIS DE DATOS

Proceso de transmisión de costumbres de celebraciones marianas y culturales a los/as descendientes

La base teórica que guía el análisis de este estudio se enmarca principalmente en los conceptos de postfiguración, cofiguración y prefiguración aportados por Margaret Mead (1970); los cuales encontramos esenciales para interpretar el proceso de transmisión de costumbres marianas a los/as descendientes de comunidades étnicas; es decir, considerando las distinciones intergeneracionales y sociales identificadas por Mead, mismas que intervienen en este proceso.

Aunado a esto, el análisis toma forma y se enriquece con los conceptos propuestos por el profesor Fidel Molina-Luque en relación con la acción creativa intergeneracional e intercultural que se desarrolla en el seno de sociedades altamente comunitarias, como es el caso de este estudio; de manera que nuestras interpretaciones analíticas se enfocan igualmente en las ideas de la socialización "profigurativa" propuesta por el autor; es decir, aquella en la que de una manera intergeneracional y desde una socialización entramada, transversal y holística (Molina-Luque, 2017, 2019, 2020 y 2021), conlleva a relaciones solidarias e intergeneracionales; bajo estos elementos y estructuras sociales se consolida una transmisión de costumbres religiosas marianas entre generaciones, tal como logramos identificar en el presente estudio.

Partiendo de estas ideas, y atendiendo a lo señalado por (Tejedor, 2010: 70) que "la cultura no es algo unitario que se pueda transmitir en bloque de padres a hijos, aunque sí ejerce influencia en los modos de incorporación social"; en primer lugar las dinámicas familiares, sociales y culturales que intervienen en este proceso nos dan cuenta de un período inicial de rechazo y resistencia, así como de la presión familiar ejercida indirectamente durante la transmisión de estas costumbres marianas a sus descendientes. El análisis permite conocer el traspaso de funciones como dinámica familiar empleada durante la transmisión de costumbre marianas y las destrezas interculturales, tales como el asociacionismo y la participación en las danzas folclóricas que acompañan estas festividades religiosas.

En segundo lugar, el análisis identifica elementos sociales y culturales potenciadores de un doble vínculo identitario y cultural, divididos en dimensiones tales como el nivel de contacto con el país de origen, incluyendo el proceso migratorio iniciado por sus progenitores, los viajes al país de procedencia y el reencuentro con los familiares. La segunda dimensión, enfocada en el patrimonio y el capital cultural que poseen los/as descendientes en relación a las festividades marianas y definidos aquí como recursos identitarios vinculados con el país de origen. La tercera y última dimensión centrada en el doble discurso identitario y cultural ofrecido en algunos momentos por las jóvenes inmersas en este tipo de eventos religiosos; contribuyendo todos estos elementos y factores al desarrollo de una identidad étnica.

En tercer lugar, el análisis de datos permitió identificar la estructura de la socialización entre iguales de descendientes vinculados a las actividades marianas emprendidas por sus padres y madres; contribuyendo estas relaciones abiertas, cerradas o estrechas, a mantener, fortalecer y desarrollar vínculos de carácter intercultural entre la población más joven tal como lo hacen sus progenitores; favoreciendo la continuidad de las celebraciones marianas en medio de una socialización postfigurativa, socialización identificada en su momento por Mead (1970), y propuesta en un nuevo concepto de "profiguración" por (Molina-Luque, 2017, 2019, 2020 y 2021).

Dinámicas familiares, sociales y culturales que intervienen en la transmisión de las costumbres marianas y culturales a los/as descendientes

De acuerdo a los datos encontrados, las dinámicas familiares en relación a la socialización durante el primer período de asentamiento de los grupos aquí estudiados, están centradas en los encuentros con coterráneos con la finalidad de compartir y socializar. Atendiendo a los estudios antropológicos de (Mead, 1970: 36) esto tendría lógica y sentido, debido a que la "experiencia migratoria acentúa el sentimiento de continuidad". Para el caso de nuestro estudio, continuidad de la cultura que envuelve las costumbres religiosas marianas; al mismo tiempo que esta continuidad de actividades realizadas de manera grupal resguarda y resalta la identidad colectiva, así como la individual.

De este primer período de asentamiento de los progenitores, los descendientes tienen el recuerdo bastante marcado, de que *"no les gustaba nada" estos encuentros familiares* con *"gente latina", "ni la música, ni los bailes…"*. Esto podría estar vinculado en primer lugar, a la estigmatización reproducida por la sociedad de recepción hacia las minorías de grupos de inmigrantes, en este caso de origen latinoamericano, y que queda grabada en la memoria colectiva de esta población joven. En segundo lugar, estas jóvenes han crecido con los referentes y códigos culturales de la sociedad mayoritaria, de manera que encuentran ajeno, raro e incluso desagradable la socialización familiar y actividades culturales que llevan adelante sus progenitores; por esta razón en los relatos manifiestan rechazo a este tipo de dinámicas familiares, sociales y culturales.

En relación a estas ideas, y destacando el carácter étnico del fenómeno aquí estudiado, atendemos a los planteamientos que realiza (Valtolina, 2019:

36), refiriéndose a la identidad étnica de los descendientes de minorías étnicas como una "especie de recurso al cual el individuo hace referencia cuando la siente cuestionado, o cuando siente malestar a la hora de tener que hacer frente a una propuesta de otra identidad, con valores distintos de aquellos que el individuo ha asimilado en su proceso de socialización".

Como elemento social que aparece dentro las dinámicas familiares, sociales y culturales, es la inclinación hacia el asociacionismo; destreza social heredada desde el país de origen. Las actividades comprendidas en base a los recursos patrimoniales (*performances*) que acompañan las festividades marianas (Caba y Rojas, 2014), y que son emprendidas dentro del asociacionismo por los progenitores; en los discursos de los descendientes, en una primera fase de asentamiento en destino, también son rechazadas como actividad cultural de su grupo de referencia.

Aunado a esto, cabe resaltar que el asociacionismo emprendido desde el ámbito familiar de las minorías étnicas aquí estudiadas, resulta lo señalado por (Mayoral, Molina y Sanvicén, 2011: 72) al referirse al segundo nivel del asociacionismo dentro del cual se desarrollan actividades culturales. Afirman estos autores que "constituyen espacios de encuentro cultural... para ayudar a sus conciudadanos en su acomodación e integración".

La iniciativa a la participación cultural a nivel local y de manera pública, es otro de los elementos encontrados como dinámica familiar que se transmite a los/as descendientes. Así, esta iniciativa a la participación en las fiestas locales se puede entender en primer lugar, tal como señalan (Mayoral, *et ál.*, 2011: 80) para referirse a las actividades que pasan del ámbito privado al público dentro del asociacionismo "(...) organizan sus actividades no solo dentro de la asociación, en un espacio cerrado, sino fuera, en espacios públicos, respecto a la sociedad de recepción para ganar visibilidad y que se los conozca"; y además, que se les "reconozcan" como nuevos miembros de la comunidad de acogida.

En este sentido, en los discursos de los progenitores se nota el interés y una alta participación en las actividades de tipo religioso y cultural como dinámica cultural y familiar; en tal sentido, Giavazzi, *et ál.* (2019) habla de la transmisión de costumbres a los descendientes de forma vertical. Es decir, las costumbres y las rutinas culturales que se realizan en el seno familiar y en las dinámicas del grupo comunitario étnico, se transmiten a los/as descendientes en forma vertical. La forma horizontal de transmisión de costumbres, para este mismo autor, se produce fuera del hogar.

Las dinámicas familiares, sociales y culturales apuntan a los intereses de grupo por la continuidad de las costumbres que se desean transmitir. Costumbres en base a los encuentros grupales para llevar a cabo determinados rituales acompañados de danzas especiales con rasgos de intemporalidad. Y es que, los progenitores saben que, de no continuarse con la costumbre, inevitablemente sobrevendría la ruptura. Como apunta (Mead, 1970: 45): "así educados, es casi imposible que deserten. Una ruptura significa, tanto interior como exteriormente, un cambio tal en el sentimiento de identidad y continuidad que se asemeja a un renacer, un renacer dentro de una nueva cultura".

Rechazo y resistencia de los/as descendientes a la participación en las actividades marianas y culturales emprendidas por sus progenitores

El hecho de que la migración de los hijos/as se haya realizado junto con sus progenitores cuando contaban con muy corta edad, puede incidir en que se identifiquen en la etapa de la adolescencia con los referentes identitarios más fuertes de la sociedad autóctona; dejando al margen el origen y los referentes culturales de sus progenitores. A estas razones se puede atribuir el rechazo a estas dinámicas familiares y culturales, tal como lo expresan las participantes en los relatos. Además, se ha de considerar que la transmisión de las costumbres religiosas, hacia los descendientes tiene lugar, justamente durante la adolescencia en la formación de la identidad hacia la adultez.

Estas jóvenes descendientes, sufren un enfrentamiento con el desarrollo de su propia identidad, debido a que se encuentran entre dos mundos con referentes culturales ajenos uno al otro (Valtolina, 2019). La autora tipifica la identidad de los jóvenes inmersos en estas situaciones complejas como reactiva, étnica y de resistencia, debido a que se encuentran en medio de conflictos identitarios. Los relatos del trabajo de campo demuestran una determinada resistencia a estas dinámicas familiares, manifestando en el discurso cierto tipo de vergüenza; la cual puede estar relacionada con el miedo al rechazo en la sociedad de acogida.

Sin embargo, esta resistencia va cediendo poco a poco, utilizando estrategias para lograr "acomodar" los nuevos roles impuestos, que finalmente son aceptados, asumidos e interpretados por los descendientes en torno a las costumbres marianas. Aunado a esto, dentro de estas dinámicas familiares se destaca una fuerte feminización en este tipo de actividades culturales folclóricas que acompañan a las celebraciones marianas.

Siguiendo a (Mead, 1970: 56), la persistencia de la continuidad de las costumbres recae en la preocupación "de los ancianos" debido a que, en palabras de la antropóloga: "existen mayores posibilidades de cambio cuando el grupo es trasplantado a otro entorno, en circunstancias en que las tres generaciones abandonan su terruño y se desplazan juntas a un lugar donde el nuevo paisaje se puede parangonar con el viejo (...) "*en el viejo terruño*", las cosas eran distintas". De acuerdo a las ideas de Mead, para el caso de nuestro estudio, podríamos interpretar que para los progenitores la transmisión de las costumbres a sus descendientes, constituye en cierta medida una gran dificultad implantarles por completo sus raíces culturales; debido a que estos sujetos jóvenes, además de encontrarse en el complejo proceso de la adolescencia, están absorbiendo nuevos códigos culturales del lugar de acogida.

Presión e influencia que ejercen las dinámicas familiares de tipo religioso y sociocultural en la transmisión de costumbres marianas a los/as descendientes

La veneración de imágenes representativas de creencias religiosas practicadas como costumbres en el ámbito privado, se convierten en dinámicas familiares y culturales que se pueden interpretar como otra forma de transmisión de costumbres religiosas (marianas) a sus descendientes. En los discursos se nota una alta carga simbólica y emocional de acuerdo a la cosmovisión aprehendida en sus países de origen y reproducida en el lugar de acogida. Esta transmisión de costumbres relativa a la cosmovisión, al simbolismo y al culto religioso estaría enmarcado en lo que (Mead, 1970: 45) en su estudio atribuye a los grupos de inmigrantes que realizan este tipo de prácticas, como un "sentimiento de intemporalidad e identidad ineludible entre una generación y otra"; es decir los niños/as son educados bajo el mismo modelo que fueron criados ellos; de esta manera, sus padres y abuelos postfiguran el curso de sus propias vidas; configurando una identidad de resistencia y proyecto al mismo tiempo.

Traspaso de funciones socioculturales como dinámica familiar y su influencia en la transmisión de costumbres marianas y culturales a los descendientes

Dentro de las dinámicas familiares influyentes en la transmisión de costumbres marianas a los/as descendientes, se encuentra el traspaso de funciones relativas a las actividades socioculturales que acompañan las festividades de tipo religioso. De esta manera se les delega responsabilidad y protagonismo para que continúen lo iniciado por sus progenitores y miembros mayores de la familia. Esta sería la forma instrumental del proceso de transmisión de costumbres marianas a los grupos más jóvenes.

En una segunda fase, se supera el rechazo (manifestado en la primera fase) hacia las actividades culturales de tipo folclórico emprendidas por los progenitores; tal como acotamos anteriormente, se cede ante la presión familiar realizada de manera indirecta y derivada de las dinámicas familiares en torno a estas actividades; las personas más jóvenes del grupo toman el control motivado al retiro de la primera generación por diferentes factores (laborales o familiares); y aunque no se apartan del todo de las actividades, ceden su lugar a los descendientes; propiciando que estas inicien un nuevo período desarrollando sus propias dinámicas sociales y culturales que en su día emprendieron sus progenitores.

De manera que luego de haber sido transmitidas estas costumbres desde una socialización postfigurativa, debido a que su "continuidad depende de los planes de los ancianos y de la implantación casi imborrable de dichos planes en la mente de los jóvenes" (Mead, 1970: 39), en esta segunda fase se identifica claramente el inicio de una socialización cofigurativa; además asistimos a una acción creativa e intercultural (Molina-Luque, 2019), y por tanto socialización profigurativa, en la cual se mantienen las relaciones intergeneracionales.

Destrezas interculturales desarrolladas por los/as descendientes: asociacionismo cultural y socialización profigurativa

La participación de los/las descendientes en el asociacionismo cultural de carácter inmigrante y étnico (de carácter andino), como factor formal, pero no esencial que acompaña las actividades marianas, llega por la influencia de sus progenitores; es decir, desde la socialización postfigurativa (Mead, 1970); pero también desde el dinamismo intergeneracional de la socialización profigurativa (Molina-Luque, 2017, 2019, 2020, 2021), que se desarrolla con la acción creativa intercultural (participación de grupos de jóvenes de tres países andinos: Bolivia, Ecuador y Perú) e intergeneracional (apoyados y dirigidos por sus progenitores).

Esta dinámica sociocultural aprendida y desarrollada (por los progenitores) en el país de acogida, y transmitida a sus descendientes, puede estar relacionada, en primer lugar, por las necesidades de afirmación identitaria de las minorías étnicas aquí estudiadas. En segundo lugar, estas dinámicas conforman una importante iniciativa intercultural de los grupos étnicos involucrados en estos mismos intereses; concretamente en las danzas folclóricas esenciales en las celebraciones marianas y otras actividades culturales a nivel local. Los/as descendientes desarrollan y asumen roles importantes dentro de este tipo del asociacionismo cultural, ocupándose no solamente de la organización de las danzas, sino que asumen responsabilidades de planificación y concretando acciones en pro de las celebraciones marianas que requieren de habilidades logísticas y sociales para continuar las costumbres culturales de sus connacionales.

De manera que podemos comprobar que el asociacionismo de carácter intercultural es aprendido y reproducido por los/as descendientes; conformando este factor, una más de las dinámicas familiares que envuelven las celebraciones marianas, repitiendo el patrón cultural de sus progenitores; confirmando que la participación de los/as descendientes en el asociacionismo intercultural (concretamente con los *performances*), es un factor más que se suma a la transmisión de costumbres creativas interculturales, intergeneracionales y profigurativas en términos de (Molina-Luque, 2017, 2019, 2020, 2021), en torno a las festividades marianas.

De los discursos de los/as descendientes en torno al asociacionismo cultural en el que participan, se nota la implicación ante este, a partir de la responsabilidad delegada por los progenitores; incluso se proyectan objetivos a cumplir dentro del asociacionismo, cuestión que se puede entender como el compromiso y reafirmación ante el grupo; hecho que demuestra la intención de continuidad tanto en las acciones asociativas, así como en las actividades culturales étnicas en las que participan. Finalmente, es relevante destacar que los/as descendientes, también cumplen diferentes roles sociales en sus vidas; y aunque en los discursos se manifiestan felices de organizar, liderar y participar en las diferentes actividades marianas, así como participar en las danzas folclóricas que acompañan estos eventos; y además de asumir responsabilidades dentro del asociacionismo cultural; también son conscientes de lo complejo que representa todo este compromiso para sus vidas cotidianas.

Elementos potenciadores del doble vínculo identitario y cultural, influyentes en la transmisión de costumbres marianas a los/as descendientes

Las dinámicas familiares de tipo religioso y cultural que emprenden los progenitores en el lugar de acogida, no solamente exigen a sus descendientes asumir nuevos roles y patrones culturales ajenos al país donde crecen y se desarrollan; sino que su dinámica social entre iguales se ve condicionada debido al doble vínculo identitario que le ha otorgado el hecho migratorio, mientras ocurren cambios y transformaciones en el ciclo vital de su adolescencia.

La identificación de los elementos potenciadores de este doble vínculo identitario y cultural que pueden influir en la transmisión de las actividades marianas a los descendientes, contempla tres dimensiones: 1) nivel de contacto con el país de origen; 2) recursos identitarios vinculados con el país de origen, e interés por las actividades que acompañan las celebraciones marianas en el país de acogida; 3) doble discurso identitario.

En el análisis de estas dimensiones, cabe recordar que los descendientes construyen su identidad haciendo valer el material que engloba los aspectos propios tanto del lugar de origen de sus progenitores, como los de la sociedad de acogida (Tejedor, 2010). Sin embargo, es necesario señalar que aunque los discursos contengan un doble vínculo identitario, estos no provienen de culturas inmutables; al contrario están cargados de factores sociales, económicos y culturales que sufren transformaciones constantes; además discursos que hablan de las dinámicas familiares incluyendo un proceso migratorio iniciado por sus padres y madres, el cual pudo estar motivado por alcanzar una "mejor calidad de vida"; o por el contrario, los relatos pueden contener pasajes de rupturas y separaciones familiares considerando que la decisión migratoria final no dependió precisamente de los/as descendientes.

Los discursos de orden identitario vinculados al país de origen y las festividades religiosas en las que participan y nos interesa resaltar, discurren haciendo conexión inmediata con las dinámicas culturales en las que participan los hijos/as en el presente, en el país de acogida, haciendo uso del patrimonio y al capital cultural que poseen y que dominan en gran detalle, incluyendo la gastronomía y danzas típicas; y todos los recursos identitarios relacionados con el país de origen que magnifican y resaltan sus progenitores.

Unido a esto, los datos extraídos relativos al capital cultural que engloba los eventos marianos, resaltan que los descendientes conocen a cabalidad cómo funciona la estructura social y simbólica. De manera que el capital y el patrimonio cultural con el que cuentan los descendientes está vinculado a este tipo de eventos emprendidos por sus progenitores; por tanto, se confirma la transmisión de estas costumbres a sus descendientes. Los datos también indican que existe conciencia en estos sujetos jóvenes de que este hecho se produce realmente, siendo ellos los/as protagonistas de un nuevo comienzo haciendo uso de simbolismos y subjetividades aprendidas de sus progenitores.

En la construcción de la identidad de los/as descendientes encontramos elementos identitarios bien definidos con el país de acogida, tales como el uso del idioma autóctono (catalán); o el sentirse española o catalana; aunque a conciencia saben que nacieron en un país diferente al que crecen y se desarrollan. El elemento identitario puede surgir a partir del contacto "en vivo y en directo" con los referentes culturales cuando estas jóvenes realizan viajes de vacaciones al país de origen con sus progenitores; al regreso al país de acogida, los elementos identitarios étnicos se reorganizan y reelaboran su propia identidad. En este sentido (Marin, Feixa y Blanco, 2013: 501) afirman que los/as descendientes precisamente en estos procesos "sus identidades culturales son móviles, múltiples, híbridas y transnacionales, una vez que actúan en el marco de referencias que trasladan de sus países de origen, necesitan negociar con individuos de diferentes naciones y culturas".

Socialización de los/as descendientes e incidencia de estas relaciones, en la participación de actividades marianas y culturales

Los datos recogidos de los/as descendientes, destacan claramente que sus participaciones en las actividades marianas no se basan en las creencias y costumbres religiosas de sus progenitores; sino más bien la motivación se enfoca ampliamente en la socialización entre iguales; por tanto, socialización cofigurativa (Mead, 1970). Esta juventud está consciente que los "devotos" son sus progenitores, mientras que ellos participan en estos eventos porque les gusta hacer amigos/amigas; en tal sentido, discurso constata que el tema religioso les es totalmente ajeno.

Este hecho indicaría la flexibilidad de los/as descendientes de adaptarse a las circunstancias sociales y culturales como hijos/as de inmigrantes de una primera generación que practica y manifiesta públicamente sus costumbres religiosas y culturales en el país de acogida, involucrando de manera directa en estas costumbres a sus descendientes, los cuales son ajenos a la creencia.

Finalmente, se nota alto interés de las jóvenes entrevistadas por relacionarse con otros grupos de iguales de diferentes nacionalidades; esto en función a las dinámicas culturales que practican y acompañan las celebraciones marianas. Por tanto, el elemento interculturalidad se estaría fomentando a la par de su socialización y fomento de redes; es decir, se confirma el desarrollo de las acciones creativas e interculturales, solidarias e intergeneracionales dando cabida a la socialización profigurativa, (Molina-Luque, 2019). Es importante resaltar que la socialización de los descendientes en el contexto aquí estudiado, determina si sus redes de amigos se concentran alrededor de las dinámicas culturales y folclóricas en las que participan; o por el contrario se expanden hacia el grupo de iguales autóctonos y fuera del grupo étnico al que pertenecen, los datos confirman que las redes entre iguales se extienden a sus grupos de iguales autóctonos; por tanto, estos descendientes poseen identidad moldeable a sus necesidades sociales.

Aunado a esto, se encuentran otras dinámicas influyentes en la socialización y las redes que desarrollan los/as descendientes de las minorías étnicas aquí estudiadas. En este sentido, aparece la Parroquia local como lugar dinamizador de relaciones sociales de los grupos étnicos, tal como habrían emprendido sus padres y madres en las primeras fases de asentamiento en la ciudad. Así aparece una vez más el factor flexibilidad de esta juventud inmigrada en relación al establecimiento de relaciones sociales.

Las relaciones sociales que desarrollan estas jóvenes en la Parroquia local, también se cimentan en base a los valores humanos tales como la solidaridad. Elementos que se integran al desarrollo de su ciclo vital en la etapa de la adolescencia, cuestión que podría incidir en la formación de su identidad y su crecimiento personal, aunado al proceso migratorio que siguen viviendo. De acuerdo con estas ideas, Molina-Luque (2019) habla de innovación social como elemento de la socialización profigurativa, donde la solidaridad y la interculturalidad son protagonistas; en el caso de nuestro estudio, estas descendientes de manera intercultural estarían promoviendo con sus acciones el cambio social.

En síntesis, podemos decir que la socialización profigurativa entre las diversas generaciones, en términos de Molina-Luque (2017, 2019), afecta de manera específica a los/as descendientes a través de diversos factores. El primero de ellos, en relación con sus intereses culturales centrados en las danzas folclóricas que acompañan las celebraciones marianas, y que fueron previamente promovidas y transmitidas como costumbres por sus progenitores. Por otra parte, atiende las necesidades sociales entre iguales, y que, como adolescentes en proceso de desarrollo, comparten actividades de ocio, incluyendo las actividades de carácter altruista bajo el rol de descendientes durante su asentamiento en el lugar de acogida.

Para finalizar, podemos decir que el proceso de socialización de los/as descendientes que participan en las acciones que acompañan las celebraciones marianas, va acompañado de las interacciones colectivas; además en este proceso de socialización negocian su identidad entre dos mundos y con individuos de diferentes culturas y naciones; es decir, una socialización profigurativa; intercultural, híbrida, creativa y con elementos de innovación social (Molina-Luque, 2017, 2019, 2020, 2021); es decir, el nuevo contrato social intergeneracional se da también con contextos migratorios.

CONCLUSIONES

El proceso de transmisión de costumbres religiosas (marianas), culturales y usos sociales, de progenitores a los/as descendientes de minorías étnicas bolivianas, ecuatorianas y peruanas se desarrolla en medio de conflicto, rechazo y resistencia por parte de las generaciones más jóvenes.

La reacción viene motivada a que estos/as adolescentes se encuentran gestionando su propia identidad entre dos mundos y dos realidades diferenciadas en sus usos y dinámicas sociales y culturales.

En una segunda fase de acomodación sociocultural de los/as descendientes en destino, se identifica claramente la aceptación de la costumbre; de manera que los datos evidencian la participación altamente activa y constante en las actividades religiosas (marianas), que reproducen en destino sus padres y madres, quedando claro que lo hacen y repiten más por socializar entre iguales, que por ser creyentes; aunado a esto, el estudio evidencia la importante implicación de estos descendientes en el asociacionismo cultural étnico.

Así mismo el estudio identifica la estructura de la socialización de los hijos/as de las minorías étnicas antes mencionadas, la cual es flexible y moldeable a las necesidades sociales de esta juventud en el país donde no nacieron.

Finalmente, la investigación evidencia el desarrollo de relaciones intergeneracionales en medio de la práctica de costumbres culturales y religiosas; superadas las resistencias y rechazos a las raíces culturales de los progenitores por parte de los/as descendientes, el proceso se desarrolla con creatividad e innovación, basada incluso en la interculturalidad entre diferentes grupos entre iguales, renovando usos y costumbres étnicas; de esta manera, dando lugar a una socialización profigurativa.

BIBLIOGRAFIA

Aparicio, Rosa y Tornos, Andrés (2006). *Hijos de inmigrantes que se hacen adultos: marroquíes, dominicanos y peruanos.* Documentos del Observatorio Permanente de la Inmigración. Ministerio de Trabajo y Asuntos Sociales. Madrid, Ministerio de Trabajo y Asuntos sociales.

Caba Montenegro, Sergio y Rojas Alcayaga, Mauricio (2014). "Patrimonio migrante. Construcción social inclusiva e identitaria de la comunidad peruana en Santiago de Chile. *Estudios Avanzados,* (22),86-115. ISSN: 0718-5022. Disponible en: https://www.redalyc.org/articulo.oa?id=435541652008

Giavazzi, Francesco; Petkov, Ivan; Schiantarelli, Fabio (2019). "Culture: persistence and evolution". *Journal of Economic Growth* (2019) 24:117–154 https://doi.org/10.1007/s10887-019-09166-2

Leccardi, C., & Feixa, C. (2011). El concepto de generación en las teorías sobre la juventud. *Última década, 19*(34), 11-32.

Mayoral, Dolors; Molina, Fidel; Sanvicén, Paquita (2006). (Dirs.) *Diálegs al voltant de la interculturalidad.* Pagés Editors.

Mayoral, Dolors; Molina, Fidel; Sanvicén, Paquita (2011). *El ágora compartida. Democracia y asociacionismo de inmigrantes.* Editorial Milenio

Marin-Bevilaqua, J. O., Feixa-Pàmpols, C. y Nin-Blanco, R. (2013). Jóvenes inmigrados en Lleida-Cataluña, España: transiciones escolares y laborales en un contexto de crisis. *Revista Latinoamericana de Ciencias Sociales, Niñez y Juventud, 11*(2),493-514. ISSN: 1692-715X. Recuperado de https://www.redalyc.org/articulo.oa?id=77329818004

Mead, Margaret (1970). *Cultura y compromiso. Estudio sobre la ruptura generacional.* Editorial Gedisa.

Molina-Luque, Fidel (2017). "Calidad de vida y socialización profigurativa: consideraciones éticas sobre investigación en educación y en salud". Cap. 10 en Molina-Luque, Fidel; Gea Sánchez, Montserrat (2017). (Coords.) *Educación, salud y calidad de vida.* Análisis y Estudios 7, Editorial Graó.

Molina-Luque, Fidel (2019). ""Profiguración", acción creativa intercultural e innovación social: renovarse o morir en Rapa Nui (Isla de Pascua/Easter Island)" en *Revista Latinoamericana de Estudios sobre Cuerpos, Emociones y Sociedad – RELACES*, No. 29, Año 11. Abril-Julio 2019. Córdoba. ISSN 18528759. pp. 71-81.

Molina-Luque, Fidel. (2020). The Art of Living as a Community: Profiguration, Sustainability, and Social Development in Rapa Nui. *Sustainability*, 2020, vol. 12, núm. 17, p. 6798-6798. https://doi.org/10.3390/su12176798.

Molina-Luque, Fidel (2021). *El nuevo contrato social entre generaciones. Elogio de la profiguración.* Editorial Catarata.

Tejedor Aragón, Ma del Rocío (2010). A caballo entre dos mundos: la construcción identitaria de las segundas generaciones en Alcalá de Henares. *Lengua y migración / Language and Migration, 2*(1),67-95. ISSN: . Recuperado de https://www.redalyc.org/articulo.oa?id=5195/519553949003

Valtolina, Giovanni Giulio (2019). "Procesos de aculturación, identidad étnica y menores migrantes". *REMHU, Rev. Interdisc. Mobil. Hum.*, Brasília, v. 27, n. 55, abr. 2019, p. 31-47. DOI: http://dx.doi.org/10.1590/1980-8585250388005503

Del sedentarismo a la acción: el papel de las pausas activas en la salud laboral

Carlos Tersa-Miralles, Minerva Granado-Casas, Esther Rubinat Arnaldo
(Universitat de Lleida)

DIGITALIZACIÓN Y ESTILOS DE VIDA: UNA TRANSFORMACIÓN ACELERADA

Vivimos en una época donde el ritmo de los cambios tecnológicos supera, a veces, nuestra capacidad de adaptarnos. En pocos años, la digitalización ha reconfigurado no solo la manera en que trabajamos o nos comunicamos, sino también la forma en que nos movemos o, más bien, dejamos de movernos.

La digitalización ha transformado significativamente la forma en que trabajamos, nos comunicamos y accedemos a servicios. Procesos como la automatización, el uso de plataformas en la nube o la gestión remota han permitido simplificar tareas, aumentar la eficiencia y mejorar la conectividad global. Esta transición digital ha facilitado una reorganización profunda de las dinámicas organizativas y personales, ofreciendo una mayor flexibilidad y ahorro de tiempo en múltiples contextos laborales (Castells, 2005).

En este sentido, la pandemia de la COVID-19 ha actuado como un auténtico catalizador, forzando a muchas organizaciones a adoptar tecnologías que anteriormente evitaban o postergaban. Este fenómeno ha acelerado el uso del teletrabajo, las oficinas sin papel y la comunicación virtual, aunque también ha expuesto desigualdades, tensiones organizativas y riesgos asociados a la dependencia digital (Amankwah-Amoah et al., 2021).

Más allá de sus implicaciones prácticas, la digitalización también está provocando cambios profundos en la forma en que las personas se perciben a sí mismas. Algunos autores han propuesto el concepto de "Self digitalized", una construcción emergente que representa cómo las identidades, los procesos mentales e incluso las estructuras cerebrales pueden estar siendo modificadas por la exposición constante al entorno digital. Esta transformación puede traer consigo beneficios adaptativos, pero también efectos adversos sobre la estabilidad emocional, el desarrollo personal o la relación con el mundo físico, especialmente en las generaciones más jóvenes que han nacido inmersas en la digitalización (Chan, 2022).

No obstante, esta transformación digital que ha traído consigo importantes ventajas operativas y organizativas también ha tenido consecuencias relevantes sobre el estilo de vida de la población. Uno de los impactos más significativos es el aumento del sedentarismo y de la inactividad física, dos fenómenos distintos pero interrelacionados que afectan de forma creciente a las sociedades modernas. La digitalización ha facilitado el acceso inmediato a servicios, el trabajo desde casa y el ocio basado en pantallas, lo que ha contribuido a reducir el movimiento físico diario. Desde la compra online hasta las reuniones virtuales, pasando por el entretenimiento en dispositivos móviles, nuestras rutinas han ido progresivamente desplazándose hacia comportamientos de baja movilidad. Durante la pandemia, este fenómeno se acentuó drásticamente con el confinamiento y la reclusión en el hogar, lo que supuso un aumento global del comportamiento sedentario (Chandrasekaran & Ganesan, 2021).

Aunque a menudo se usan como sinónimos, desde una perspectiva de salud pública es crucial diferenciar entre sedentarismo e inactividad física, ya que, aunque ambos se relacionan con la falta de movimiento, representan constructos distintos en la epidemiología de la actividad física. El sedentarismo hace referencia a comportamientos de baja demanda energética realizados en posición sentada, reclinada o acostada durante las horas de vigilia, como ver la televisión, trabajar frente al ordenador o desplazarse en coche (Tremblay et al., 2017). En cambio, la inactividad física implica no alcanzar los niveles recomendados de actividad física moderada o vigorosa según la

OMS, 150 minutos semanales de actividad moderada o 75 de vigorosa, junto con actividades de fuerza al menos dos o tres veces por semana (Bull et al., 2020). Por tanto, una persona puede cumplir con estas recomendaciones semanales y, aun así, presentar altos niveles de sedentarismo, si pasa ocho horas trabajando sentada, se desplaza en coche y se pasa la tarde en el sofá.

Actualmente, los niveles de inactividad física y sedentarismo son preocupantes en Europa. Se estima que más del 54% de la población europea permanece sentada más de 4,5 horas al día(Bull et al., 2020) (López-Valenciano et al., 2020). En España, cerca del 50% de los adultos no cumple las recomendaciones de actividad física, y el 45,8% son considerados sedentarios (López-Valenciano et al., 2020; Nikitara et al., 2021).

¿Somos realmente conscientes del daño silencioso que provoca esta falta de movimiento?

La creciente digitalización, por tanto, no solo nos exige nuevos aprendizajes tecnológicos, sino también nuevas estrategias para cuidar de nuestro cuerpo en un mundo que nos invita constantemente a permanecer inmóviles.

SEDENTARISMO, ENFERMEDADES CRÓNICAS Y DOLOR MUSCULOESQUELÉTICO: CONSECUENCIAS DE UNA VIDA SIN MOVIMIENTO

El elevado predominio del sedentarismo y de la inactividad física en las sociedades desarrolladas ha venido acompañado de un aumento preocupante de enfermedades crónicas no transmisibles. Se ha descrito en la literatura científica, que existe asociación directa entre estos comportamientos y un mayor riesgo de padecer enfermedades como la diabetes tipo 2, enfermedades cardiovasculares, e incluso ciertos tipos de cáncer (Katzmarzyk et al., 2019; Wilmot et al., 2012). Se ha observado que las personas que permanecen sentadas la mayor parte del tiempo presentan un 16% más de riesgo de mortalidad por cualquier causa y un 34% más de riesgo de mortalidad cardiovascular, en comparación con las personas que desarrollan tareas laborales con niveles altos de actividad física (Gao et al., 2024).

En cuanto a la inactividad física, un estudio publicado en *The Lancet* (*Lee et al., 2012*) estimó que el sedentarismo es responsable del 6% de los casos globales de cardiopatía isquémica, del 7% de los casos de diabetes tipo 2 y del 10% de los casos tanto de cáncer de mama como de colon. Además, se le atribuyen el 9% de las muertes prematuras en todo el mundo, lo que equivale a más de 5,3 millones de fallecimientos anuales. Los autores señalan que reducir la inactividad física en un 10% podría prevenir más de 533.000 muertes al año, y una reducción del 25% evitaría más de 1,3 millones de muertes.

El sedentarismo no solo afecta al sistema metabólico y cardiovascular, sino que también supone una amenaza creciente para la salud cognitiva. Diversas investigaciones (Arnardottir et al., 2016; Credeur et al., 2019; Vancampfort et al., 2018) han puesto de manifiesto que tanto la inactividad física como los comportamientos sedentarios, especialmente en etapas avanzadas de la vida, se vinculan con una reducción progresiva del volumen cerebral en áreas clave. El permanecer sentado ocho horas o más al día puede incrementar en un 50% la probabilidad de desarrollar deterioro cognitivo leve, y que cada hora adicional de sedentarismo aumenta el riesgo en un 8%. Estos resultados apuntan a una posible relación entre la disminución del flujo sanguíneo cerebral durante periodos prolongados de inmovilidad y la aparición de alteraciones neurocognitivas.

¿No debería esto motivarnos aún más para movernos con frecuencia, aunque

Los efectos del sedentarismo digital evidencian la urgencia de actuar frente a las consecuencias no deseadas de una digitalización acelerada que, pese a sus beneficios, ha consolidado estilos de vida más pasivos. Esto representa un desafío para la salud pública, sobre todo en entornos laborales y educativos donde la actividad física ha sido desplazada por la conectividad constante. Es necesario diseñar estrategias que mitiguen estos efectos desde una mirada integral(Sengkey et al., 2024).

Además del impacto en la salud cognitiva y metabólica, el sedentarismo repercute de forma notable en el sistema musculoesquelético. Permanecer durante horas en la misma postura genera una sobrecarga continua sobre músculos, articulaciones y tejidos blandos. Durante años se ha promovido la idea de posturas "correctas" frente a "incorrectas", pero este enfoque ha sido cuestionado por quienes sostienen que no existe una postura única ideal. Se destaca la importancia de fomentar la variabilidad postural a lo largo del día como una estrategia clave para prevenir molestias y trastornos musculoesqueléticos. (Caneiro et al., 2010; Dankaerts et al., 2006)

Cada postura sentada activa diferentes grupos musculares: por ejemplo, una posición encorvada disminuye la activación del transverso abdominal y recae más sobre los tejidos pasivos, mientras que una postura más erguida estimula la extensión torácica y reduce la flexión cervical (Caneiro et al., 2010; Roussouly et al., 2005; Sprigle et al., 2002). No obstante, ninguna de estas posturas, por sí sola, se ha asociado de forma concluyente con el origen del dolor lumbar o cervical. Lo que sí parece estar relacionado con el dolor crónico es una menor capacidad para variar de posición, lo que limita la adaptación del cuerpo al entorno (Dankaerts et al., 2006).

Desde un punto de vista estructural, la inmovilidad prolongada puede favorecer ciertos procesos degenerativos, especialmente en la columna vertebral. Hallazgos como la degeneración discal o los abultamientos de disco son frecuentes incluso en personas asintomáticas, hasta en el 96% de los mayores de 80 años (Brinjikji et al., 2015). Sin embargo, el enfoque biomédico tradicional ha contribuido a que muchos individuos interpreten estos cambios como sinónimo de daño, generando miedo al movimiento, evitación de la actividad y, en consecuencia, cronificación del dolor (Bonfim et al., 2021; Evers et al., 2017; Stewart & Loftus, 2018).Por ello, resulta imprescindible adoptar una mirada más flexible respecto a la postura y promover el movimiento frecuente a lo largo del día. Incorporar "snacks de movimiento", es decir, pequeñas pausas activas, ha demostrado ser una estrategia viable y segura que puede contribuir a mejorar la condición física general y reducir riesgos asociados al sedentarismo. (Jones et al., 2024) Aunque su impacto sobre la salud musculoesquelética requiere más investigación, estas interrupciones de actividad parecen prometedoras para contrarrestar los efectos negativos de la inactividad prolongada. (Tersa-Miralles et al., 2022)

En definitiva, interrumpir el sedentarismo no debe entenderse únicamente como una recomendación cardiovascular, sino como una necesidad
funcional básica para mantenernos activos, adaptables y libres de dolor. En
el siguiente apartado, exploraremos cómo poner en práctica este principio
a través de estrategias simples y accesibles al alcance de cualquier persona.

DOLOR MUSCULOESQUELÉTICO EN EL ENTORNO LABORAL: UNA AMENAZA PREVENIBLE

Como vimos en el apartado anterior, la falta de movimiento no solo afecta
la salud metabólica o cardiovascular, sino que también impacta de forma
significativa sobre el aparato musculoesquelético. Este efecto se intensifica
especialmente en entornos laborales donde predomina la inactividad física,
como sucede en trabajos de oficina, atención telefónica o tareas administra-
tivas prolongadas. En estos contextos, el dolor de espalda, cuello o hombros
se ha convertido en una queja común entre las personas trabajadoras.

Actualmente, los trastornos musculoesqueléticos relacionados con
el trabajo figuran entre las principales causas de malestar físico y disminución del rendimiento profesional (Demissie et al., 2024; Parry &
Straker, 2013). Más allá del impacto individual, estas afecciones generan
consecuencias organizativas importantes, al aumentar tanto el absentismo
como el presentismo: personas que acuden al trabajo sin encontrarse en
condiciones óptimas, lo que reduce su productividad. Todo ello repercute
en costes sanitarios, pérdidas económicas y una menor calidad de vida
(Andersen et al., 2016; Bevan, 2015; Skovlund et al., 2020; Vos et al., 2017).

Frente a esta realidad, el movimiento se presenta como una herramienta terapéutica y preventiva de primer orden. Ya no se trata únicamente
de corregir posturas o adaptar el mobiliario, sino de diseñar entornos
laborales que favorezcan la movilidad. En este sentido, las pausas activas,
breves sesiones de movimiento realizadas de forma regular, se consoli-
dan como una estrategia eficaz para reducir la sobrecarga acumulada y
mejorar la salud musculoesquelética (Luger et al., 2015; Nakphet et al.,
2014; Waongenngarm et al., 2018).

Actualmente, la literatura científica respalda ampliamente un modelo biopsicosocial del dolor, donde factores físicos, psicológicos y sociales interactúan de forma constante y compleja (Beneitez & Nieto, 2017; Stilwell & Harman, 2019; Sullivan et al., 2023). El dolor, sin embargo, no puede entenderse de forma aislada. El estrés sostenido, la presión por alcanzar objetivos o la escasa autonomía en la organización del tiempo también actúan como factores agravantes. Estos elementos psicosociales contribuyen a la aparición y cronificación del dolor, por lo que cualquier intervención debe contemplar también una dimensión organizativa, promoviendo el autocuidado y el equilibrio cuerpo-mente (Bhui et al., 2012; Kwon et al., 2011; Mucci et al., 2016).

Dentro de este enfoque, la figura del fisioterapeuta adquiere un rol clave. Su trabajo no solo se limita al tratamiento del dolor, sino que incluye la formación en higiene postural, estrategias de autorregulación y ejercicios adaptados al perfil de cada trabajador o trabajadora. La atención temprana en el propio entorno laboral permite actuar antes de que los problemas se cronifiquen y favorece una reincorporación laboral más rápida y eficaz(Adam et al., 2013; Addley et al., 2010; Moreira-Silva et al., 2014; Phillips et al., 2012).

Junto a ello, la ergonomía sigue siendo una pieza importante. Ajustar la altura de la silla, reorganizar tareas o adaptar la iluminación son medidas necesarias para reducir la carga mecánica. No obstante, su efectividad es limitada si no se acompaña de intervenciones que promuevan la movilidad activa (Mani et al., 2016; Reliquias & Kuebler, 2019; Rivilis et al., 2008; Rodrigues et al., 2017).

En resumen, abordar el dolor musculoesquelético en el entorno laboral requiere un enfoque integral, que combine componentes físicos, organizativos y psicosociales. Solo desde esta mirada amplia será posible generar entornos laborales más saludables, sostenibles y centrados en el bienestar.

RECUPERAR EL MOVIMIENTO EN UNA SOCIEDAD SEDENTARIA: EL PAPEL DE LAS PAUSAS ACTIVAS

Una vez identificados los efectos del sedentarismo laboral sobre el sistema musculoesquelético, resulta pertinente profundizar en estrategias que puedan contrarrestarlo de forma efectiva. En este contexto, las pausas activas se perfilan como una opción especialmente prometedora, cuya aplicación práctica y potencial impacto serán abordados a continuación. Estas pausas consisten en breves momentos de movimiento realizados a lo largo de la jornada: caminar unos minutos, estirarse, subir escaleras o realizar ejercicios articulares básicos. No requieren ropa deportiva, ni preparación previa, y pueden integrarse fácilmente en cualquier contexto laboral. Su verdadero valor radica en romper con la inercia de la inactividad y reactivar el cuerpo de forma periódica.

Los beneficios fisiológicos de estas pausas son múltiples y están bien documentados. Mejora de la circulación sanguínea, mayor oxigenación cerebral, reducción de la rigidez muscular y regulación de los niveles de glucosa son solo algunos de sus efectos(Docherty et al., 2022; Fletcher et al., 2018; Scheffer & Latini, 2020). Además, durante la actividad física se liberan endorfinas, serotonina y endocannabinoides, sustancias que contribuyen a mejorar el estado de ánimo y a disminuir la percepción del dolor (Brito et al., 2017; de Oliveira et al., 2010). Este fenómeno, conocido como hipoalgesia inducida por el ejercicio, ha sido observado tanto en personas sanas como en aquellas con dolor crónico(Rice et al., 2019; Vaegter & Jones, 2020).

Más allá de lo fisiológico, las pausas activas ayudan también a romper ciclos de fatiga mental, a mejorar el foco atencional y a generar una sensación de bienestar general. Son una oportunidad para reconectar con el cuerpo en medio de jornadas exigentes y altamente digitalizadas. La clave está en su constancia: breves, frecuentes y agradables. Ejercicios de movilidad, fuerza ligera o estiramientos bien guiados pueden marcar una diferencia real, especialmente en tareas repetitivas o prolongadas (Babatunde et al., 2017; Lima et al., 2017).

En personas con dolor persistente, estas pausas pueden convertirse en un punto de partida para recuperar la confianza en el movimiento. El miedo al dolor o a empeorar los síntomas es frecuente en el dolor de larga evolución, por lo que ofrecer propuestas accesibles, seguras y personalizables puede favorecer la adherencia al ejercicio (Ambrose & Golightly, 2015; Sluka et al., 2018).

En definitiva, las pausas activas son más que una herramienta: son una forma concreta y sostenible de devolver el movimiento al centro de nuestras vidas. En el próximo apartado abordaremos cómo facilitar su implementación en el entorno laboral, superando las barreras personales, organizativas y culturales que dificultan su adopción.

DE LA INTENCIÓN A LA ACCIÓN: CLAVES PARA IMPLEMENTAR PAUSAS ACTIVAS EN EL TRABAJO

En los últimos años, han proliferado campañas institucionales, contenidos en redes sociales y recomendaciones de salud laboral que animan a las personas trabajadoras a moverse más durante su jornada. Mensajes como *"levántate cada hora"*, *"realiza estiramientos breves"* o *"haz una pausa activa de 10 minutos"* se han vuelto habituales tanto en programas corporativos como en entornos de teletrabajo. Esta tendencia refleja un cambio positivo: cada vez más organizaciones y profesionales reconocen los riesgos del sedentarismo laboral y la necesidad de contrarrestarlo.

Sin embargo, la simple existencia de estas campañas no garantiza su efectividad. Uno de los principales desafíos es precisamente la baja adherencia a las pausas activas, incluso cuando se dispone del conocimiento y de la voluntad institucional, debido a barreras logísticas y personales que dificultan su implementación sostenida (Shahidi et al., 2022). Las recomendaciones, por sí solas, no bastan. Las personas no siempre pueden —o quieren— interrumpir su trabajo cada hora. El ritmo de las tareas, la presión por cumplir objetivos o la cultura de la productividad constante dificultan la incorporación real de estas pausas en la rutina.

Además, cuando llega el momento de descansar, muchas personas prefieren actividades que activen de forma inmediata su sistema de recompensa, como mirar el móvil, comer algo o fumar. Estas acciones resultan más accesibles y emocionalmente atractivas que levantarse a realizar un par de ejercicios articulares. Por tanto, las pausas activas compiten con hábitos profundamente consolidados, que ofrecen gratificaciones inmediatas, aunque no saludables.

Esta realidad pone de manifiesto la necesidad de ir más allá de los mensajes bienintencionados y diseñar estrategias de implementación que tengan en cuenta las barreras reales, tanto personales como organizativas. Porque saber que algo es beneficioso no implica necesariamente que se convierta en hábito.

De hecho, diversos estudios recientes destacan que muchas campañas institucionales fallan precisamente por subestimar factores culturales y organizativos específicos, enfocándose únicamente en mensajes informativos o normativos sin adaptar suficientemente las intervenciones al contexto real de trabajo (da Silva & Amaral, 2019; Rojatz et al., 2017).

Vivimos en un contexto laboral caracterizado por la hiperproductividad, la escasez de tiempo y una constante exposición digital. Aunque la digitalización puede aumentar la productividad y hacer el trabajo más interesante, también ha generado mayor presión temporal y un deterioro del equilibrio vida-trabajo.(Bolli & Pusterla, 2022) Este escenario puede reforzar la idea de que no estar trabajando equivale a perder eficiencia, lo que dificulta la integración de pausas activas como parte del cuidado diario en el entorno laboral.

En este sentido, comprender los mecanismos que fomentan la motivación es clave. La Teoría de la Autodeterminación, desarrollada por Deci y Ryan (Deci & Ryan, 2008), distingue distintos tipos de motivación según el grado de autonomía percibida. Para que una persona mantenga un comportamiento en el tiempo, su motivación debe ser, en lo posible, autónoma e integrada: es decir, alineada con sus valores, necesidades y sensaciones positivas.

La Teoría de la Autodeterminación identifica tres necesidades psicológicas básicas que deben estar presentes en cualquier intervención eficaz:

- Autonomía: sentir que la decisión de moverse parte de uno mismo.
- Competencia: creer que se es capaz de hacerlo con éxito.
- Relación social: experimentar apoyo y conexión con los demás.

Aplicadas al contexto laboral, estas necesidades implican que las pausas activas deben ser flexibles, accesibles y percibidas como útiles. Una revisión sistemática de la literatura realizada por Teixeira et al.(2012), describe que la motivación intrínseca se asocia con una mayor adherencia a largo plazo, mientras que las acciones impuestas o de origen externo tienden a abandonarse con mayor facilidad.

Asimismo, el término autoeficacia que corresponde a la confianza en la propia capacidad para realizar una actividad, es otro factor clave. Intervenciones que empoderen a los trabajadores, que los ayuden a sentirse seguros y competentes, pueden marcar la diferencia en la continuidad de las pausas activas (Areerak et al., 2021).

Ahora bien, la adherencia no depende solo de aspectos psicológicos. También existen barreras logísticas y culturales como puede ser la falta de tiempo, espacios no adecuados, miedo al juicio de los compañeros o simplemente no saber por dónde empezar.(Shahidi et al., 2022) Muchos programas de fisioterapia basados en el ejercicio fracasan porque no se adaptan a las necesidades reales de la población destinataria (Shahidi et al., 2022). Por eso, incluir procesos participativos, escuchar a los empleados y ajustar las propuestas a su realidad es fundamental para el éxito (Kidd et al., 2011; Luxford et al., 2011).

Pasar de la intención a la acción requiere identificar claramente cuáles son las barreras concretas que dificultan la implementación de las pausas activas, así como las estrategias específicas que pueden facilitar su adopción en contextos laborales reales. La tabla siguiente resume las barreras más comunes encontradas en la literatura científica, junto con recomendaciones prácticas para superarlas

Tabla 1. Barreras comunes y estrategias facilitadoras para promover las pausas activas en el trabajo

Barreras comunes	Facilitadores clave	Recomendaciones prácticas
Falta de tiempo o cargas de trabajo altas	Apoyo institucional y del equipo	Establecer pausas breves predefinidas (3-5 min cada 60 min)
Baja motivación o interés	Clima positivo y percepción de beneficios	Promover una cultura del movimiento con refuerzo positivo
Miedo al juicio de compañeros	Participación grupal o liderazgo activo	Visibilizar ejemplos y normalizar el uso de pausas activas
Entornos no adaptados o sin espacios	Espacios flexibles y ergonomía básica	Permitir el movimiento en el propio puesto o sala cercana
Falta de confianza o miedo al dolor	Acompañamiento profesional gradual	Ofrecer movimientos simples, guiados, adaptados y seguros

Fuente: Elaboración propia basada en la revisión de la literatura científica (Deci & Ryan, 2008; Shahidi et al., 2022; Teixeira et al., 2012; Bolli & Pusterla, 2022; da Silva & Amaral, 2019; Rojatz et al., 2017; Kidd et al., 2011; Luxford et al., 2011; Areerak et al., 2021).

Promover el movimiento no debería ser una carga adicional ni una obligación moral. Se trata de generar contextos que lo faciliten, lo validen y lo hagan deseable. En este sentido, es fundamental que las organizaciones no se limiten a emitir mensajes, sino que construyan una cultura activa del cuidado, en la que moverse no sea una excepción, sino una parte natural del trabajo (da Silva & Amaral, 2019; Rojatz et al., 2017).

Transformar el entorno laboral en un espacio activo requiere una mirada integradora. Es necesario pasar de las recomendaciones genéricas a las soluciones adaptadas, realistas y motivadoras. Solo así las pausas activas dejarán de ser una buena idea difícil de implementar, para convertirse en una rutina cotidiana de salud, bienestar y sostenibilidad (Kidd et al., 2011; Luxford et al., 2011; Shahidi et al., 2022).

En definitiva, ante una sociedad cada vez más digitalizada y sedentaria, fomentar el movimiento cotidiano mediante pausas activas ya no es solo una recomendación opcional, sino una necesidad urgente para preservar la salud, mejorar la calidad de vida y sostener entornos laborales saludables a largo plazo (Bolli & Pusterla, 2022).

CONCLUSIONES:

La transformación digital ha modificado profundamente nuestros entornos laborales, promoviendo estilos de vida cada vez más sedentarios. Aunque la digitalización ha traído avances en eficiencia y flexibilidad, también ha intensificado la presión por la productividad, reduciendo el tiempo disponible para el autocuidado y debilitando el equilibrio entre vida personal y laboral. Esta nueva realidad ha contribuido al aumento de la incidencia de enfermedades crónicas, dolor musculoesquelético y deterioro cognitivo, configurando un escenario preocupante para la salud pública, especialmente en contextos altamente digitalizados como oficinas o entornos educativos.

Frente a este panorama, las pausas activas emergen como una estrategia accesible, eficaz y sostenible para contrarrestar los efectos negativos de la inactividad prolongada. Estos breves momentos de movimiento distribuidos a lo largo de la jornada no solo favorecen la salud física, sino que también promueven el bienestar mental y emocional. Sin embargo, para que estas medidas sean realmente efectivas, no basta con emitir recomendaciones: es necesario considerar los factores psicológicos, culturales y organizativos que condicionan la adherencia. Solo a través de intervenciones participativas, adaptadas a la realidad del entorno laboral y alineadas con los principios de autonomía, competencia y conexión social, será posible incorporar el movimiento como un hábito cotidiano y transformador.

BIBLIOGRAFÍA:

Adam, K., Peters, S., & Chipchase, L. (2013). Knowledge, skills and professional behaviours required by occupational therapist and physiotherapist beginning practitioners in work-related practice: a systematic review. *Australian Occupational Therapy Journal*, 60(2), 76–84. https://doi.org/10.1111/1440-1630.12006

Addley, K., Burke, C., & McQuillan, P. (2010). Impact of a direct access occupational physiotherapy treatment service. *Occupational Medicine (Oxford, England)*, 60(8), 651–653. https://doi.org/10.1093/OCCMED/KQQ160

Amankwah-Amoah, J., Khan, Z., Wood, G., & Knight, G. (2021). COVID-19 and digitalization: The great acceleration. *Journal of Business Research*, 136, 602–611. https://doi.org/10.1016/J.JBUSRES.2021.08.011

Ambrose, K. R., & Golightly, Y. M. (2015). Physical exercise as non-pharmacological treatment of chronic pain: Why and when. *Best Practice & Research Clinical Rheumatology*, 29(1), 120–130. https://doi.org/10.1016/j.berh.2015.04.022

Andersen, L. L., Fallentin, N., Thorsen, S. V., & Holtermann, A. (2016). Physical workload and risk of long-term sickness absence in the general working population and among blue-collar workers: prospective cohort study with register follow-up. *Occupational and Environmental Medicine*, 73(4), 246–253. https://doi.org/10.1136/OEMED-2015-103314

Areerak, K., Waongenngarm, P., & Janwantanakul, P. (2021). Factors associated with exercise adherence to prevent or treat neck and low back pain: A systematic review. *Musculoskeletal Science & Practice*, 52. https://doi.org/10.1016/J.MSKSP.2021.102333

Arnardottir, N. Y., Koster, A., Van Domelen, D. R., Brychta, R. J., Caserotti, P., Eiriksdottir, G., Sverrisdottir, J. E., Sigurdsson, S., Johannsson, E., Chen, K. Y., Gudnason, V., Harris, T. B., Launer, L. J., & Sveinsson, T. (2016). Association of change in brain structure to objectively measured physical activity and sedentary behavior in older adults: Age, Gene/Environment Susceptibility-Reykjavik Study. *Behavioural Brain Research*, 296, 118–124. https://doi.org/10.1016/J.BBR.2015.09.005

Babatunde, O. O., Jordan, J. L., Van Der Windt, D. A., Hill, J. C., Foster, N. E., & Protheroe, J. (2017). Effective treatment options for musculoskeletal pain in primary care: A systematic overview of current evidence. *PloS One*, 12(6). https://doi.org/10.1371/JOURNAL.PONE.0178621

Beneitez, I., & Nieto, R. (2017). Do we understand pain from a biopsychosocial perspective? a review and discussion of the usefulness of some pain terms. *Pain Management*, 7(1), 41–48. https://doi.org/10.2217/PMT-2016-0024

Bevan, S. (2015). Economic impact of musculoskeletal disorders (MSDs) on work in Europe. In *Best Practice and Research: Clinical Rheumatology* (Vol. 29, Issue 3, pp. 356–373). Bailliere Tindall Ltd. https://doi.org/10.1016/j.berh.2015.08.002

Bhui, K. S., Dinos, S., Stansfeld, S. A., & White, P. D. (2012). A synthesis of the evidence for managing stress at work: a review of the reviews reporting on anxiety, depression, and absenteeism. *Journal of Environmental and Public Health*, 2012(1), 515874. https://doi.org/10.1155/2012/515874

Bolli, T., & Pusterla, F. (2022). Decomposing the effects of digitalization on workers' job satisfaction. *International Review of Economics*, 69(2), 263–300. https://doi.org/10.1007/S12232-022-00392-6/TABLES/8

Bonfim, I. da S., Corrêa, L. A., Nogueira, L. A. C., Meziat-Filho, N., Reis, F. J. J., & de Almeida, R. S. (2021). 'Your spine is so worn out' – the influence of clinical diagnosis on beliefs in patients with non-specific chronic low back pain – a qualitative study'. *Brazilian Journal of Physical Therapy*, 25(6), 811. https://doi.org/10.1016/J.BJPT.2021.07.001

Brinjikji, W., Luetmer, P. H., Comstock, B., Bresnahan, B. W., Chen, L. E., Deyo, R. A., Halabi, S., Turner, J. A., Avins, A. L., James, K., Wald, J. T., Kallmes, D. F., & Jarvik, J. G. (2015). Systematic literature review of imaging features of spinal degeneration in asymptomatic populations. *AJNR. American Journal of Neuroradiology*, 36(4), 811–816. https://doi.org/10.3174/AJNR.A4173

Brito, R. G., Rasmussen, L. A., & Sluka, K. A. (2017). Regular physical activity prevents development of chronic muscle pain through modulation of supraspinal opioid and serotonergic mechanisms. *Pain Reports*, 2(5). https://doi.org/10.1097/PR9.0000000000000618

Bull, F. C., Al-Ansari, S. S., Biddle, S., Borodulin, K., Buman, M. P., Cardon, G., Carty, C., Chaput, J. P., Chastin, S., Chou, R., Dempsey, P. C., Dipietro, L., Ekelund, U., Firth, J., Friedenreich, C. M., Garcia, L., Gichu, M., Jago, R., Katzmarzyk, P. T., ... Willumsen, J. F. (2020). World Health Organization 2020 guidelines on physical activity and sedentary behaviour. In *British Journal of Sports Medicine* (Vol. 54, Issue 24, pp. 1451–1462). BMJ Publishing Group. https://doi.org/10.1136/bjsports-2020-102955

Caneiro, J. P., O'Sullivan, P., Burnett, A., Barach, A., O'Neil, D., Tveit, O., & Olafsdottir, K. (2010). The influence of different sitting postures on head/neck posture and muscle activity. *Manual Therapy*, 15(1), 54–60. https://doi.org/10.1016/J.MATH.2009.06.002

Castells, M. (2005). *La era de la información La sociedad red* (Alianza).

Chan, K. T. (2022). Emergence of the 'Digitalized Self' in the age of digitalization. *Computers in Human Behavior Reports*, 6, 100191. https://doi.org/10.1016/J.CHBR.2022.100191

Chandrasekaran, B., & Ganesan, T. B. (2021). Sedentarism and chronic disease risk in COVID 19 lockdown – a scoping review. *Scottish Medical Journal, 66*(1), 3–10. https://doi.org/10.1177/0036933020946336

Credeur, D. P., Miller, S. M., Jones, R., Stoner, L., Dolbow, D. R., Fryer, S. M., Stone, K., & McCoy, S. M. (2019). Impact of prolonged sitting on peripheral and central vascular health. *The American Journal of Cardiology, 123*(2), 260–266. https://doi.org/10.1016/J.AMJCARD.2018.10.014

da Silva, S. L. C., & Amaral, F. G. (2019). Critical factors of success and barriers to the implementation of occupational health and safety management systems: A systematic review of literature. *Safety Science, 117*, 123–132. https://doi.org/10.1016/J.SSCI.2019.03.026

Dankaerts, W., O'Sullivan, P., Burnett, A., & Straker, L. (2006). Differences in sitting postures are associated with nonspecific chronic low back pain disorders when patients are subclassified. *Spine, 31*(6), 698–704. https://doi.org/10.1097/01.BRS.0000202532.76925.D2

de Oliveira, M. S. R., da Silva Fernandes, M. J., Scorza, F. A., Persike, D. S., Scorza, C. A., da Ponte, J. B., de Albuquerque, M., Cavalheiro, E. A., & Arida, R. M. (2010). Acute and chronic exercise modulates the expression of MOR opioid receptors in the hippocampal formation of rats. *Brain Research Bulletin, 83*(5), 278–283. https://doi.org/10.1016/J.BRAINRESBULL.2010.07.009

Deci, E. L., & Ryan, R. M. (2008). Self-determination theory: A macrotheory of human motivation, development, and health. *Canadian Psychology, 49*(3), 182–185. https://doi.org/10.1037/A0012801

Demissie, B., Bayih, E. T., & Demmelash, A. A. (2024). A systematic review of work-related musculoskeletal disorders and risk factors among computer users. *Heliyon, 10*(3), e25075. https://doi.org/10.1016/J.HELIYON.2024.E25075

Docherty, S., Harley, R., McAuley, J. J., Crowe, L. A. N., Pedret, C., Kirwan, P. D., Siebert, S., & Millar, N. L. (2022). The effect of exercise on cytokines: implications for musculoskeletal health: a narrative review. *BMC Sports Science, Medicine and Rehabilitation, 14*(1), 5. https://doi.org/10.1186/s13102-022-00397-2

Evers, S., Hsu, C., Sherman, K. J., Balderson, B., Hawkes, R., Brewer, G., La Porte, A. M., Yeoman, J., & Cherkin, D. (2017). Patient perspectives on communication with primary care physicians about chronic low back pain. *The Permanente Journal, 21*. https://doi.org/10.7812/TPP/16-177

Fletcher, G. F., Landolfo, C., Niebauer, J., Ozemek, C., Arena, R., & Lavie, C. J. (2018). Promoting physical activity and exercise: JACC health promotion series. *Journal of the American College of Cardiology, 72*(14), 1622–1639. https://doi.org/10.1016/J.JACC.2018.08.2141

Gao, W., Sanna, M., Chen, Y. H., Tsai, M. K., & Wen, C. P. (2024). Occupational sitting time, leisure physical activity, and all-cause and cardiovascular disease mortality. *JAMA Network Open, 7*(1), E2350680. https://doi.org/10.1001/jamanetworkopen.2023.50680

Jones, M. D., Clifford, B. K., Stamatakis, E., & Gibbs, M. T. (2024). Exercise snacks and other forms of intermittent physical activity for improving health in adults and older adults: a scoping review of epidemiological, experimental and qualitative studies. *Sports Medicine, 54*(4), 813–835. https://doi.org/10.1007/S40279-023-01983-1/TABLES/5

Katzmarzyk, P. T., Powell, K. E., Jakicic, J. M., Troiano, R. P., Piercy, K., & Tennant, B. (2019). Sedentary Behavior and Health: Update from the 2018 Physical Activity Guidelines Advisory Committee. *Medicine and Science in Sports and Exercise, 51*(6), 1227. https://doi.org/10.1249/MSS.0000000000001935

Kidd, M. O., Bond, C. H., & Bell, M. L. (2011). Patients' perspectives of patient-centredness as important in musculoskeletal physiotherapy interactions: a qualitative study. *Physiotherapy, 97*(2), 154–162. https://doi.org/10.1016/J.PHYSIO.2010.08.002

Kwon, B. K., Roffey, D. M., Bishop, P. B., Dagenais, S., & Wai, E. K. (2011). Systematic review: occupational physical activity and low back pain. *Occupational Medicine (Oxford, England), 61*(8), 541–548. https://doi.org/10.1093/OCCMED/KQR092

Lee, I. M., Shiroma, E. J., Lobelo, F., Puska, P., Blair, S. N., Katzmarzyk, P. T., Alkandari, J. R., Andersen, L. B., Bauman, A. E., Brownson, R. C., Bull, F. C., Craig, C. L., Ekelund, U., Goenka, S., Guthold, R., Hallal, P. C., Haskell, W. L., Heath, G. W., Inoue, S., … Wells, J. C. (2012). Effect of physical inactivity on major non-communicable diseases worldwide: An analysis of burden of disease and life expectancy. *The Lancet, 380*(9838), 219–229. https://doi.org/10.1016/S0140-6736(12)61031-9

Lima, L. V., Abner, T. S. S., & Sluka, K. A. (2017). Does exercise increase or decrease pain? Central mechanisms underlying these two phenomena. *The Journal of Physiology, 595*(13), 4141. https://doi.org/10.1113/JP273355

López-Valenciano, A., Mayo, X., Liguori, G., Copeland, R. J., Lamb, M., & Jimenez, A. (2020). Changes in sedentary behaviour in European Union adults between 2002 and 2017. *BMC Public Health, 20*(1), 1–10. https://doi.org/10.1186/s12889-020-09293-1

Luger, T., Bosch, T., Hoozemans, M., de Looze, M., & Veeger, D. (2015). Task variation during simulated, repetitive, low-intensity work—influence on manifestation of shoulder muscle fatigue, perceived discomfort and upper-body postures. *Ergonomics, 58*(11), 1851–1867. https://doi.org/10.1080/00140139.2015.1043356

Luxford, K., Safran, D. G., & Delbanco, T. (2011). Promoting patient-centered care: a qualitative study of facilitators and barriers in healthcare organizations with a reputation for improving the patient experience. *International Journal for Quality in Health Care, 23*(5), 510–515. https://doi.org/10.1093/INTQHC/MZR024

Mani, K., Provident, I., & Eckel, E. (2016). Evidence-based ergonomics education: Promoting risk factor awareness among office computer workers. *Work (Reading, Mass.), 55*(4), 913–922. https://doi.org/10.3233/WOR-162457

Moreira-Silva, I., Santos, R., Abreu, S., & Mota, J. (2014). The effect of a physical activity program on decreasing physical disability indicated by musculoskeletal pain and related symptoms among workers: a pilot study. *International Journal of Occupational Safety and Ergonomics : JOSE, 20*(1), 55–64. https://doi.org/10.1080/10803548.2014.11077028

Mucci, N., Giorgi, G., Roncaioli, M., Perez, J. F., & Arcangeli, G. (2016). The correlation between stress and economic crisis: A systematic review. *Neuropsychiatric Disease and Treatment, 12*, 983–993. https://doi.org/10.2147/NDT.S98525

Nakphet, N., Chaikumarn, M., & Janwantanakul, P. (2014). Effect of different types of rest-break interventions on neck and shoulder muscle activity, perceived discomfort and productivity in symptomatic VDU operators: A randomized controlled trial. *International Journal of Occupational Safety and Ergonomics, 20*(2), 339–353. https://doi.org/10.1080/10803548.2014.11077048

Nikitara, K., Odani, S., Demenagas, N., Rachiotis, G., Symvoulakis, E., & Vardavas, C. (2021). Prevalence and correlates of physical inactivity in adults across 28 European countries. *European Journal of Public Health, 31*(4), 840–845. https://doi.org/10.1093/EURPUB/CKAB067

Parry, S., & Straker, L. (2013). The contribution of office work to sedentary behaviour associated risk. *BMC Public Health, 13*(1), 296. https://doi.org/10.1186/1471-2458-13-296

Phillips, C. J., Phillips, R., Main, C. J., Watson, P. J., Davies, S., Farr, A., Harper, C., Noble, G., Aylward, M., Packman, J., Downton, M., & Hale, J. (2012). The cost effectiveness of NHS physiotherapy support for occupational health (OH) services. *BMC Musculoskeletal Disorders, 13*. https://doi.org/10.1186/1471-2474-13-29

Reliquias, L. L. R., & Kuebler, J. C. (2019). The behavior of pain in response to sit-stand workstations: a systematic review. *Physical Therapy Reviews, 24*(5), 223–228. https://doi.org/10.1080/10833196.2019.1666221

Rice, D., Nijs, J., Kosek, E., Wideman, T., Hasenbring, M. I., Koltyn, K., Graven-Nielsen, T., & Polli, A. (2019). Exercise-Induced Hypoalgesia in pain-free and chronic pain populations: state of the art and future directions. *The Journal of Pain, 20*(11), 1249–1266. https://doi.org/10.1016/J.JPAIN.2019.03.005

Rivilis, I., Van Eerd, D., Cullen, K., Cole, D. C., Irvin, E., Tyson, J., & Mahood, Q. (2008). Effectiveness of participatory ergonomic interventions on health outcomes: A systematic review. *Applied Ergonomics, 39*(3), 342–358. https://doi.org/10.1016/j.apergo.2007.08.006

Rodrigues, M. S. A., Leite, R. D. V., Lelis, C. M., & Chaves, T. C. (2017). Differences in ergonomic and workstation factors between computer office workers with and without reported musculoskeletal pain. *Work, 57*(4), 563–572. https://doi.org/10.3233/WOR-172582

Rojatz, D., Merchant, A., & Nitsch, M. (2017). Factors influencing workplace health promotion intervention: a qualitative systematic review. *Health Promotion International, 32*(5), 831–839. https://doi.org/10.1093/HEAPRO/DAW015

Roussouly, P., Gollogly, S., Berthonnaud, E., & Dimnet, J. (2005). Classification of the normal variation in the sagittal alignment of the human lumbar spine and pelvis in the standing position. *Spine, 30*(3), 346–353. https://doi.org/10.1097/01.BRS.0000152379.54463.65

Scheffer, D. da L., & Latini, A. (2020). Exercise-induced immune system response: Anti-inflammatory status on peripheral and central organs. *Biochimica et Biophysica Acta. Molecular Basis of Disease, 1866*(10). https://doi.org/10.1016/J.BBADIS.2020.165823

Sengkey, S. B., Sengkey, M. M., Tiwa, T. M., & Padillah, R. (2024). Sedentary society: the impact of the digital era on physical activity levels. *Journal of Public Health, 46*(1), e185–e186. https://doi.org/10.1093/PUBMED/FDAD163

Shahidi, B., Padwal, J., Lee, E., Xu, R., Northway, S., Taitano, L., Wu, T., & Raiszadeh, K. (2022). Factors impacting adherence to an exercise-based physical therapy program for individuals with low back pain. *PloS One, 17*(10). https://doi.org/10.1371/JOURNAL.PONE.0276326

Skovlund, S. V., Bláfoss, R., Sundstrup, E., & Andersen, L. L. (2020). Association between physical work demands and work ability in workers with musculoskeletal pain: Cross-sectional study. *BMC Musculoskeletal Disorders*, *21*(1), 1–8. https://doi.org/10.1186/S12891-020-03191-8/TABLES/3

Sluka, K. A., Frey-Law, L., & Bement, M. H. (2018). Exercise-induced pain and analgesia? Underlying mechanisms and clinical translation. *Pain*, *159*(Suppl 1), S91. https://doi.org/10.1097/J.PAIN.0000000000001235

Sprigle, S., Wootten, M., Bresler, M., & Flinn, N. (2002). Development of a noninvasive measure of pelvic and hip angles in seated posture. *Archives of Physical Medicine and Rehabilitation*, *83*(11), 1597–1602. https://doi.org/10.1053/APMR.2002.35468

Stewart, M., & Loftus, S. (2018). Sticks and Stones: the impact of language in musculoskeletal rehabilitation. Https://Doi.Org/10.2519/Jospt.2018.0610, *48*(7), 519–522. https://doi.org/10.2519/JOSPT.2018.0610

Stilwell, P., & Harman, K. (2019). *An enactive approach to pain: beyond the biopsychosocial model. Phenom Cogn Sci* 18, 637–665. https://doi.org/10.1007/s11097-019-09624-7

Sullivan, M. D., Sturgeon, J. A., Lumley, M. A., Ballantyne, J. C., Sullivan, D., & Sciences, B. (2023). Reconsidering Fordyce's classic article, "Pain and Suffering: what is the unit?" to help make our model of chronic pain truly biopsychosocial HHS Public Access. *Pain*, *164*(2), 271–279. https://doi.org/10.1097/j.pain.0000000000002748

Teixeira, P. J., Carraça, E. V., Markland, D., Silva, M. N., & Ryan, R. M. (2012). Exercise, physical activity, and self-determination theory: a systematic review. *The International Journal of Behavioral Nutrition and Physical Activity*, *9*. https://doi.org/10.1186/1479-5868-9-78

Tersa-Miralles, C., Bravo, C., Bellon, F., Pastells-Peiró, R., Rubinat Arnaldo, E., & Rubí-Carnacea, F. (2022). Effectiveness of workplace exercise interventions in the treatment of musculoskeletal disorders in office workers: a systematic review. *BMJ Open*, *12*(1), e054288. https://doi.org/10.1136/bmjopen-2021-054288

Tremblay, M. S., Aubert, S., Barnes, J. D., Saunders, T. J., Carson, V., Latimer-Cheung, A. E., Chastin, S. F. M., Altenburg, T. M., Chinapaw, M. J. M., Aminian, S., Arundell, L., Hinkley, T., Hnatiuk, J., Atkin, A. J., Belanger, K., Chaput, J. P., Gunnell, K., Larouche, R., Manyanga, T., ... Wondergem, R. (2017). Sedentary Behavior Research Network (SBRN)–Terminology Consensus Project process and outcome. *International Journal of Behavioral Nutrition and Physical Activity*, *14*(1), 1–17. https://doi.org/10.1186/s12966-017-0525-8

Vaegter, H. B., & Jones, M. D. (2020). Exercise-induced hypoalgesia after acute and regular exercise: experimental and clinical manifestations and possible mechanisms in individuals with and without pain. *Pain Reports, 5*(5), E823. https://doi.org/10.1097/PR9.0000000000000823

Vancampfort, D., Stubbs, B., Lara, E., Vandenbulcke, M., Swinnen, N., Smith, L., Firth, J., Herring, M. P., Hallgren, M., & Koyanagi, A. (2018). Mild cognitive impairment and sedentary behavior: A multinational study. *Experimental Gerontology, 108*, 174–180. https://doi.org/10.1016/J.EXGER.2018.04.017

Vos, T., Abajobir, A. A., Abate, K. H., Abbafati, C., Abbas, K. M., Abd-Allah, F., Abdulkader, R. S., Abdulle, A. M., Abebo, T. A., Abera, S. F., Aboyans, V., Abu-Raddad, L. J., Ackerman, I. N., Adamu, A. A., Adetokunboh, O., Afarideh, M., Afshin, A., Agarwal, S. K., Aggarwal, R., ... Murray, C. J. L. (2017). Global, regional, and national incidence, prevalence, and years lived with disability for 328 diseases and injuries for 195 countries, 1990–2016: a systematic analysis for the Global Burden of Disease Study 2016. *The Lancet, 390*(10100), 1211–1259. https://doi.org/10.1016/S0140-6736(17)32154-2

Waongenngarm, P., Areerak, K., & Janwantanakul, P. (2018). The effects of breaks on low back pain, discomfort, and work productivity in office workers: A systematic review of randomized and non-randomized controlled trials. In *Applied Ergonomics* (Vol. 68, pp. 230–239). Elsevier Ltd. https://doi.org/10.1016/j.apergo.2017.12.003

Wilmot, E. G., Edwardson, C. L., Achana, F. A., Davies, M. J., Gorely, T., Gray, L. J., Khunti, K., Yates, T., & Biddle, S. J. H. (2012). Sedentary time in adults and the association with diabetes, cardiovascular disease and death: Systematic review and meta-analysis. *Diabetologia, 55*(11), 2895–2905. https://doi.org/10.1007/s00125-012-2677-z

Calidad de vida y experiencia de los síntomas no motores en personas con Enfermedad de Parkinson

Helena Fernández Lago, Maria Masbernat Almenara, Pere Bosch Barceló, Oriol Martínez Navarro, María Urrestarazu Gutiérrez, Erica Briones Vozmediano (Universitat de Lleida)

INTRODUCCIÓN

Patología

En 1817, el médico británico James Parkinson publicó su influyente ensayo "An Essay on the Shaking Palsy", en el que describió por primera vez la enfermedad que posteriormente llevaría su nombre [1]. En su obra, detalló un trastorno caracterizado por temblor involuntario en reposo, movimientos ralentizados, rigidez muscular y dificultades para mantener la postura y el equilibrio. Observó que estos síntomas progresaban de manera insidiosa y afectaban cada vez más la movilidad y la autonomía de los pacientes. Sin embargo, en su descripción inicial, James Parkinson no identificó explícitamente los síntomas no motores, que hoy se reconocen como parte fundamental de la enfermedad [2]. En ese momento, el enfoque clínico estaba centrado en las manifestaciones motoras visibles, lo que reflejaba las limitaciones del conocimiento neurológico de la época. Con el paso del tiempo, la investigación ha permitido ampliar la comprensión de la enfermedad y reconocer que los síntomas no motores pueden preceder a los motores y desempeñar un papel crucial en su progresión y carga clínica[3].

En la actualidad, la enfermedad de Parkinson es reconocida como el segundo trastorno neurodegenerativo más prevalente a nivel mundial, solo por detrás de la enfermedad de Alzheimer[4]. Su incidencia y prevalencia han aumentado de manera alarmante en las últimas décadas, convirtiéndose en la enfermedad neurológica de más rápido crecimiento en términos de carga global [5]. Este incremento se atribuye a diversos factores, como el envejecimiento poblacional, la mayor esperanza de vida y la creciente exposición a factores ambientales de riesgo [6].

Epidemiología

Epidemiológicamente, se estima que más de 8,5 millones de personas en el mundo viven con la enfermedad de Parkinson, con una prevalencia que se incrementa exponencialmente con la edad, afectando aproximadamente al 1-2 % de las personas mayores de 60 años y hasta un 4 % en mayores de 80 años [5]. Aunque en la mayoría de los casos no se identifica una causa genética clara, alrededor del 10-15 % de los pacientes presentan mutaciones en genes que podrían llegar a predisponer al desarrollo de la enfermedad [7]. Además, se ha identificado que factores ambientales como la exposición a pesticidas, metales pesados y contaminantes del aire pueden contribuir al desarrollo de la enfermedad, mientras que el consumo de cafeína y el hábito de fumar parecen tener un efecto protector [8].

A pesar de su impacto, el Parkinson sigue siendo percibido, en muchos casos, como una enfermedad exclusivamente motora y asociada al envejecimiento, lo que retrasa su diagnóstico y tratamiento en etapas tempranas. Sin embargo, la investigación actual ha demostrado que es un trastorno sistémico y complejo, que involucra múltiples redes neuronales y afecta diversas funciones no motoras, como el sueño, la cognición y la regulación autonómica[9]. Este cambio de paradigma en la comprensión de la enfermedad ha impulsado nuevas estrategias terapéuticas y un enfoque más integral en su manejo clínico.

Anatomopatología

Desde el punto de vista anatomopatológico, la enfermedad de Parkinson se caracteriza por la degeneración progresiva de las neuronas productoras de dopamina en la sustancia negra, una región del mesencéfalo que desempeña un papel crucial en la regulación del movimiento. La pérdida de estas neuronas conlleva una disminución significativa de los niveles de dopamina en los circuitos estriatales, lo que altera la comunicación entre las estructuras encargadas de coordinar el movimiento y provoca los síntomas motores característicos de la enfermedad [10]. Aunque no se conoce una causa única que explique esta degeneración, diversos mecanismos han sido propuestos. Entre ellos, el estrés oxidativo y la disfunción mitocondrial parecen desempeñar un papel clave al comprometer la producción de energía y generar productos tóxicos que dañan las neuronas[11,12]. Además, se ha identificado una alteración en los sistemas de degradación de proteínas, lo que favorece la acumulación de α-sinucleína y otras proteínas mal plegadas con potencial neurotóxico [13]. La neuroinflamación también ha sido implicada en la progresión de la enfermedad, ya que la activación crónica de la microglía y la liberación de citocinas proinflamatorias pueden exacerbar la muerte neuronal [14]. La interacción de estos mecanismos refuerza la idea de que la enfermedad de Parkinson es el resultado de un proceso multifactorial en el que factores genéticos y ambientales contribuyen a la vulnerabilidad de las neuronas dopaminérgicas.

Además de la pérdida neuronal, una característica patológica bien establecida del Parkinson es la presencia de cuerpos de Lewy, inclusiones intracelulares compuestas principalmente por agregados anormales de la proteína α-sinucleína [15]. En condiciones fisiológicas, la α-sinucleína participa en la regulación de la neurotransmisión en las sinapsis, pero en la enfermedad de Parkinson adquiere una conformación anómala y forma depósitos insolubles que pueden afectar la función celular y contribuir a la muerte neuronal.

Una de las hipótesis más influyentes en la actualidad sugiere que la acumulación de α-sinucleína no ocurre de manera aleatoria, sino que sigue un patrón progresivo en el sistema nervioso. Según la hipótesis de Braak, la α-sinucleína mal plegada podría propagarse de una célula a otra siguiendo una secuencia específica, comenzando en el bulbo olfatorio y el tronco encefálico en las primeras etapas de la enfermedad, para luego extenderse a regiones subcorticales y, finalmente, a la corteza en fases avanzadas [16]. Esta hipótesis, que postula un mecanismo de transmisión similar al observado en las enfermedades priónicas, ha sido respaldada por estudios experimentales en modelos animales y celulares[17], pero aún se encuentra en evaluación y no ha sido confirmada de manera concluyente en humanos.

Dado que la α-sinucleína también se deposita en regiones cerebrales involucradas en funciones como el sueño, la memoria y la regulación autonómica, su acumulación podría estar relacionada con la aparición de síntomas no motores en etapas tempranas de la enfermedad. Sin embargo, sigue en debate si estos depósitos son la causa primaria de la neurodegeneración o una consecuencia secundaria de otros procesos patológicos, como la disfunción mitocondrial, el estrés oxidativo o la neuroinflamación [18].

Sintomatología

La enfermedad de Parkinson se ha caracterizado históricamente como un trastorno del movimiento, definido clínicamente por la presencia de síntomas motores cardinales: temblor en reposo, rigidez, bradicinesia y alteraciones posturales [19]. Estos síntomas reflejan la disfunción del sistema dopaminérgico, en particular la degeneración de las neuronas de la sustancia negra y la reducción de dopamina en los circuitos estriatales [9]. La manifestación de estos signos clínicos ha sido la base del diagnóstico de la enfermedad desde sus primeras descripciones, y su control ha sido el principal objetivo de los tratamientos farmacológicos y quirúrgicos disponibles[20].

Sin embargo, a pesar de su relevancia clínica, los síntomas motores no explican completamente la heterogeneidad de la enfermedad ni su impacto en la calidad de vida de los pacientes. En las últimas décadas, ha quedado en evidencia que el Parkinson no es solo un trastorno del movimiento, sino una condición neurodegenerativa sistémica con manifestaciones más amplias. De hecho, numerosos estudios han demostrado que los síntomas no motores pueden ser incluso más incapacitantes que los síntomas motores en muchos pacientes y pueden preceder a la aparición de estos últimos en varias décadas [3,21].

Los síntomas no motores incluyen una amplia gama de alteraciones neuropsiquiátricas, cognitivas, autonómicas y sensoriales que afectan de manera significativa la funcionalidad diaria y el bienestar del paciente. Entre ellos, la depresión, la ansiedad, los trastornos del sueño y la disfunción autonómica son algunas de las manifestaciones más prevalentes y debilitantes [22]. No obstante, durante mucho tiempo estos síntomas fueron considerados aspectos secundarios o ajenos al curso clínico de la enfermedad, lo que llevó a que fueran infradiagnosticados y, en consecuencia, subtratados [23].

Actualmente, la investigación sobre los síntomas no motores ha cobrado un papel central en el estudio de la enfermedad de Parkinson, dado que estos síntomas pueden ofrecer claves importantes sobre su fisiopatología y progresión. Su impacto en la calidad de vida es comparable o incluso superior al de los síntomas motores, y su adecuado reconocimiento es esencial para mejorar el abordaje clínico y terapéutico de los pacientes [24].

A continuación, se profundiza en cada uno de los síntomas no motores, alistados y clasificados.

Tabla 1. Clasificación de los síntomas no motores de la EP. **Síntomas no motores**

Clasificación de los síntomas no motores.	
Hiposmia	Sintomatología sensitiva somatosensiva
Alteraciones de la vista	
Dolor	
Ansiedad	Sintomatología neuropsiquiátrica
Depresión	
Apatía	
Fatiga	

Déficit cognitivo Demencia Psicosis	
	Alteraciones del sueño
Disfunción urinaria Disfunción sexual Disfunción gastrointestinal Alteraciones cardiovasculares	Sintomatología del sistema autonómico

Clasificación de los síntomas no motores aportada en el estudio de Schapira et al.[21]

Hiposmia

La alteración del sentido del olfato es una de las manifestaciones más tempranas y frecuentes en la enfermedad de Parkinson. Esta disminución de la capacidad olfativa puede preceder a los síntomas motores durante años, lo que la convierte en un marcador potencialmente útil para la identificación precoz de la enfermedad. Aunque la mayoría de los pacientes no suele ser consciente de esta disfunción hasta que se realiza una evaluación específica, se estima que más del 70 % presenta algún grado de hiposmia. Esta afectación se ha relacionado con la acumulación de α-sinucleína en el bulbo olfatorio y en áreas cerebrales implicadas en la percepción de olores, lo que refuerza la idea de que la neurodegeneración en el Parkinson comienza mucho antes de las manifestaciones clínicas clásicas [25].

Alteraciones de la vista

Los trastornos visuales en la enfermedad de Parkinson incluyen visión borrosa, dificultad para percibir colores y reducción del contraste, además de una alteración en los movimientos oculares que puede manifestarse como sacadas más lentas y errores en el seguimiento visual. Estos problemas contribuyen a la inestabilidad postural y al riesgo de caídas, y se ven agravados por la disminución en la frecuencia del parpadeo, que propicia la sequedad ocular. Se han documentado cambios degenerativos en la retina, así como alteraciones en las vías dopaminérgicas encargadas de modular la función visual, lo que indica que la afectación visual responde tanto a procesos neurodegenerativos centrales como periféricos [26,27].

Dolor

La presencia de dolor es una manifestación no motora frecuente y, en muchos casos, discapacitante. Puede adoptar formas diversas, desde dolor musculoesquelético asociado a rigidez y posturas anómalas, hasta dolores de tipo neuropático o de origen central. Este síntoma puede afectar de forma significativa la calidad de vida, interfiriendo con las actividades cotidianas y el descanso nocturno. La complejidad del dolor en la enfermedad de Parkinson radica en que no siempre responde a los tratamientos convencionales, y a menudo requiere un enfoque multidisciplinario que incluya ajustes farmacológicos, fisioterapia y, en ocasiones, apoyo psicológico[28,29].

Ansiedad

La ansiedad es uno de los trastornos neuropsiquiátricos más prevalentes en la enfermedad de Parkinson y puede manifestarse en cualquier fase de la progresión. A menudo se presenta junto con la depresión y puede intensificar otros síntomas no motores, como el insomnio. En algunos casos, se acentúa ante situaciones de incertidumbre o cuando los fármacos antiparkinsonianos pierden efectividad, generando episodios de "ansiedad on-off". El reconocimiento temprano de la ansiedad y su manejo adecuado son fundamentales para mejorar la calidad de vida y reducir la carga emocional que experimentan los pacientes [30].

Depresión

La depresión es otro síntoma neuropsiquiátrico frecuente y puede anteceder a los síntomas motores de la enfermedad de Parkinson. Se estima que afecta a una proporción elevada de pacientes y se considera un importante factor de deterioro en la calidad de vida. La fisiopatología de la depresión en el Parkinson no se explica únicamente por las alteraciones dopaminérgicas, sino que también involucra cambios en los sistemas serotoninérgico y noradrenérgico. Aunque puede ser difícil de diagnosticar debido a la superposición con otros síntomas de la enfermedad (como la apatía y la bradicinesia), un abordaje multidisciplinario que incluya psicoterapia y tratamiento farmacológico apropiado suele resultar beneficioso [23].

Apatía

La apatía se caracteriza por la pérdida de motivación, iniciativa e interés por las actividades cotidianas, y puede aparecer de forma independiente a la depresión. Este síntoma es especialmente relevante porque afecta la participación del paciente en terapias de rehabilitación y en actividades sociales. Además, su presencia se asocia con peores resultados funcionales a largo plazo y una mayor carga para los cuidadores, dado que el paciente puede mostrar menor implicación en las tareas diarias y en la toma de decisiones relacionadas con su cuidado [31].

Fatiga

La fatiga se percibe como una sensación de cansancio físico y mental que no se alivia con el descanso convencional, y es uno de los síntomas no motores más difíciles de cuantificar y tratar. Afecta a más de la mitad de los pacientes y puede tener un impacto significativo en sus actividades diarias, su capacidad laboral y su estado de ánimo. Las causas de la fatiga en el Parkinson pueden ser multifactoriales, incluyendo el trastorno del sueño, las fluctuaciones motoras y el propio proceso neurodegenerativo, lo que requiere un abordaje integral que incluya cambios en el estilo de vida y ajustes en el tratamiento[32].

Déficit cognitivo

El deterioro cognitivo puede presentarse en etapas tempranas de la enfermedad y, por lo general, afecta funciones ejecutivas como la planificación, la atención y la memoria de trabajo. Las alteraciones cognitivas están relacionadas con cambios neurodegenerativos más allá de la sustancia negra, incluyendo la participación de circuitos frontoestriatales y corticales. Este deterioro leve puede pasar desapercibido, pero es importante detectarlo pronto, ya que constituye un factor de riesgo para la progresión hacia alteraciones cognitivas más severas [33].

Demencia

En fases avanzadas, un porcentaje significativo de pacientes desarrolla demencia asociada a la enfermedad de Parkinson. Esta se caracteriza por un deterioro marcado de la memoria, la orientación y la capacidad de tomar decisiones, lo que conduce a una pérdida progresiva de la autonomía. La demencia en el Parkinson suele asociarse con un pronóstico menos favorable y un aumento de la carga sobre el cuidador, ya que el paciente requiere supervisión constante y apoyo para las actividades básicas de la vida diaria[34].

Psicosis

Las alucinaciones, sobre todo de tipo visual, y los delirios son las formas más habituales de psicosis en la enfermedad de Parkinson. Estos síntomas pueden obedecer a la progresión de la enfermedad y a la afectación de redes neuronales encargadas de la integración sensorial, aunque también pueden verse exacerbados por el uso de medicamentos dopaminérgicos. Su aparición se relaciona con un mayor deterioro funcional y con dificultades en la relación del paciente con su entorno, lo que requiere un ajuste cuidadoso de la terapia y, en algunos casos, el empleo de fármacos antipsicóticos específicos [35].

Disfunción urinaria

Los trastornos miccionales, como la urgencia, la incontinencia o la nicturia, son frecuentes en la enfermedad de Parkinson y se deben en gran parte a la disfunción autonómica. Estas alteraciones pueden ser especialmente molestas, generando inseguridad y dificultando el descanso nocturno. El manejo de la disfunción urinaria suele requerir un abordaje multidisciplinario que incluya fisioterapia, ajustes farmacológicos y, en ocasiones, evaluación por urología para descartar otras causas [36].

Disfunción sexual

La disminución de la libido, la disfunción eréctil en hombres y la dificultad para alcanzar el orgasmo en mujeres se encuentran entre los síntomas sexuales más reportados por los pacientes con Parkinson. La base de estos problemas se asocia a la combinación de alteraciones neuroquímicas y cambios emocionales, lo que dificulta una visión exclusivamente fisiológica del síntoma. El asesoramiento profesional y el uso de tratamientos especializados pueden mejorar la calidad de vida de los pacientes, aunque este aspecto sigue estando infradiagnosticado debido a barreras culturales y a la falta de una evaluación rutinaria [37].

Disfunción gastrointestinal

Las alteraciones gastrointestinales son muy comunes y pueden incluir estreñimiento, que en muchos casos precede a los síntomas motores, así como una ralentización del vaciado gástrico que puede interferir con la absorción de la medicación antiparkinsoniana. También se describen síntomas como la hipersalivación y la disfagia, que incrementan el riesgo de neumonía por aspiración. Estos problemas contribuyen a la malnutrición y a la pérdida de peso, incrementando la fragilidad del paciente. El enfoque terapéutico suele abarcar recomendaciones dietéticas, hidratación adecuada y, en ocasiones, fármacos procinéticos[38].

Alteraciones cardiovasculares

La hipotensión ortostática es el síntoma cardiovascular más destacado y se manifiesta con mareos o sensación de desmayo al ponerse de pie. Este problema refleja la afectación del sistema nervioso autónomo y, en combinación con la inestabilidad postural propia de la enfermedad, aumenta el riesgo de caídas y fracturas. El ajuste del tratamiento antiparkinsoniano y la adopción de medidas como la elevación de la cabecera de la cama pueden ser útiles para reducir la aparición de síntomas cardiovasculares[3].

LA CALIDAD DE VIDA DE LAS PERSONAS CON EP

Ante el abanico tan amplio de síntomas que caracterizan la EP, el bienestar físico, mental, social y emocional de las personas con Parkinson se ve afectado. La integración de estos factores que componen el bienestar, es lo que conocemos como calidad de vida.

En el ámbito de la salud, el concepto de calidad de vida suele ser utilizado para referiste específicamente al impacto que tiene en una persona la presencia de una enfermedad o su respectivo tratamiento, así como la percepción subjetiva del individuo acerca de su estado de salud y su nivel de satisfacción vital [39].

La EP afecta a múltiples dimensiones de la calidad de vida entre los que predominan el deterioro de la movilidad, las limitaciones para los autocuidados y las actividades de la vida diaria, las limitaciones para la comunicación y la vida social, así como la afectación en las capacidades cognitivas y del bienestar emocional [40]. Adicionalmente, la afectación de la calidad de vida no transcurre de la misma manera en todas las personas con Parkinson, y hay casos en los que la calidad de vida se ve más afectada que en otros, en función de la cantidad, frecuencia y severidad de los síntomas.

Existen varios métodos de medición y valoración de la calidad de vida en la EP. En la tabla 1 se describen tres de los instrumentos de medición de calidad de vida más utilizados en personas con Parkinson, algunos de ellos específicamente diseñados para esta enfermedad.

Tabla 1. Instrumentos de medición de la calidad de vida en la EP

Cuestionario	Descripción	Ítems del Cuestionario
The Parkinsons Disease Questionnaire (PDQ-39)	El PDQ-39 [41] es un instrumento de medida de la calidad de vida específico de la EP considerado clave en la evaluación de los tratamientos y el progreso de la enfermedad. Se creó basándose en entrevistas y cuestionarios hechos a los pacientes. Cuenta con 39 ítems, divididos en 8 dimensiones. Estos ítems son puntuados del 0 (nunca) al 4 (siempre). El ser multidimensional se considera un cuestionario con una alta fiabilidad test-retest y validez interna.	N.º de ítems: 39 Movilidad 10 Actividades de la vida diaria 6 Bienestar emocional 6 Estigma 4 Apoyo social 3 Aspectos cognitivos 4 Comunicación 3 Dolor Corporal 3
The Simplified Parkinsons Disease Questionnaire (PDQ-8)	El PDQ-8 [42] es una versión simplificada compuesta por 8 cuestiones representativas de las dimensiones del PDQ-39. Es el único instrumento breve y ampliamente utilizado que está directamente relacionado con la EP. En este caso, la puntuación se obtiene sumando los puntos de cada ítem y estandarizándolo	Items: 8 Problemas para moverse en lugares públicos Dificultad para vestirse solo Sensación de depresión Problemas en las relaciones con las personas

	en un valor sobre 100, donde una mayor puntuación supone una peor calidad de vida [43]. Su brevedad hace que al usuario le lleve menos tiempo completarlo y, por lo tanto, aumente el número de personas que lo completen. Por lo tanto, se puede decir que tiene una mayor viabilidad, aunque su fiabilidad y validez sean objeto de discusión. Tanto el PDQ-39 como el PDQ-8 estan validados en castellano [44].	Problemas para concentrarse Nª Incapacidad para concentrarse Calambres musculares o espasmos dolorosos Sentimiento de vergüenza en público por la enfermedad
EQ-5D-5L	El EQ-5D [45] es un instrumento creado por el Grupo Euro-QoL para valorar la calidad de vida relacionada con la salud. Es genérico ya que no está creado para ninguna enfermedad específica, incluso es aplicable en individuos sanos. Consta de dos pasos: el primero consiste en un cuestionario que mide los niveles de gravedad por dimensiones y el segundo es la Escala Visual Analógica (EVA) para una valoración más general [46]. El objetivo de esta escala es crear un índice que mida la salud, el cual se utilizará en evaluaciones económicas. Este índice ha sido recomendado para analizar la relación coste-utilidad de las tecnologías en el sector de la salud ya	Nº de dimensiones: 5 Movilidad Autocuidado Actividades habituales Dolor/malestar Ansiedad/depresión. El 5L hace referencia a los cinco niveles de respuesta posibles en lo referente a cada dimensión

	que permite crear una unidad de salud denominada Año de Vida Ajustado por Calidad de Vida (AVAC). Es la unidad utilizada en la salud pública para valorar la carga que supone la enfermedad en la población. Por otro lado, también resulta útil a la hora de medir la salud autopercibida de la población y poder realizar comparaciones entre diferentes grupos[47]. La mayor ventaja de este cuestionario es la facilidad a la hora de ser utilizado ya que puede ser autoadministrado o aplicado mediante entrevistas, llamadas telefónicas o correo [46].	

Calidad de vida y síntomas no motores: cómo lo viven las personas con EP

Los síntomas no motores desempeñan un papel clave en la calidad de vida de las personas con Parkinson, aunque han recibido menos atención desde el punto de vista sanitario. Estos síntomas han demostrado ser buenos predictores de la calidad de vida, como se evidencia en el "Parkinson's Disease Questionnaire (PDQ-39)", con una correlación directa con peores resultados obtenidos en dicho cuestionario[22]. Es decir, la acumulación de síntomas no motores guarda una relación directa con el empeoramiento de la calidad de vida en la enfermedad de Parkinson.

Los signos relacionados con el estado de ánimo [48] son aquellos que parecen generar un impacto más negativo en la calidad de vida de las personas con enfermedad de Parkinson, seguidos por trastornos del sueño, fatiga, cambios corporales y dolor. Estos síntomas no solo afectan a las dimensiones físicas de la vida del paciente, sino que también inciden profundamente en su bienestar emocional y social.

Dada la complejidad y la variabilidad interpersonal de los síntomas en la enfermedad de Parkinson, es crucial escuchar y atender los síntomas reportados por los pacientes. Este enfoque personalizado permite ajustar los tratamientos de manera que se aborden tanto los síntomas motores como los no motores de forma integral, mejorando así la calidad de vida y el bienestar general.

En la tabla 2 se sintetiza como los síntomas no motores que los pacientes reportan con su propia enfermedad, afectan a cada dimensión de la calidad de vida.

DIMENSIÓN	SÍNTOMA NO MOTOR	IMPACTO
MOVILIDAD	Ansiedad	Medicación
	Dolor	
	Medicación	
AUTOCUIDADOS Y DEPENDENCIA	Apatía	Actividad física
	Ansiedad	Estrategias
	Disfagia	Medicación
	Menstruación	Estigma
	Dolor	
	Sueño	
ACTIVIDADES DE LA VIDA DIARIA	Alucinaciones	Planificación
	Ansiedad	Actividades sociales
	Apatía/Desmotivación	Comunicación
	Depresión	Concentración
	Deterioro cognitivo	Paternidad
	Disfagia	
	Dolor	
	Fatiga	
	Hipotensión ortostática	

	Sueño Vista Síntomas en mujeres	
DOLOR Y MA- LESTAR	Alucinaciones Dolor Fatiga Hormigueos/Parestesias Irregularidad Ansiedad/Miedo Síntomas en mujeres Menstruación Disfagia/Salivación Sueño	Miedo Comunicación Actividades sociales Estigma Incomprensión Sentimiento de pérdida
ANSIEDAD Y DEPRESIÓN	Alucinaciones Ansiedad Depresión Apatía Sueño Hiposmia Síntomas en mujeres	Aceptación Conducir Culpa Estrategias Actividades sociales Concentración Incomprensión Atención médica Causa Irritación Estigma
ACEPTACIÓN	Aceptación/Negación Ansiedad Apatía/Frustración Dolor	Esperanza de mejorar Medicación

MEDICACIÓN Y ATENCIÓN MÉDICA	Ansiedad/Miedo	
	Dolor	
	Disfagia	
	Menstruación	

A continuación, se profundiza en cómo afectan los síntomas no motores en las dimensiones de la calidad de vida afectadas por la enfermedad de Parkinson, respaldadas por investigaciones cualitativas que exploran las experiencias y percepciones reportadas por los propios pacientes que conviven con la enfermedad.

Ansiedad y depresión

Las investigaciones muestran altas tasas de prevalencia de depresión, ansiedad y apatía en personas con EP. La ansiedad y la depresión se encontraron en el 55% y el 56% de las personas con EP, respectivamente, a menudo coexistiendo [49]. Menza y colaboradores informaron de comportamientos depresivos en el 92% de los pacientes de EP diagnosticados con ansiedad, así como de comportamientos ansiosos en el 67% de los pacientes deprimidos. La gravedad de la enfermedad, el género femenino y la edad se correlacionan positivamente con la depresión en esta población[50]. La prevalencia de la apatía fue del 23,7% [51]. Aunque la apatía suele coocurrir con la depresión y la ansiedad, puede distinguirse como un síndrome independiente [51]. Sin embargo, [52] hallaron que la apatía «pura» es poco frecuente (2,8%) y a menudo se solapa con trastornos del estado de ánimo.

Oehlberg et al. [53] les plantearon a los individuos con EP cuestiones sobre su percepción respecto a la etiología de su depresión y cómo manejarla. Es una cuestión que puede resultar de gran importancia a la hora de abordarlo e intentar mejorarlo. Los pacientes reflexionaron sobre el origen de su estado depresivo. Algunos no lo asociaban con la EP, sino con factores externos, mientras que otros lo consideraban un aspecto implícito o una consecuencia directa de la enfermedad [53].

"I think there's some deterioration and something in my mind that is related to it somehow that the death of the dopamine cells or something else, I think, is triggering it." [53]

"Well, I lost my son last year in a car accident, separated from my wife, my oldest son turned out to be a drug user. I mean I could just go on and on." [53]

Además, la ansiedad está estrechamente vinculada con otros síntomas, como las alucinaciones, la apatía, las alteraciones del sueño y la hiposmia; que desencadenan además otras emociones como la culpa, la incomprensión, o la irritación. La relación entre la ansiedad y las alucinaciones, por ejemplo, a menudo provoca sensaciones de confusión o persecución en los pacientes[54]:

"They keep me here and they won't let me go home. I tried to go out. . . and I got out and I got up the drive out there. . . then five of them came at me. Five people. Two policemen. Five people on one, and they dragged me back in." [54]

En cuanto a la apatía, las personas con EP la experimentan de forma variada, como una falta de interés y energía, sensación de cansancio mental, desgana, despreocupación por la misma enfermedad y otros aspectos de su vida, sentimiento de invalidez como persona o pasividad.

Los síntomas neuropsiquiátricos de depresión, ansiedad o la apatía pueden provocar la entrada en un bucle en el que cuantas menos actividades de le vida diaria se realicen, menos motivación tenían para hacer las siguientes (49), según estudios cualitativos. La inseguridad hizo que planificar actividades de antemano sea una tarea complicada, y como consecuencia la vida social de las personas con Parkinson se vio afectada[55].

". . .as I say I've always been a sociable outgoing person but, um, I think twice now before I accept an invitation. Or going out to dinner with friends I feel more, more uncertain and insecure than I ever have done and I usually still go, but I'm looking for an excuse quite often." [55]

Por otro lado, algunos pacientes señalaron que la ansiedad, a pesar de sus efectos negativos, también tiene una función protectora. La ansiedad fue descrita por algunos pacientes como un síntoma útil en este sentido.

Esta ansiedad establece límites cuando se trata de tomar decisiones o asumir riesgos que pudieran poner en peligro su integridad física [55].

"And it's it's always a constant thing in the back of your mind what's going to happen in the future which also makes you think about things in a different light as well."[55]

También se observa que la hiposmia, la pérdida del olfato, está correlacionada con la depresión [56]. Las personas con EP expresan cómo la pérdida del olfato afecta profundamente su bienestar emocional, ya que asocian ciertos olores con recuerdos y experiencias personales.

"I lost completely my sense of smell… It's very annoying, because you know a loto f your emotional things, you have the smell of fresh cut Grass on a summer day. You don't get any of that."[56]

Investigaciones previas han sugerido que la hiposmia también se relaciona con alteraciones cognitivas, pérdida de memoria y disfunciones visuales [57]. Sin embargo, no se han encontrado pruebas suficientes para vincular la hiposmia con alteraciones emocionales y psicológicas como la depresión. Esto sugiere que, además de las consecuencias fisiopatológicas de los síntomas no motores de la EP, la percepción subjetiva de estos síntomas juega un papel crucial en la gravedad de los mismos y en la aparición de otras complicaciones.

Dolor y malestar

Más del 80% de las personas con EP experimentan dolor crónico [28], y este se describe como uno de los síntomas más preocupantes para las personas que lo sufren[58]. Las carencias actuales con relación a los conocimientos sobre los mecanismos subyacentes que provocan este síntoma no-motor provocan un inadecuado tratamiento. Previamente la literatura ha mostrado resultados poco concluyentes sobre la presencia de disfunciones del sistema nervioso central en EP [59–62].

Se describen tres tipos de dolor en EP:

- **Dolor distónico:** Se debe a contracciones musculares involuntarias y suele presentarse en pacientes con fluctuaciones motoras, especialmente durante los periodos "off" (cuando la medicación no está haciendo efecto).

- **Dolor neuropático:** Se origina por la alteración en la conducción de las señales nerviosas y puede manifestarse como sensaciones de ardor, hormigueo o descarga eléctrica.

- **Dolor central:** Se cree que está relacionado con una disfunción en el procesamiento del dolor a nivel del sistema nervioso central y no responde bien a los tratamientos convencionales.

Se han propuesto múltiples mecanismos para explicar la presencia del dolor en la EP. Una de las principales hipótesis sugiere un procesamiento nociceptivo anormal, que involucra tanto cambios periféricos como centrales:

- **Mecanismos periféricos:** alteraciones en el tamaño de los receptores y desafección periférica.

- **Mecanismos centrales:** disfunción en la modulación de los circuitos espinales y alteraciones en el control descendente del dolor debido a lesiones en las vías dopaminérgicas.

Diversos estudios han evaluado la sensibilidad al dolor en pacientes con EP. Dos investigaciones recientes han reportado que los pacientes con EP presentan hiperalgesia frente a ciertos estímulos, especialmente presión y calor, durante el estado "OFF" (sin medicación dopaminérgica). Sin embargo, estas diferencias son pequeñas o no significativas en el estado "ON" (con medicación dopaminérgica), lo que sugiere que la depleción de dopamina juega un papel clave en la sensibilidad al dolor en la EP.

A pesar de estos hallazgos, la evidencia sobre la sensibilidad al dolor en pacientes con EP es contradictoria. Mientras que algunos estudios han encontrado umbrales de dolor más bajos en pacientes con EP sin distinción entre quienes experimentan dolor y quienes no, otros han observado diferencias significativas en pacientes que presentan dolor. Es posible que la hipersensibilidad al dolor en la EP esté presente solo para ciertos estímulos y en determinados subgrupos de pacientes.

El dolor en la EP no solo afecta la percepción sensorial, sino que también impacta negativamente la calidad de vida y el sueño. Los pacientes con EP y dolor suelen reportar una peor calidad de vida relacionada con la salud y una mayor afectación del sueño en comparación con aquellos que no experimentan dolor. Esto resalta la importancia de abordar el dolor como un componente clave en el manejo integral de la enfermedad.

El tipo de afrontamiento que la persona hace también influye en el nivel de condicionamiento que este provoca en su día a día. Cuando este presentaba intensidades extremadamente elevadas les hacía llegar a pensar en suicidio, pero a menor intensidad también provocó pensamientos pesimistas, falta de esperanza, y una mayor dificultad para gestionar la enfermedad. Además, investigaciones cualitativas han mostrado como de invalidante fue este dolor ya que no permitió realizar con normalidad actividades que previamente no resultaban dolorosas, como caminar, e incluso llegó a alterar la calidad del sueño, provocando insomnio.

I thought "I've got a bit of pain in my back and what have you", and then I thought "Go on, there are some roses that need pruning"... I felt more alive then.[63]

Cuando la alteración no llega a manifestarse en forma de dolor, pueden aparecer hormigueos o parestesias ocasionales en algunas regiones del cuerpo, como la espalda[64].

"Sometimes I'm getting some tingling, numbness, like in my back."[64]

Fatiga y sueño

Juntamente con el dolor, la fatiga es uno de los síntomas no motores más frecuentes y debilitantes en personas con EP. De hecho, se calcula que el 90% de las personas con EP sufren síntomas no motores y de estas, el 80-85% padecen dolor y hasta el 90% fatiga [65].

La fatiga en la EP se puede clasificar en dos tipos principales [65]:

1. **Fatiga fisiológica:** Es una respuesta normal a la actividad intensa y prolongada. Es predecible, temporal y se alivia con el descanso, sin afectar significativamente las actividades diarias.

2. **Fatiga patológica:** Se caracteriza por una sensación de cansancio en reposo y una falta de energía desproporcionada que compromete las actividades diarias y la calidad de vida durante un período prolongado.

Dentro de la fatiga patológica, se distinguen dos componentes [66]:

· **Fatiga subjetiva:** Sensación exagerada de esfuerzo o disminución de la energía para iniciar y mantener el rendimiento mental o físico.

· **Fatigabilidad:** Disminución objetiva y desproporcionada en el rendimiento mental o físico inducida por la actividad continua.

La fatiga subjetiva puede dividirse en fatiga física y mental. La fatiga física se describe como una sensación de agotamiento físico exagerado, mientras que la fatiga mental se refiere a la experiencia de agotamiento durante y después de actividades cognitivas prolongadas [67].

La fisiopatología de la fatiga en la EP no está completamente comprendida. Sin embargo, se sabe que no está directamente relacionada con las características demográficas, motoras o la progresión de la enfermedad. La fatiga está moderadamente asociada con síntomas no motores como la apatía, la ansiedad y los trastornos del sueño, los cuales se han vinculado a la degeneración de las vías serotoninérgicas y a cambios anormales en la conectividad de los circuitos límbico-corticales[65].

Estudios de neuroimagen han mostrado una disminución en la unión del transportador de serotonina en los ganglios basales y estructuras límbicas, así como menores concentraciones de metabolitos serotoninérgicos en el líquido cefalorraquídeo en pacientes con EP y fatiga. Esto sugiere que la disfunción de los circuitos frontoestriatales y la integración sensorimotora pueden ser mecanismos subyacentes a la fatiga en la EP.

Además, otros procesos patológicos como la neuroinflamación también pueden estar involucrados. Se ha encontrado que niveles elevados de interleucina-6 en suero y proteína C reactiva en el líquido cefalorraquídeo están asociados con la fatiga en pacientes con EP [65,68].

Algunos factores asociados con la fatiga incluyen trastornos del sueño, depresión, apatía y somnolencia excesiva diurna [69–71]. Y, por otro lado, la presencia de fatiga está asociada con un mayor avance de los síntomas motores y no motores[70].

Entre estos factores asociados, específicamente las alteraciones del sueño en la EP se pueden manifestar tanto en forma de disminución de la calidad del descanso nocturno [64], como en el aumento del cansancio diurno [72]. Un estudio reciente identificó que el 86% de las personas con EP padecen cansancio diurno, comparado con un 61% entre personas sanas [73]. Este cansancio resultó presentarse de manera inconstante de un día para otro, y también condicionado por la época del año, mejorando en verano [74]. Una revisión sistemática que relacionaba las alteraciones del sueño con otros síntomas no motores [75] indicó que estas estaban directamente relacionadas con la depresión, bajos niveles cognitivos, la fatiga y una menos calidad de vida a rasgos generales. Las personas con EP reportan incomprensión por parte de los demás antes los patrones de sueño alterado.

"I would really have to plan for it and we might be in the middle of something and I'd, I've just got to go to sleep for an hour and they wouldn't understand that"

Por otra parte, la sintomatología somatosentiva, como el dolor, la sensación de pesadez en las piernas[76], y de las alteraciones del sueño fueron una barrera para la realización de las actividades de la vida diaria. Incluso, síntomas como la fatiga limitó actividades y responsabilidades importantes como la paternidad [76]. Tanto el dolor como la fatiga en esta condición, suponen síntomas controvertidos y poco entendidos. En gran parte debido a su frecuente coexistencia con otros síntomas no motores como la apatía, la ansiedad, o las alteraciones del sueño [65]. Como consecuencia, será vital que se genere investigación de calidad que responda a las dudas aún presentes en la EP, con el objetivo de trasladar esa generación de conocimiento a mejoras objetivas en el tratamiento y la calidad de vida de las personas con EP.

IMPACTO DE LOS SÍNTOMAS NO MOTORES EN LOS PACIENTES CON EP

Autocuidados y dependencia

Los autocuidados relacionan la capacidad de las personas con EP de manejar la enfermedad y las diferentes estrategias que llegan a adoptar para sobrellevar la sintomatología lo mejor posible. La dependencia, por otro lado, determina la necesidad de segundas personas para llevar a cabo actividades que antes se hacían sin ayuda.

La actividad física fue un medio utilizado para adquirir un estado de bienestar general respecto a la enfermedad, ya que provoca una sensación de inclusión y positividad en las personas que la realizan[77].

"I want to do it [exercise] because it makes me feel more like a human being, you feel more normal... in spite of my limitations... it makes me feel like a real person and that is something I lost considerably" [77]

Las personas que sufren episodios de dolor emplean diferentes métodos para aliviarlo como la termoterapia, técnicas de relajación o el hecho de intentar focalizar su atención en otra cosa en el momento en que lo padecen[63]. Mantenerse activo también fue una de las estrategias de manejo del dolor [63].

"Out in public I'm much better at dealing with it then... because it takes your mind off it ... but I can cope with it better when I'm with a lot of people" [63]

De la misma manera, la mala calidad del sueño y las consecuencias de esta se intentaron revertir mediante momentos de descanso a lo largo del día (cita) o el aumento de actividad en el momento en el que la persona siente que se va a quedar dormido [72].

"I have to move when I get sleepy [....] I could run around for hours doing things. And that feels good." [72]

En lo que respecta a la dependencia fue provocada por varios de los síntomas no motores y por las medidas de tratamiento y la medicación. Los sujetos pasaron a necesitar la ayuda de personas externas para llevar a cabo algunas de las actividades, ya que no eran capaces de hacerlas por sí mismos. Alimentarse o tomar las medicaciones de administración oral son algunas de estas actividades, ya que las personas que sufren disfagia necesitan, en ocasiones, una persona que les dé de comer para poder hacerlo de forma segura [78]. Por otro lado, aunque no sea un síntoma, la medicación también hizo dependientes a las personas que la tomaban, ya que generó un estado de atención continuo respecto a los horarios de las tomas o a cargar con los medicamentos a los diferentes sitios o planes que realizaran [79].

"I shout for my wife and she just feeds us." [78]

Las investigaciones cualitativas reportan limitaciones para el autocuidado en el momento de menstruar y la realización de la higiene pertinente también fue una barrera a la que se enfrentaron muchas mujeres con EP. Necesitar la ayuda de su pareja para lidiar con el sangrado y el resto de los aspectos de la menstruación provocaron una sensación de rechazo [80].

"And when I had my period, if I was having a bad day, he (husband) had to help me and that wasn't very nice...and sometimes I would leave a pad behind because I'd drop it sort of thing and couldn't get it picked up. So he didn't like that aspect, which I understood." [80]

Movilidad

Los propios pacientes describen una relación entre la capacidad para moverse y los síntomas no motores, dificultando su bienestar general.

La percepción de la capacidad para desplazarse o caminar por parte de las personas con EP, se puede ver condicionada por los síntomas neuropsiquiátricos como ansiedad y alteraciones cognitivas. Estas percepciones se respaldan con los resultados de estudios que exploran la relación entre la capacidad para caminar y el estado cognitivo y emocional de los pacientes. Las personas con EP presentan un mayor riesgo de caídas al caminar especialmente en situaciones que requieren mayor concentración o que generan un estrés adicional. Investigaciones cualitativas mostraron que estas alteraciones son percibidas por las propias personas con EP.

"I think it makes me slower, speech wise it-it appears to change my gait when I get tired and anxious. My gait changes, my walking pattern changes. To small steps. That's probably it if I get anxious, if I get tired that happens as well. So, so they seem to be linked somehow. . ." [54]

Estigma y aceptación

La aceptación es uno de los factores psicosociales que más influye en las personas con EP y a su entorno, ya que promueve una mejor adaptación a la enfermedad [81].

Aceptar la enfermedad o estar un estado de negación influye en el estado de la persona y en cómo se siente. Negar la existencia de la enfermedad puede llevar a la apatía y a la frustración, e incluso al abandono de actividades que anteriormente practicaban, por miedo a un deterioro mayor. La aceptación implica ajustes emocionales y psicológicos y sobre todo supone comprender los cambios y encontrar la forma de convivir con la EP, sabiendo que es una condición degenerativa. Adoptar una visión realista de la situación y aceptar la enfermedad pueden generar un cambio positivo, mejorando la calidad de vida de quienes la padecen[82].

And she gave me this line visually and said "what about putting the word accept half way along the line?" and that was a vast improvement just that simple setting of a slider on an imaginary line [82].

Hay una serie de factores que influyen en la aceptación de dicha enfermedad:

1. *Comprensión de la enfermedad: Informarse sobre el Parkinson ayuda a reducir la incertidumbre y el miedo.*

2. *Apoyo emocional y social: La familia, amigos y grupos de apoyo son fundamentales para afrontar los desafíos.*

3. *Actitud y resiliencia: Mantener una mentalidad positiva y buscar estrategias para afrontar los síntomas puede mejorar la calidad de vida.*

4. *Intervención profesional: Terapia psicológica, grupos de apoyo y asesoramiento médico pueden facilitar el proceso de aceptación.*

5. *Autocuidado y estilo de vida: El ejercicio, la alimentación saludable y la participación en actividades placenteras contribuyen a la adaptación.*

Sin embargo, la personalidad y las creencias de la persona que padece EP juegan un papel clave en la aceptación de la enfermedad [81].

El estigma asociado a la enfermedad de Parkinson (EP) tiene un impacto significativo en la calidad de vida de los pacientes, afectando tanto su bienestar psicológico como su integración social [83].

Según la perspectiva de las personas con EP el estigma puede aparecer debido a la incapacidad de controlar el cuerpo y el deseo de esconderlo en espacios públicos, el sentimiento de incomprensión de la ansiedad relacionada con la EP, la preocupación por la proyección de sus cambios personales en los demás y la limitación de su participación en actividades sociales.

El estigma en la EP se manifiesta a través de estereotipos negativos, malentendidos, exclusión social y discriminación. Estos factores contribuyen a sentimientos de aislamiento y angustia psicológica en los pacientes. Las causas subyacentes incluyen la falta de conocimiento sobre la enfermedad, creencias culturales y normas sociales que perpetúan conceptos erróneos y dificultan el acceso a recursos y apoyo esenciales [84].

Respecto a las actividades sociales, el estigma que sufren las personas con EP fue un factor limitante a la hora de participar en eventos sociales, debido a la inseguridad que esta produce o a las situaciones incomodas que se puedan dar (51). Es el caso de la disfagia, que generó rechazo a comer en público por el miedo a ahogarse o por no poder seguir el ritmo de los demás [78].

Un estudio reciente analizó el estigma visible e invisible experimentado por personas con EP. El estigma invisible se relaciona con la percepción interna de una identidad cambiante debido a la enfermedad, mientras que el estigma visible se asocia con síntomas evidentes como la "facies en máscara". Estos factores pueden intensificar la sensación de aislamiento y afectar negativamente la autoimagen del paciente [83].

"I mean I do get a little tense if I'm with a group of people on a given day. If I'm by myself I'm okay."[78]

Un estudio reciente afirmó que las personas con EP presentan senti-miento de culpa, vergüenza e incomodidad y que estos sentimientos se pueden relacionar con la percepción de estigma social y cambios en la autoimagen debido a los síntomas de la enfermedad [85]. Por ejemplo, las alteraciones y limitaciones en la movilidad y actividades de la vida diaria provocan sentimientos de culpa, principalmente por sentirse una carga o una molestia para las personas de su alrededor [86] o el sentimiento de culpa por necesitar ayuda (56). Eso provoca que las personas con EP oculten algunos de los síntomas no motores que presentan [56,87].

I don't want to be a burden. . . I am already a burden to myself but I don't want to be a burden to everyone else. . . A lot of people are already looking after me, I see a neurologist, a GP, a psychiatrist, a physiotherapist, a nurse, an OT, a speech therapist, a personal trainer at the gym, I don't want to be a burden [86].

Medicación y atención médica

La medicación y la atención médica pueden influir de forma indirecta en la EP. Recientemente se ha descrito que las personas con EP están descontentas con la medicación y el trato recibido por el personal médi-co. Refieren poca empatía de los médicos y suelen mostrar actitudes de desconocimiento, incomprensión y de falta de atención, actitudes que hacen sentir mal a las personas con EP [63,88].

'My own specialist never ever said any advice about what you could do to help yourself or anything like that, he never had the time I don't think.' [63]

El tratamiento farmacológico se centra en aliviar los síntomas moto-res y mejorar la calidad de vida sin embargo su impacto en la evolución de los no motores es desconocido, lo que puede generar sensación de malestar en los pacientes. Esto podría deberse a que algunos síntomas pueden ser opuestos al tratamiento, la falta de reconocimiento de los síntomas no motores al no asociarlos con la enfermedad y finalmente a la falta de atención por parte del profesional sanitario. Una adherencia a la medicación es un importante sobre todo en enfermedades crónicas, sin embargo, algunas personas con EP han rechazado el tratamiento farmacológico por miedo a los efectos secundarios (56) y según dicen porque les ha empeorado la movilidad (42). También refieren que padecen efectos secundarios derivados de la medicación como las alteraciones visuales, la alteración de la menstruación. a ansiedad fue otro síntoma incomprendido por los profesionales que hizo que los pacientes no recibieran una atención médica correcta (56).

"And you can always be given tablets for things but that that isn't the answer it's about being able to overcome..."[55]

REFLEXIONES FINALES

La atención personalizada de los síntomas no motores

El abordaje de la EP debe basarse en el conocimiento de la sintomatología en su conjunto y en la comprensión detallada de su etiología, que puede variar significativamente entre pacientes. Se reconoce que la percepción subjetiva de los síntomas no motores tiene un papel crucial en su gravedad y en la aparición de otras complicaciones. Por lo tanto, es fundamental considerar la perspectiva individual de cada paciente sobre las manifestaciones no motoras que presente y su impacto en la calidad de vida.

En este sentido, los PREMS (Patient-Reported Experience Measures) son herramientas utilizadas para medir la experiencia que tiene el paciente con el sistema de salud o con un tratamiento en particular. A diferencia de los PROMs (Patient-Reported Outcome Measures), que se centran en los resultados clínicos y la salud del paciente desde su perspectiva, los PREMS se enfocan en cómo el paciente percibe y experimenta el proceso de atención médica. Tener un conocimiento más profundo de la afectación de los síntomas no motores en las diversas dimensiones de la calidad de vida de las personas con EP, permiten acercarnos a una inclusión de los PREMs de manera más personalizada y eficiente en el proceso de atención sanitaria de personas con EP. Pueden mejorar el proceso mediante: la mejora de la comunicación con los profesionales de la salud en cuanto a síntomas no motores menos conocidos o más estigmatizados; puede mejorar la accesibilidad y la calidad de la atención recibida e incrementar la satisfacción de los usuarios en el proceso de atención sanitaria; así como la participación del paciente en la toma de decisiones sobre su tratamiento.

La experiencia de los síntomas no motores desde la perspectiva de género

La inclusión de la perspectiva de género en el proceso de atención sanitaria de personas con enfermedades crónicas es esencial y una prioridad de las políticas sanitarias. Mujeres y hombres con EP) manifiestan percepciones diferentes de los síntomas no motores y de su repercusión en la calidad de vida y estado de salud.

En este sentido, resultados sobre las diferencias de género en la EP [89] mostraron en las mujeres una menor calidad de vida general y una mayor prevalencia de algunos síntomas, como depresión, ansiedad, fatiga y dolor. Existe la posibilidad de que estas diferencias se deban a la tendencia de las mujeres a una mayor comunicación emocional (64) debido a los procesos de socialización diferenciales entre mujeres y hombres (distintas expectativas de género, normalización e interiorización de ciertas conductas, etc). En este sentido, las actividades de la vida diaria, particularmente en el ejercicio de la maternidad y paternidad, pueden verse afectadas por la EP de manera diferente entre hombres y mujeres, con diferente repercusión en su calidad de vida [56,90].

La menstruación es uno de aspectos de la vida diaria invisibilizados en las mujeres con patologías que provocan dependencia. En mujeres con EP, la menstruación está directamente relacionada con el empeoramiento de los signos del periodo en un 83% de los casos. Así mismo, los síntomas de la enfermedad como la depresión, el dolor y la disminución de los niveles de energía, entre otros, empeoran la semana previa a la menstruación en el 50-60% de las ocasiones [91]. Esta repercusión negativa puede generar una sensación de miedo al periodo [80], además de frustración y sensación de rechazo por la pareja al tener que depender de ella para los cuidados relacionados con el periodo.

Por tanto, integrar la perspectiva de género tanto en la investigación como en la atención sanitaria de las personas con EP es esencial para garantizar una atención personalizada y equitativa.

BIBLIOGRAFÍA

[1] Parkinson J. An essay on the shaking palsy. 1817. J Neuropsychiatry Clin Neurosci 2002;14. https://doi.org/10.1176/JNP.14.2.223.

[2] Lees AJ, Hardy J, Revesz T. Parkinson's disease. Lancet 2009;373:2055–66. https://doi.org/10.1016/S0140-6736(09)60492-X.

[3] Chaudhuri KR, Healy DG, Schapira AHV. Non-motor symptoms of Parkinson's disease: Diagnosis and management. Lancet Neurol 2006;5:235–45. https://doi.org/10.1016/S1474-4422(06)70373-8.

[4] Tysnes OB, Storstein A. Epidemiology of Parkinson's disease. J Neural Transm 2017;124:901–5. https://doi.org/10.1007/S00702-017-1686-Y,.

[5] Dorsey ER, Sherer T, Okun MS, Bloemd BR. The emerging evidence of the Parkinson pandemic. J Parkinsons Dis 2018;8:S3–8. https://doi.org/10.3233/JPD-181474,.

[6] Bloem BR, Okun MS, Klein C. Parkinson's disease. Lancet 2021;397:2284–303. https://doi.org/10.1016/S0140-6736(21)00218-X,.

[7] Blauwendraat C, Nalls MA, Singleton AB. The genetic architecture of Parkinson's disease. Lancet Neurol 2020;19:170–8. https://doi.org/10.1016/S1474-4422(19)30287-X.

[8] Ascherio A, Schwarzschild MA. The epidemiology of Parkinson's disease: risk factors and prevention. Lancet Neurol 2016;15:1257–72. https://doi.org/10.1016/S1474-4422(16)30230-7,.

[9] Kalia L V., Lang AE. Parkinson's disease. Lancet 2015;386:896–912. https://doi.org/10.1016/S0140-6736(14)61393-3.

[10] Damier P, Hirsch EC, Agid Y, Graybiel AM. The substantia nigra of the human brain: II. Patterns of loss of dopamine-containing neurons in Parkinson's disease. Brain 1999;122:1437–48. https://doi.org/10.1093/BRAIN/122.8.1437,.

[11] Dias V, Junn E, Mouradian MM. The role of oxidative stress in parkinson's disease. J Parkinsons Dis 2013;3:461–91. https://doi.org/10.3233/JPD-130230,.

[12] Exner N, Lutz AK, Haass C, Winklhofer KF. Mitochondrial dysfunction in Parkinson's disease: Molecular mechanisms and pathophysiological consequences. EMBO J 2012;31:3038–62. https://doi.org/10.1038/EMBOJ.2012.170,.

[13] McNaught KSP, Olanow CW, Halliwell B, Isacson O, Jenner P. Failure of the ubiquitin proteasome system in Parkinson's disease. Nat Rev Neurosci 2001;2:589–94. https://doi.org/10.1038/35086067,.

[14] Hirsch EC, Hunot S. Neuroinflammation in Parkinson's disease: a target for neuroprotection? Lancet Neurol 2009;8:382–97. https://doi.org/10.1016/S1474-4422(09)70062-6.

[15] Spillantini MG, Schmidt ML, Lee VMY, Trojanowski JQ, Jakes R, Goedert M. α-synuclein in Lewy bodies [8]. Nature 1997;388:839–40. https://doi.org/10.1038/42166,.

[16] Braak H, Del Tredici K, Rüb U, De Vos RAI, Jansen Steur ENH, Braak E. Staging of brain pathology related to sporadic Parkinson's disease. Neurobiol Aging 2003;24:197–211. https://doi.org/10.1016/S0197-4580(02)00065-9.

[17] Luk KC, Kehm V, Carroll J, Zhang B, O'Brien P, Trojanowski JQ, Lee VMY. Pathological α-synuclein transmission initiates Parkinson-like neurodegeneration in nontransgenic mice. Science (80-) 2012;338:949–53. https://doi.org/10.1126/SCIENCE.1227157,.

[18] Surmeier DJ, Obeso JA, Halliday GM. Selective neuronal vulnerability in Parkinson disease. Nat Rev Neurosci 2017;18:101–13. https://doi.org/10.1038/NRN.2016.178,.

[19] Postuma RB, Berg D, Stern M, Poewe W, Olanow CW, Oertel W, Obeso J, Marek K, Litvan I, Lang AE, Halliday G, Goetz CG, Gasser T, Dubois B, Chan P, Bloem BR, Adler CH, Deuschl G. MDS clinical diagnostic criteria for Parkinson's disease. Mov Disord 2015;30:1591–601. https://doi.org/10.1002/MDS.26424,.

[20] Obeso JA, Stamelou M, Goetz CG, Poewe W, Lang AE, Weintraub D, Burn D, Halliday GM, Bezard E, Przedborski S, Lehericy S, Brooks DJ, Rothwell JC, Hallett M, DeLong MR, Marras C, Tanner CM, Ross GW, Langston JW, Klein C, Bonifati V, Jankovic J, Lozano AM, Deuschl G, Bergman H, Tolosa E, Rodriguez-Violante M, Fahn S, Postuma RB, Berg D, Marek K, Standaert DG, Surmeier DJ, Olanow CW, Kordower JH, Calabresi P, Schapira AHV,

Stoessl AJ. Past, present, and future of Parkinson's disease: A special essay on the 200th Anniversary of the Shaking Palsy. Mov Disord 2017;32:1264–310. https://doi.org/10.1002/MDS.27115,.

[21] Schapira AHV, Chaudhuri KR, Jenner P. Non-motor features of Parkinson disease. Nat Rev Neurosci 2017;18:435–50. https://doi.org/10.1038/NRN.2017.62,.

[22] Martinez-Martin P, Rodriguez-Blazquez C, Kurtis MM, Chaudhuri KR. The impact of non-motor symptoms on health-related quality of life of patients with Parkinson's disease. Mov Disord 2011;26:399–406. https://doi.org/10.1002/MDS.23462,.

[23] Chaudhuri KR, Schapira AH. Non-motor symptoms of Parkinson's disease: dopaminergic pathophysiology and treatment. Lancet Neurol 2009;8:464–74. https://doi.org/10.1016/S1474-4422(09)70068-7.

[24] Seppi K, Ray Chaudhuri K, Coelho M, Fox SH, Katzenschlager R, Perez Lloret S, Weintraub D, Sampaio C, Chahine L, Hametner EM, Heim B, Lim SY, Poewe W, Djamshidian-Tehrani A. Update on treatments for nonmotor symptoms of Parkinson's disease—an evidence-based medicine review. Mov Disord 2019;34:180–98. https://doi.org/10.1002/MDS.27602,.

[25] Haehner A, Boesveldt S, Berendse HW, Mackay-Sim A, Fleischmann J, Silburn PA, Johnston AN, Mellick GD, Herting B, Reichmann H, Hummel T. Prevalence of smell loss in Parkinson's disease–A multicenter study. Park Relat Disord 2009;15:490–4. https://doi.org/10.1016/j.parkreldis.2008.12.005.

[26] Weil RS, Schrag AE, Warren JD, Crutch SJ, Lees AJ, Morris HR. Visual dysfunction in Parkinson's disease. Brain 2016;139:2827–43. https://doi.org/10.1093/BRAIN/AWW175,.

[27] Armstrong RA. Visual signs and symptoms of Parkinson's disease. Clin Exp Optom 2008;91:129–38. https://doi.org/10.1111/J.1444-0938.2007.00211.X.

[28] Broen MPG, Braaksma MM, Patijn J, Weber WEJ. Prevalence of pain in Parkinson's disease: A systematic review using the modified QUADAS tool. Mov Disord 2012;27:480–4. https://doi.org/10.1002/MDS.24054,.

[29] Tinazzi M, Abbruzzese G, Antonini A, Ceravolo R, Fabbrini G, Lessi P, Barone P, Melone MAB, Schettino C, Califano F, Ceravolo MG, Capecci M, Andrenelli E, Iemolo F, Spadaro D, Carnemolla A, Pontieri FE, Pellicano C, Benincasa D, Pietracupa S, Latorre A, Tedeschi G, Tessitore A, Giordano A, Bonuccelli U, Frosini D, Vanelli F, Comi G, Volonté MA, Spagnolo F, Scaglioni

A, Abrignani G, Avanzino L, Tamburini T, Facchini S, Biundo R, Altavista MC, Roberti C, Asteggiano G, L'Episcopo MR, Saracco E, Avarello T, Bono G, Riboldazzi G, Leva S, Del Sette M, Carabelli E, Traverso E, Michelucci R, Nassetti S, Pasini E, Padovani A, Cottini E, Bigni B, Ruggieri S, Modugno N, Fischetti M, Stefani A, Pierantozzi M, Stampanoni Bassi M, Ottaviani S, Ajena D, Trianni G, My F, Caggiula M, Valenti G, Grioli S, La Farina I, Zambito Marsala S, Marchini C, Gioulis M, Picillo M, Moccia M, Denaro A, Sebastianelli L, Onofrj M, Thomas A, Marini C, De Santis F, Spagnoli V, L'Erario R, Passadore P, Belgrado E, Mucchiut M, Priori A, Cogiamanian F, Marchet A. Reasons driving treatment modification in Parkinson's disease: Results from the cross-sectional phase of the REASON study. Park Relat Disord 2013;19:1130–5. https://doi.org/10.1016/j.parkreldis.2013.08.006.

[30] Aarsland D, Marsh L, Schrag A. Neuropsychiatric symptoms in Parkinson's disease. Mov Disord 2009;24:2175–86. https://doi.org/10.1002/MDS.22589,.

[31] Pagonabarraga J, Kulisevsky J, Strafella AP, Krack P. Apathy in Parkinson's disease: Clinical features, neural substrates, diagnosis, and treatment. Lancet Neurol 2015;14:518–31. https://doi.org/10.1016/S1474-4422(15)00019-8.

[32] Friedman JH, Brown RG, Comella C, Garber CE, Krupp LB, Lou JS, Marsh L, Nail L, Shulman L, Taylor CB. Fatigue in Parkinson's disease: A review. Mov Disord 2007;22:297–308. https://doi.org/10.1002/MDS.21240,.

[33] Litvan I, Goldman JG, Tröster AI, Schmand BA, Weintraub D, Petersen RC, Mollenhauer B, Adler CH, Marder K, Williams-Gray CH, Aarsland D, Kulisevsky J, Rodriguez-Oroz MC, Burn DJ, Barker RA, Emre M. Diagnostic criteria for mild cognitive impairment in Parkinson's disease: Movement Disorder Society Task Force guidelines. Mov Disord 2012;27:349–56. https://doi.org/10.1002/MDS.24893,.

[34] Aarsland D, Creese B, Politis M, Chaudhuri KR, Ffytche DH, Weintraub D, Ballard C. Cognitive decline in Parkinson disease. Nat Rev Neurol 2017;13:217–31. https://doi.org/10.1038/NRNEUROL.2017.27,.

[35] Fénelon G, Alves G. Epidemiology of psychosis in Parkinson's disease. J Neurol Sci 2010;289:12–7. https://doi.org/10.1016/j.jns.2009.08.014.

[36] Sakakibara R, Uchiyama T, Yamanishi T, Kishi M. Genitourinary dysfunction in Parkinson's disease. Mov Disord 2010;25:2–12. https://doi.org/10.1002/MDS.22519;REQUESTEDJOURNAL:JOURNAL:15318257;WGROUP:STRING:PUBLICATION.

[37] Bronner G, Vodusek DB. Management of sexual dysfunction in Parkinson's disease. Ther Adv Neurol Disord 2011;4:375. https://doi.org/10.1177/1756285611411504.

[38] Poewe W, Seppi K, Tanner CM, Halliday GM, Brundin P, Volkmann J, Schrag AE, Lang AE. Parkinson disease. Nat Rev Dis Prim 2017;3:1–21. https://doi.org/10.1038/NRDP.2017.13,.

[39] Opara JA, Brola W, Leonardi M, Błaszczyk B. Quality of life in Parkinson's Disease. J Med Life 2012;5:375. https://doi.org/10.5005/jp/books/10538_43.

[40] Schrag A, Jahanshahi M, Quinn N. How does Parkinson's disease affect quality of life? A comparison with quality of life in the general population. Mov Disord 2000;15:1112–8. https://doi.org/10.1002/1531-8257(200011)15:6<1112::AID-MDS1008>3.0.CO;2-A,.

[41] Jenkinson C, Fitzpatrick R, Peto V, Greenhall R, Hyman N. The Parkinson's disease questionnaire (PDQ-39): Development and validation of a Parkinson's disease summary index score. Age Ageing 1997;26:353–7. https://doi.org/10.1093/AGEING/26.5.353,.

[42] Li XY, Chen MJ, Liang XN, Yao RX, Shen B, Wu B, Li G, Sun YM, Wu JJ, Liu FT, Yang YJ, Wang J. PDQ-8: A Simplified and Effective Tool Measuring Life Quality in Progressive Supranuclear Palsy. J Parkinsons Dis 2023;13:83–91. https://doi.org/10.3233/JPD-223553,.

[43] Kulisevsky J, Luquin Piudo MR, Arbelo JM, Burguera Hernández JA, Carrillo F. Enfermedad de Parkinson avanzada. Características clínicas y tratamiento (parte I). Neurol Publicación Of La Soc Española Neurol ISSN-e 1578-1968, ISSN 0213-4853, Vol 28, No 8, 2013, Págs 503-521 2013;28:503–21.

[44] Martínez-Martín P, Frades Payo B, Pondal Sordo M, Duarte J, Vivancos Matellano F, Cubo E, Vázquez A, Tallón A, Jiménez FJ, Cubillo S, Vela L, Marco J. Quality of life in Parkinson's disease: Validation study of the PDQ-39 Spanish version. J Neurol Suppl 1998;245. https://doi.org/10.1007/PL00007737,.

[45] Hernandez G, Garin O, Pardo Y, Vilagut G, Pont À, Suárez M, Neira M, Rajmil L, Gorostiza I, Ramallo-Fariña Y, Cabases J, Alonso J, Ferrer M. Validity of the EQ–5D–5L and reference norms for the Spanish population. Qual Life Res 2018;27:2337–48. https://doi.org/10.1007/S11136-018-1877-5,.

[46] Herdman M, Badia X, Berra S. El EuroQol-5D: una alternativa sencilla para la medición de la calidad de vida relacionada con la salud en atención primaria. Aten Primaria 2013;28:425. https://doi.org/10.1016/S0212-6567(01)70406-4.

[47] García-Altés A, Pinilla J, Peiró S. Aproximación a los pesos de calidad de vida de los «años de vida ajustados por calidad» mediante el estado de salud autopercibido. Gac Sanit 2006;20:457–64. https://doi.org/10.1157/13096526.

[48] Barone P, Antonini A, Colosimo C, Marconi R, Morgante L, Avarello TP, Bottacchi E, Cannas A, Ceravolo G, Ceravolo R, Cicarelli G, Gaglio RM, Giglia RM, Iemolo F, Manfredi M, Meco G, Nicoletti A, Pederzoli M, Petrone A, Pisani A, Pontieri FE, Quatrale R, Ramat S, Scala R, Volpe G, Zappulla S, Bentivoglio AR, Stocchi F, Trianni G, Del Dotto P. The PRIAMO study: A multicenter assessment of nonmotor symptoms and their impact on quality of life in Parkinson's disease. Mov Disord 2009;24:1641–9. https://doi.org/10.1002/MDS.22643,.

[49] Yamanishi T, Tachibana H, Oguru M, Matsui K, Toda K, Okuda B, Oka N. Anxiety and depression in patients with Parkinson's disease. Intern Med 2013;52:539–45. https://doi.org/10.2169/INTERNALMEDICINE.52.8617,.

[50] Ringman J, Díaz-olavarrieta C, Rodríguez Y, Fairbanks L, Cummings J. The prevalence and correlates of neuropsychiatric symptoms in a population with Parkinson's disease in Mexico. Neuropsychiatry, Neuropsychol Behav Neurol 2002.

[51] Ineichen C, Baumann-Vogel H. Deconstructing Apathy in Parkinson's Disease: Challenges in Isolating Core Components of Apathy From Depression, Anxiety, and Fatigue. Front Neurol 2021;12:720921. https://doi.org/10.3389/FNEUR.2021.720921/BIBTEX.

[52] Foley JA, Cipolotti L. Apathy in Parkinson's Disease: A Retrospective Study of Its Prevalence and Relationship With Mood, Anxiety, and Cognitive Function. Front Psychol 2021;12. https://doi.org/10.3389/FPSYG.2021.749624,.

[53] Oehlberg K, Barg FK, Brown GK, Taraborelli D, Stern MB, Weintraub D. Attitudes regarding the etiology and treatment of depression in Parkinson's disease: A qualitative study. J Geriatr Psychiatry Neurol 2008;21:123–32. https://doi.org/10.1177/0891988708316862,.

[54] Todd D, Simpson J, Murray C. An interpretative phenomenological analysis of delusions in people with Parkinson's disease. Disabil Rehabil 2010;32:1291–9. https://doi.org/10.3109/09638280903514705,.

[55] Lovegrove CJ, Bannigan K. What is the lived experience of anxiety for people with Parkinson's? A phenomenological study. PLoS One 2021;16:e0249390. https://doi.org/10.1371/JOURNAL.PONE.0249390.

[56] Staunton H, Kelly K, Newton L, Leddin M, Rodriguez-Esteban R, Chaudhuri KR, Weintraub D, Postuma RB, Martinez-Martin P. A Patient-Centered Conceptual Model of Symptoms and Their Impact in Early Parkinson's Disease: A Qualitative Study. J Parkinsons Dis 2022;12:137–51. https://doi.org/10.3233/JPD-202457,.

[57] Takeda A, Baba T, Kikuchi A, Hasegawa T, Sugeno N, Konno M, Miura E, Mori E. Olfactory dysfunction and dementia in Parkinson's disease. J Parkinsons Dis 2014;4:181–7. https://doi.org/10.3233/JPD-130277,.

[58] Politis M, Wu K, Molloy S, Bain PG, Chaudhuri KR, Piccini P. Parkinson's disease symptoms: The patient's perspective. Mov Disord 2010;25:1646–51. https://doi.org/10.1002/MDS.23135,.

[59] Mylius V, Engau I, Teepker M, Stiasny-Kolster K, Schepelmann K, Oertel WH, Lautenbacher S, Möller JC. Pain sensitivity and descending inhibition of pain in Parkinson's disease. J Neurol Neurosurg Psychiatry 2009;80:24–8. https://doi.org/10.1136/JNNP.2008.145995,.

[60] Djaldetti R, Shifrin A, Rogowski Z, Sprecher E, Melamed E, Yarnitsky D. Quantitative measurement of pain sensation in patients with Parkinson disease. Neurology 2004;62:2171–5. https://doi.org/10.1212/01.WNL.0000130455.38550.9D,.

[61] Ferreira-Sanchez MR, Moreno-Verdu M, Cano-De-la-Cuerda R, Fernandez-De-las-Peñas C, Gueita-Rodriguez J, Ortega-Santiago R. Widespread pressure pain hyperalgesia is not related to pain in patients with parkinson's disease. Pain Med (United States) 2020;21:232–8. https://doi.org/10.1093/PM/PNZ091,.

[62] Zambito Marsala S, Tinazzi M, Vitaliani R, Recchia S, Fabris F, Marchini C, Fiaschi A, Moretto G, Giometto B, Macerollo A, Defazio G. Spontaneous pain, pain threshold, and pain tolerance in Parkinson's disease. J Neurol 2011;258:627–33. https://doi.org/10.1007/S00415-010-5812-0,.

[63] Twomey D, Stuart S, Baker K. Pain in Parkinson's disease: the lived experience. Int J Ther Rehabil 2018;25:301–8. https://doi.org/10.12968/IJTR.2018.25.6.301.

[64] Bonner N, Bozzi S, Morgan L, Mason B, Peterschmitt MJ, Fischer TZ, Arbuckle R, Reaney M. Patients' experiences of Parkinson's disease: a qualitative study in glucocerebrosidase and idiopathic Parkinson's disease. J Patient-Reported Outcomes 2020;4. https://doi.org/10.1186/S41687-020-00230-9,.

[65] Tinazzi M, Geroin C, Siciliano M, Gandolfi M, Di Vico I, De Micco R, Tessitore A. Pain and fatigue in Parkinson's disease: advances in diagnosis and management. Neurol Sci 2025. https://doi.org/10.1007/S10072-024-07985-9.

[66] Kluger BM, Herlofson K, Chou KL, Lou JS, Goetz CG, Lang AE, Weintraub D, Friedman J. Parkinson's Disease-related Fatigue: A Case Definition and Recommendations for Clinical Research. Mov Disord 2016;31:625. https://doi.org/10.1002/MDS.26511.

[67] Lou JS. Physical and mental fatigue in parkinsons disease: Epidemiology, pathophysiology and treatment. Drugs and Aging 2009;26:195–208. https://doi.org/10.2165/00002512-200926030-00002,.

[68] Pereira JR, Santos LV dos, Santos RMS, Campos ALF, Pimenta AL, de Oliveira MS, Bacheti GG, Rocha NP, Teixeira AL, Christo PP, Scalzo PL. IL-6 serum levels are elevated in Parkinson's disease patients with fatigue compared to patients without fatigue. J Neurol Sci 2016;370:153–6. https://doi.org/10.1016/J.JNS.2016.09.030,.

[69] Fu R, Luo XG, Ren Y, He ZY, Lv H. Clinical characteristics of fatigued Parkinson's patients and the response to dopaminergic treatment. Transl Neurodegener 2016;5:1–7. https://doi.org/10.1186/S40035-016-0056-2/TABLES/4.

[70] Zhou X, Xiang Y, Song T, Zhao Y, Pan H, Xu Q, Chen Y, Sun Q, Wu X, Yan X, Guo J, Tang B, Lei L, Liu Z. Characteristics of fatigue in Parkinson's disease: A longitudinal cohort study. Front Aging Neurosci 2023;15:1133705. https://doi.org/10.3389/FNAGI.2023.1133705/BIBTEX.

[71] Miwa H, Miwa T. Fatigue in patients with Parkinson's disease: Impact on quality of life. Intern Med 2011;50:1553–8. https://doi.org/10.2169/INTERNALMEDICINE.50.4954,.

[72] Höglund A, Hagell P, Östlund U, Fredrikson S, Sandlund C. Like a Wave in Its Variable Shape, Breadth, and Depth: A Qualitative Interview Study of Experiences of Daytime Sleepiness in People with Parkinson's Disease. Parkinsons Dis 2022;2022:9980177. https://doi.org/10.1155/2022/9980177.

[73] Hammadi HA, Hameed WA, Fakhri MA, Khazaal HM, Abood FK, Hameed EK, Al-Ameri LT. Does Parkinson's disease affect sleep quality? Ir J Med Sci 2024;193:2035–9. https://doi.org/10.1007/S11845-024-03689-3/METRICS.

[74] Suddick K, Chambers S. The lived experience of sleep disturbance in people with Parkinson's disease. J Nurs Healthc Chronic Illn 2010;2:292–301.

[75] Neikrug AB, Maglione JE, Liu L, Natarajan L, Avanzino JA, Corey-Bloom J, Palmer BW, Loredo JS, Ancoli-Israel S. Effects of sleep disorders on the non-motor symptoms of Parkinson disease. J Clin Sleep Med 2013;9:1119–29. https://doi.org/10.5664/JCSM.3148,.

[76] Morel T, Cleanthous S, Andrejack J, Barker RA, Blavat G, Brooks W, Burns P, Cano S, Gallagher C, Gosden L, Siu C, Slagle AF, Trenam K, Boroojerdi B, Ratcliffe N, Schroeder K. Patient Experience in Early-Stage Parkinson's Disease: Using a Mixed Methods Analysis to Identify Which Concepts Are Cardinal for Clinical Trial Outcome Assessment. Neurol Ther 2022;11:1319–40. https://doi.org/10.1007/S40120-022-00375-3,.

[77] Atkins KJ, Friel CP, Andrews SC, Chong TTJ, Stout JC, Quinn L. A qualitative examination of apathy and physical activity in Huntington's and Parkinson's disease. Neurodegener Dis Manag 2022;12:129–39. https://doi.org/10.2217/NMT-2021-0047,.

[78] Miller N, Noble E, Jones D, Burn D. Hard to swallow: Dysphagia in Parkinson's disease. Age Ageing 2006;35:614–8. https://doi.org/10.1093/AGEING/AFL105,.

[79] Olsson M, Stafström L, Söderberg S. Meanings of fatigue for women with Parkinson's disease. Qual Health Res 2013;23:741–8. https://doi.org/10.1177/1049732313482398,.

[80] Tolson D, Fleming V, Schartau E. Coping with menstruation: Understanding the needs of women with Parkinson's disease. J Adv Nurs 2002;40:513–21. https://doi.org/10.1046/J.1365-2648.2002.02408.X,.

[81] Navarta-Sánchez MV, Caparrós N, Ursúa Sesma ME, Díaz de Cerio Ayesa S, Riverol M, Portillo MC. Estrategias psicosociales para fortalecer el afrontamiento de la enfermedad de Parkinson: perspectiva de pacientes, familiares y profesionales sociosanitarios. Aten Primaria 2016;49:214. https://doi.org/10.1016/J.APRIM.2016.06.001.

[82] Simpson J, McMillan H, Leroi I, Murray CD. Experiences of apathy in people with Parkinson's disease: A qualitative exploration. Disabil Rehabil 2015;37:611–9. https://doi.org/10.3109/09638288.2014.939771,.

[83] Hermanns M. The invisible and visible stigmatization of Parkinson's disease. J Am Assoc Nurse Pract 2013;25:563–6. https://doi.org/10.1111/1745-7599.12008,.

[84] Crooks S, Mitchell G, Wynne L, Carter G. Exploring the stigma experienced by people affected by Parkinson's disease: a systematic review. BMC Public Health 2025;25:1–13. https://doi.org/10.1186/S12889-024-21236-8/TABLES/1.

[85] Fleury V, Catalano Chiuvé S, Forjaz MJ, Di Marco M, Messe M, Debove I, Angulo J, Hariz GM, Burkhard PR, Martinez-Martin P, Rodriguez-Blazquez C, Krack P. Embarrassment and Shame in People With Parkinson's Disease: A

New Tool for Self-Assessment. Front Neurol 2020;11. https://doi.org/10.3389/FNEUR.2020.00779,.

[86] Turner LM, Liddle J, Pachana NA. Parkinson's Disease and Driving Cessation: a Journey Influenced by Anxiety. Clin Gerontol 2017;40:220–9. https://doi.org/10.1080/07317115.2016.1215365,.

[87] Angulo J, Fleury V, Péron JA, Penzenstadler L, Zullino D, Krack P. Shame in Parkinson'S Disease: A Review. J Parkinsons Dis 2019;9:489–99. https://doi.org/10.3233/JPD-181462,.

[88] Berliner JM, Kluger BM, Corcos DM, Pelak VS, Gisbert R, McRae C, Atkinson CC, Schenkman M. Patient perceptions of visual, vestibular, and oculomotor deficits in people with Parkinson's disease. Physiother Theory Pract 2020;36:701–8. https://doi.org/10.1080/09593985.2018.1492055,.

[89] Georgiev D, Hamberg K, Hariz M, Forsgren L, Hariz GM. Gender differences in Parkinson's disease: A clinical perspective. Acta Neurol Scand 2017;136:570–84. https://doi.org/10.1111/ANE.12796,.

[90] Langlois É V., Daniels K, Akl EA. Evidence Synthesis for Health Policy and Systems: A Methods Guide. Evid Synth Heal Policy Syst A Methods Guid 2018.

[91] Rubin SM. Parkinson's Disease in Women. Disease-a-Month 2007;53:206–13. https://doi.org/10.1016/j.disamonth.2007.02.002.

Prevención y detección precoz del cáncer de cuello uterino: situación actual, perspectivas y el camino hacia su eliminación

Celmira Laza-Vásquez y Joan Valls (Universitat de Lleida)

1. INTRODUCCIÓN: EL CÁNCER EN EL MUNDO

El cáncer representa un problema importante para la sociedad, la salud pública y la economía en el siglo XXI. Es responsable de casi una de cada seis muertes (16.8%) y se encuentra entre las tres principales causas de muerte a nivel global. Un estudio reciente[1] realizado por investigadores de la Agencia Internacional de Investigación del Cáncer (IARC) de la Organización Mundial de la Salud (OMS) estimó que en el año 2022 hubo 20 millones de nuevos casos de cáncer a nivel mundial y 9.7 millones de muertes por cáncer. En mujeres, el cáncer de mama es el cáncer más diagnosticado y la principal causa de muerte por cáncer, seguido por el cáncer de pulmón y colorrectal tanto en casos como en muertes. En hombres, el cáncer de pulmón es el más frecuente en incidencia y mortalidad, seguido por el cáncer de próstata y colorrectal en nuevos casos, y el cáncer de hígado y colorrectal en mortalidad[2].

2. EPIDEMIOLOGÍA DEL CÁNCER A NIVEL GLOBAL: INCIDENCIA Y MORTALIDAD.

Las tasas de incidencia y mortalidad varían ampliamente entre regiones del mundo. En 2020, las tasas de incidencia ajustadas por edad fueron más altas en Europa y América del Norte, con 290 y 273 casos por 100.000 habitantes, respectivamente, mientras que en África la incidencia fue de 124 casos por 100.000 habitantes(3). Mientras que en países con alto desarrollo humano la incidencia de ciertos tipos de cáncer, como el colorrectal, ha comenzado a estabilizarse o incluso a disminuir, en naciones de ingresos bajos y medianos la tendencia es ascendente debido a cambios en los patrones de vida, el envejecimiento de la población y la exposición a factores de riesgo como la obesidad y el sedentarismo(4). La supervivencia también presenta grandes variaciones; en el cáncer de mama, la tasa de supervivencia a cinco años en países desarrollados puede superar el 85%, mientras que en regiones con sistemas de salud menos desarrollados puede ser inferior al 50%(5).

El cáncer de pulmón sigue siendo el más letal a nivel mundial, con una tasa de mortalidad del 18% de todas las muertes por cáncer. A nivel global, la mortalidad por cáncer es más alta en países con menores recursos, en parte debido a un acceso limitado a diagnóstico temprano y tratamientos efectivos(6).

Factores de riesgo y prevención

El desarrollo del cáncer está influenciado por factores de riesgo modificables y no modificables. Entre los factores modificables, el consumo de tabaco sigue siendo el principal responsable de muertes por cáncer, con aproximadamente 7 millones de muertes anuales relacionadas con este hábito(7). La obesidad y el sedentarismo han emergido como determinantes críticos en la incidencia de cáncer de mama posmenopáusico, endometrio y colorrectal. Además, el consumo excesivo de alcohol se asocia con un mayor riesgo de desarrollar cáncer de hígado, colorrectal, mama y cavidad oral. La infección por virus del papiloma humano (VPH) es responsable de la gran mayoría de los casos de cáncer de cuello uterino (CCU) y también está relacionada con neoplasias de orofaringe y ano. La infección crónica por los virus de la hepatitis B y C es la principal causa de cáncer hepático en muchas regiones, especialmente en Asia y África(8).

Cribado del cáncer y su situación actual

El cribado es una estrategia fundamental para la detección temprana de varios tipos de cáncer. Actualmente, existen programas de cribado efectivos para el cáncer de mama, colorrectal y cuello uterino. En el cáncer de mama, la mamografía periódica ha demostrado reducir la mortalidad hasta en un 30% en mujeres de 50 a 69 años(9). Para el cáncer colorrectal, el cribado mediante colonoscopía o pruebas de sangre oculta en heces ha demostrado disminuir la mortalidad en un 25%(10). En el caso del CCU, la citología y pruebas de detección del VPH han permitido una reducción significativa de la mortalidad en países con programas efectivos de cribado(11).

3. EL CÁNCER DE CUELLO UTERINO

El CCU es una enfermedad causada por el VPH(12), enfermedad de transmisión sexual (ETS) con una alta prevalencia, se estima que alrededor del 80% de las mujeres sexualmente activas contraerán el virus en algún momento de su vida. El VPH es el patógeno más común involucrado en el desarrollo de neoplasia(13) y se ha identificado en el 95% de las lesiones cervicales malignas(14). Catorce tipos de VPH se consideran de alto riesgo (VPH-AR) u oncogénicos, siendo los tipos 16 y 18 los más asociados con carcinomas de células escamosas y adenocarcinomas, subtipos histológicos más comunes (se estima que en un 60% y 20% respectivamente)(13,15).

La infección es sigilosa y duradera, pudiendo transcurrir entre 5 a 20 años para evolucionar a cambios neoplásicos en ausencia tratamiento(16) (14). Se supone que la mayoría de la población sexualmente activa se infecta por el VPH durante la vida, independientemente del genotipo, por lo que se considera una de las ETS más prevalentes. Las infecciones son a menudo transitorias y asintomáticas, y la mayoría se eliminan por la respuesta inmune del huésped en un período de tiempo variable (desde unos pocos meses hasta dos años)(17). Se estima que solo un 10% de las personas infectadas evolucionan a una neoplasia(18).

La confirmación en el año 1999 del VPH como agente causal necesario del CCU, aunque no suficiente(19), confirmó la posibilidad de una enfermedad prevenible y curable; y abrió las puertas a una estrategia conjunta para su eliminación: la vacunación contra el VPH y la detección precoz, como estrategias de prevención primaria y secundaria respectivamente(20,21).

También, evidenció que el CCU es una enfermedad prevenible, que puede identificarse fácilmente y tratarse y curarse mediante procedimientos menos traumáticos con preservación de órganos y daños corporales mínimos. Así, el CCU es un excelente candidato para ser *"erradicado"*(13).

A pesar de estos avances en la relación causal de la enfermedad, más de dos décadas después de su desarrollo y validación, el CCU es el cuarto cáncer más común entre las mujeres en todo el mundo y la principal causa de muertes relacionadas con el cáncer entre las mujeres en los países en vías de desarrollo. En el año 2022 la incidencia fue de 661 por cada 100.000 personas (3.3% de todos los canceres) y la mortalidad de 348 por cada 100.000 personas (3.6% de todas las muertes) a; observándose tasas más elevadas en países de ingresos bajos y medios(1). Por esto, se le denomina el *cáncer de la "pobreza"*(12).

La OMS declaró en el año 2020 al CCU como un problema de salud pública(22), y lanzó la estrategia *"Global strategy to accelerate the elimination of cervical cancer as a public health problem"*(23), con la meta de reducir de manera equitativa la incidencia del CCU por debajo de 4 en 100.000 habitantes a través de tres acciones: inmunización de un mínimo del 90% al 2030 de las niñas de 15 años contra el VPH; cribado del 70% de las mujeres dos veces en la vida mediante una prueba de alta eficiencia, la primera antes de los 35 años y la segunda antes de los 45 años; y tratamiento adecuado de un mínimo del 90% de las lesiones cervicales (cáncer o precáncer) detectados(23,24).

4. DETECCIÓN PRECOZ DEL CÁNCER DE CUELLO UTERINO

La detección precoz del CCU se introdujo a mediados del siglo XX a través de un cribado oportunista, generalmente anual, a mujeres entre los 25 y 65 años de edad. La citología cervical mediante la prueba de Papanicolau o citología convencional, contribuyó de forma importante a la reducción de la incidencia y mortalidad por la enfermedad(25).

La implementación de programas poblacionales de detección precoz ha sido desigual en las diferentes regiones y países. Por ejemplo, Inglaterra inició el Programa de Detección de Cáncer de Cuello Uterino del Servicio Nacional de Salud a partir de 1988(26) mientras que en España no fue hasta el año 2019(27). En el año 2003, la Unión Europea recomendó a sus miembros la instauración de programas organizados de cribado de CCU(28).

Lo anterior fomentó la implementación paulatina y desigual de los programas, además del establecimiento de la detección del VPH-AR como prueba primaria de cribado junto con la citología cérvico vaginal, después que el American College of Gynecologists and Obstetricians y la American Cancer Society recomendaran la realización de pruebas conjuntas de VPH y citología. En 2014, la U.S. Food and Drug Administration (FDA) aprobó la primera prueba de VPH como herramienta de detección primaria para la detección del CCU en mujeres mayores de 25 años(29).

El objetivo último del cribado poblacional del CCU es la reducción de la mortalidad por dicha neoplasia, al identificar las mujeres asintomáticas con lesiones cervicales precursoras que presentan riesgo de transformación a CCU y cuyo tratamiento evita la progresión, y a mujeres con un estadio inicial que pueden tratarse con menor radicalidad y mayor efectividad. Sus beneficios son la reducción de la incidencia y mortalidad, la curación de mujeres tratadas tras ser diagnosticadas gracias al programa de cribado que, en su ausencia, habrían desarrollado y eventualmente muerto por CCU; mejora de la calidad de vida gracias a la posibilidad de realizar tratamientos menos agresivos de lesiones premalignas o iniciales detectados por el cribado, y un beneficio psicológico para las mujeres ante un resultado negativo que les ofrece un intervalo de *"seguridad"* libre de enfermedad(30).

Siguiendo la recomendación de la OMS, la mayoría de los países con programas de cribado de CCU inician la detección precoz entre los 25 y 29 años y lo finalizan entre los 60 y 69 años(20). En España, el programa poblacional de detección precoz está dirigido a mujeres en edades comprendidas entre 25 y 65 años; entre los 25 a 34 años se realiza la citología cérvico uterina cada 3 años y a partir de los 35 y hasta los 65 años, la determinación VPH-AR(27). Antes de los 25 años se debe promover la prevención primaria mediante la vacunación contra el VPH y acciones para la disminución del contagio de la ETS y fomento de la planificación familiar(23).

Sin embargo, a pesar que la detección precoz está disponible en muchos países, se realiza de forma desigual a través de programas que son de base poblacional (organizados) o no poblacionales (no organizados) o de cribado oportunista; y en los entornos con recursos limitados pueden adoptar un enfoque de cribado y tratamiento (pruebas seguidas inmediatamente por el tratamiento, sin confirmación en la biopsia). Las tasas de participación y la cobertura varían ampliamente entre países y entornos(31). Una revisión sobre la cobertura mundial de la detección del CCU identificó que solo 139 (69%) de 202 países cuentan con recomendaciones oficiales de detección precoz; el 88% de países de altos ingresos y solo el 60% de 138 países de ingresos bajos y medios(20).

En este siglo, la detección precoz del CCU es una de las estrategias de cribado con mayores cambios y avances en los últimos años que, sumando a la vacunación contra el VPH, han modificado de forma importante esta estrategia poblacional. Por una parte, a la detección precoz se sumó la detección del VPH-AR como prueba primaria. La prueba de VPH-AE es una prueba molecular objetiva, a diferencia de la citología que es propensa a la evaluación subjetiva y con una reproducibilidad limitada(31), es más sensible que el análisis citológico para la detección de neoplasia intraepitelial cervical de grado 3 o superior (CIN3+) y se asocia con tasas de detección reducidas en rondas de detección posteriores(32–34). Se espera que el balance sea aún más favorable después de varias rondas de detección basada en el VPH, ya que esta prueba permite intervalos más largos entre las pruebas de detección que el análisis citológico(31).

Por otra parte, la citología convencional (Papanicolau), a pesar de su bajo coste y alta especificidad, fue sustituida por la citología réflex en medio líquido (LBC) que mejoró la calidad de la muestra; al permitir la recolección, conservación y preparación de frotis de muestras cervicales, mejorando la eficacia de la detección y disminuyendo los resultados falsos positivos(35). Además, el procesamiento técnico, la extensión y la tinción se realizan de forma automatizada, tiene tiempos más cortos de análisis citológicos al permitir la utilización de sistemas de análisis automatizados con escáneres y sistemas de inteligencia artificial. (35)(36)(37,38). Sin embargo, la LBC no muestra una diferencia considerable en la sensibilidad o especificidad para la detección de las lesiones HSIL en comparación con la citología de Papanicolaou(39). Asimismo, permite realizar dos pruebas con una sola muestra, la conservación y utilización posterior del material cervical para la detección del VPH y la autotoma vaginal(36), este último, un avance importante en el sistema de recogida de la muestra(40).

La autotoma vaginal es un procedimiento sencillo que ha permitido el aumento de la participación femenina en el programa poblacional en la detección precoz del CCU al permitir la confidencialidad, privacidad, comodidad y practicidad para las mujeres; disminuir las barreras de tiempo, geográficas, de desplazamientos, de los servicios sanitarios, culturales o religiosas; y la vergüenza y miedo para las mujeres que no se sienten cómodas con la prueba recolectada por las/los profesionales de la salud(40–42). También ofrece una alternativa más accesible para grupos de mujeres como trabajadoras sexuales, privadas de la libertad, víctimas de violencia sexual e inmigrantes al disminuir el miedo e incomodidad que genera el procedimiento invasivo y ante posibles actitudes discriminatorias en los entornos de atención sanitaria. Así, también ayuda a crear una sensación de *"autonomía"* y *"control"* en las mujeres(43,44).

Para los sistemas sanitarios y los programas de cribado, la autotoma implica una disminución de los costos asociados a la disminución de las consultas por parte de los profesionales de la salud, en especial, las enfermeras matronas que son las encargadas de tomar la muestra citológica(40–42).

Varios retos enfrentan los programas poblacionales de detección precoz del CCU. Quizás el más importante es el aumento de la detección precoz en países de medianos y bajos ingresos para disminuir la disparidad en la incidencia y mortalidad a nivel mundial. En estos contextos es necesario el establecimiento de programas poblacionales donde no han sido implementados y el fortalecimiento de los mismos dónde ya han iniciado. Asimismo, enfrentan grandes desafíos en términos de recursos financieros, técnicos y humanos; la realización continua de pruebas a intervalos en el tiempo y el seguimiento de las mujeres, en especial, las residentes en zonas rurales(39).

En el contexto europeo, donde los programas poblacionales de detección cuentan con un funcionamiento adecuado y una alta cobertura y participación, el reto es aumentar la baja participación de varios grupos minoritarios como las mujeres inmigrantes, en especial, provenientes de países donde no existen y/o no funcionan adecuadamente los programas de poblacionales, y de contextos fuertemente conservadores(45).

La baja participación de las mujeres inmigrantes en la detección precoz es una cuestión compleja dónde se *"entremezclan"* múltiples factores: barreras de idioma y culturales, bajo nivel de alfabetización en salud y la falta de información sobre el CCU y su detección precoz; así como barreras específicas relacionadas con el acceso a los servicios de salud (estigma social, valores culturales y de género, creencias religiosas, miedo, vergüenza y experiencias personales traumáticas pasadas)(46–48). Asimismo, por el papel asignado socialmente a las mujeres como cuidadoras de otros, por lo que dan una baja prioridad a la atención sanitaria preventiva(49); y la incomodidad del examen ginecológico asociado con la prueba que es descrito por muchas mujeres como un procedimiento como incómodo, doloroso, invasivo y agresivo(50).

Lo anterior muestra la necesidad de tomar en cuenta las intersecciones del estatus de inmigrante con otros Determinantes Sociales de la Salud como el bajo nivel educativo, de ingresos y de alfabetización sanitaria, entre otros(25,51).

Varias revisiones han llamado la atención sobre la disparidad de la participación en la detección precoz del CCU en los países de la Unión Europea de las mujeres inmigrantes procedentes de países en desarrollo donde se registran altas tasas de CCU, en comparación con las mujeres nativas(23,41,52,53); lo que aumenta la incidencia, diagnóstico y tratamiento tardío, y una menor probabilidad de supervivencia en este grupo(46,54)(55)(56).

5. UN EJEMPLO DE INVESTIGACIÓN RECIENTE EN CÁNCER DE CUELLO UTERINO: EL ESTUDIO ESTAMPA EN AMÉRICA LATINA PARA EVALUAR LA TÉCNICA DE LA COLPOSCOPIA EN EL CRIBADO DE MUJERES POSITIVAS POR VPH

A pesar de la elevada incidencia y mortalidad del CCU y de los avances en vacunación contra el VPH y en métodos de detección temprana, sigue habiendo importantes desafíos en el cribado y tratamiento de las lesiones precancerosas. En este contexto, y en el marco de la llamada de la OMS para la erradicación del CCU, diferentes estudios epidemiológicos internacionales se están llevando a cabo. En esta sección mostramos los resultados de un estudio que hemos publicado recientemente(57), donde se evalúa la técnica de la colposcopía como técnica de cribado de mujeres positivas por VPH.

Introducción

La introducción del cribado basado en la detección del VPH ha mejorado significativamente la identificación de mujeres con mayor riesgo de desarrollar lesiones precancerosas. Sin embargo, la estrategia de manejo de mujeres positivas por VPH sigue siendo un desafío, especialmente en la elección de pruebas de seguimiento que permitan una identificación eficiente de lesiones precursoras del cáncer(58). La necesidad de contar con herramientas de cribado precisas y de fácil implementación en entornos de bajos recursos es crucial para mejorar la prevención del CCU en América Latina y en muchas otras regiones del mundo.

En este contexto, el estudio ESTAMPA (Estudio multicéntrico de tamizaje y triaje de cáncer de cuello uterino con pruebas del virus del papiloma humano)(59) se ha llevado a cabo con el objetivo de evaluar diferentes estrategias de cribado y manejo de mujeres con VPH positivo. En particular, el estudio ha puesto énfasis en la eficacia de la colposcopia como método de evaluación secundaria en comparación con otras herramientas diagnósticas más avanzadas.

Diseño y objetivos del estudio ESTAMPA

ESTAMPA es un estudio multicéntrico que incluyó entre los años 2012 a 2021 a más de 42,500 mujeres en 12 centros de 9 países América Latina (Argentina, Bolivia, Colombia, Costa Rica, Honduras, México, Paraguay, Perú y Uruguay). Su objetivo principal fue identificar la mejor estrategia de cribado para detectar lesiones precancerosas y reducir la incidencia de cáncer cervical. Dentro de sus componentes clave, el estudio ha comparado la colposcopia con otras técnicas como la citología, las pruebas de biomarcadores y la inspección visual con ácido acético(59).

El diseño del estudio incluyó la detección primaria mediante pruebas de ADN de VPH, seguida de diferentes estrategias de evaluación secundaria para definir la mejor manera de identificar y tratar lesiones precancerosas. En este sentido, se evaluó la efectividad de la colposcopia en comparación con métodos alternativos de triaje y tratamiento inmediato.

Evaluación de la colposcopia en mujeres positivas por VPH

Uno de los aspectos más relevantes del estudio ha sido la evaluación de la colposcopia en la detección de lesiones de alto grado en mujeres con VPH positivo. La colposcopia es un método ampliamente utilizado para examinar el cuello uterino y guiar biopsias dirigidas, pero su sensibilidad y especificidad pueden ser variables según el operador y la experiencia del colposcopista(57). Además, su implementación en programas de cribado requiere un adecuado entrenamiento del personal y la estandarización de los criterios de evaluación.

Los resultados del estudio indicaron que, de las 5.985 mujeres que dieron positivo para VPH, 4.499 completaron el seguimiento y fueron incluidas en el análisis final. De estas, 669 (14.9%) fueron diagnosticadas con lesiones CIN3+ (neoplasia intraepitelial cervical de grado 3 o superior). La sensibilidad de la colposcopia para la detección de CIN3+ fue del 91.2% (IC 95%: 88.9-93.2), mientras que la especificidad fue del 50.1% (IC 95%: 48.5-51.8). Se observó una disminución significativa en la sensibilidad en mujeres de mayor edad (77.6% en el grupo de 50-65 años frente al 93.5% en el grupo de 30-49 años, p<0.0001). Asimismo, la sensibilidad de la colposcopia fue menor en mujeres con citología negativa en comparación con aquellas con citología anormal (85.9% vs. 97.2%, p<0.0001) (Figura 1)

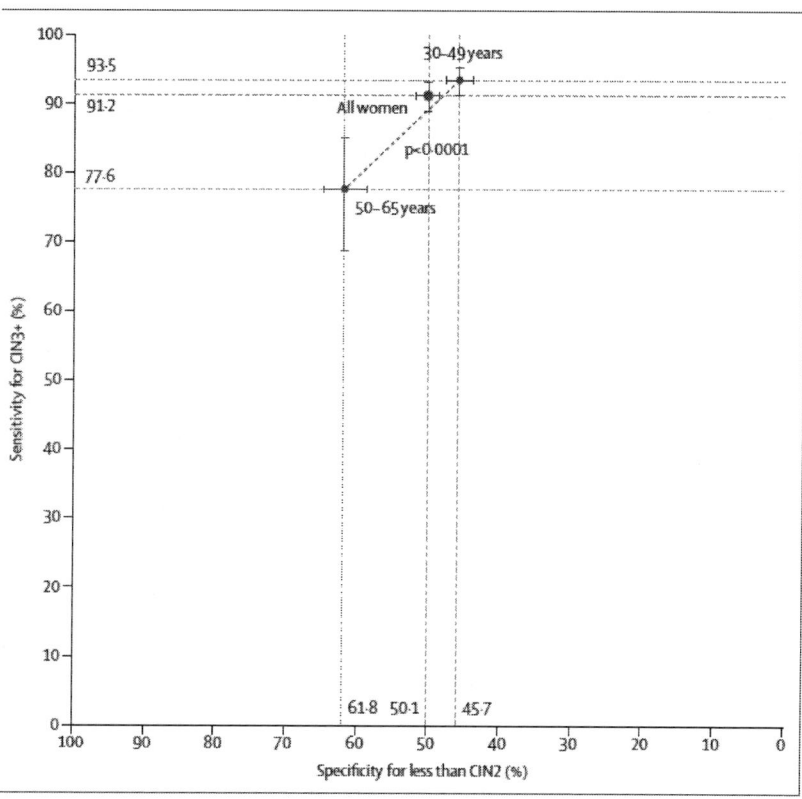

Figure 3: Performance of colposcopy to detect CIN3+ in HPV-positive women
Bars show 95% CIs. Estimates are shown overall and stratified by age group (30–49 years vs 50–64 years). The dotted line represents the decrease in sensitivity and increase in specificity associated with age. Statistically significant differences between age groups were found for sensitivity and specificity (p<0.0001 for both). CIN–cervical intraepithelial neoplasia. HPV–human papillomavirus.

Figura 1: Evaluación de la colposcopia para detectar lesiones CIN3+ en mujeres positivas por VPH (figura reproducida del articulo Valls et al., 2023, con permiso del autor principal)

Discusión y conclusiones

Los resultados del estudio ESTAMPA tienen importantes implicaciones para la salud pública en América Latina. La validación de estrategias más efectivas de manejo de mujeres con VPH positivo permitirá optimizar los programas de cribado, reducir el sobrediagnóstico y garantizar que los recursos se utilicen de manera eficiente. Además, el estudio destaca la necesidad de fortalecer la formación en colposcopia y explorar nuevas alternativas para mejorar la detección temprana de lesiones precancerosas.

La variabilidad en la sensibilidad y especificidad de la colposcopia sugiere que su efectividad depende en gran medida de la experiencia del operador y de la calidad del procedimiento. Esto resalta la necesidad de implementar programas de capacitación estandarizados y mejorar el acceso a tecnologías complementarias como biomarcadores y pruebas de inteligencia artificial para apoyar la interpretación de resultados.

Además, los hallazgos indican que la edad juega un papel importante en la precisión diagnóstica de la colposcopia, lo que sugiere que se deben considerar enfoques personalizados según el grupo etario de las pacientes. Futuros estudios deberán explorar estrategias combinadas para optimizar la detección y el manejo de lesiones precancerosas en distintos contextos clínicos.

En conclusión, el estudio ESTAMPA representa un avance significativo en la lucha contra el CCU en América Latina. Su evaluación del papel de la colposcopia dentro de un enfoque integral de cribado proporcionará información valiosa para mejorar la detección temprana y reducir la carga de esta enfermedad en la región.

6. PAPEL DE LOS PROFESIONALES DE LA SALUD Y ORGANIZACIONES DE LA SOCIEDAD CIVIL EN EL FOMENTO DE LA PARTICIPACIÓN EN EL CRIBADO DEL CÁNCER DE CUELLO UTERINO

Los profesionales de la salud y las organizaciones de la sociedad civil tienen un papel determinante en el fomento de la participación de la población en los programas poblacionales de detección precoz.

En relación a los primeros, en particular los profesionales de la atención primaria, son esenciales para focalizar la educación sanitaria informando de manera clara, completa y comprensible a la población, particularmente la dirigida a las mujeres; la cual debe incluir la importancia de la participación en la detección precoz como una forma de prevención secundaria del CCU, los intervalos de las pruebas, y sus beneficios y potenciales daños. Asimismo, para aumentar la aceptabilidad de modificaciones en el cribado como la disminución en la intensidad de la detección(60,61) y la autotoma en el cribado de CCU(62). Esto depende en gran medida de una educación sanitaria que tenga en cuenta la diversidad de niveles socioeconómicos, educativos y de alfabetización sanitaria de las mujeres; y que sea culturalmente sensible(44).

Un aspecto aún pendiente es la alfabetización sanitaria de los grupos y colectivos que más lo requieran, que es imprescindible para la comprensión de la información que se brinda; y también, para generar otro proceso necesario: la toma de decisiones informadas y que las mujeres asuman una postura *"activa"* en la interlocución con los profesionales de la salud y la toma de decisiones argumentadas y basadas en un análisis crítico de la información recibida.

En el proceso de educación sanitaria, los profesionales deben tener en cuenta varias recomendaciones de la evidencia científica: la utilización de metodologías innovadoras y atractivas para la población, trabajar conjuntamente con otras problemáticas de la salud sexual y reproductiva, desarrollar estrategias personalizadas para los grupos minoritarios que les permita sortear barreras lingüísticas, sociales y culturales; utilizar espacios donde las personas se sientan cómodas como los centros comunitarios y de las asociaciones, y trabajar de forma conjunta con las organizaciones de la sociedad civil(62,63). Además, el desarrollo de competencias culturales es imprescindible(25,45,64).

Teniendo en cuenta los procesos migratorios en contextos como el europeo y la participación desigual de grupos inmigrantes minoritarios, los profesionales pueden apoyarse en los mediadores interculturales(65) que permitan a las mujeres la *"traducción"*, desde sus lógicas culturales y sociales, para una mejor comprensión de los mensajes. Así, sería importante pensar en un trabajo cooperativo, que implicaría la formación de los mediadores interculturales en temas de promoción de la salud y prevención de la enfermedad.

Es importante recordar que los programas poblaciones de detección precoz del CCU deben tener en cuenta las particularidades de cada contexto para su desarrollo; lo que hace inevitable la participación de todas las partes interesadas, desde una postura de socios *"iguales"*, para garantizar que las decisiones compartidas en el diseño de los programas estén adecuadamente alineadas con la cultura, los valores y las realidades de la población y sus contextos(66). Así, cobra gran relevancia el desarrollo de procesos participativos que permitan involucrar a las partes interesadas para generar estrategias conjuntas del funcionamiento de los programas(67,68). Es amplia la evidencia que da cuenta de los beneficios de procesos de co-diseño, la co-creación o la co-construcción de estrategias social y culturalmente adaptadas para diferentes grupos o colectivos minoritarios, como de mujeres inmigrantes(69–73).

A la par, el sistema sanitario debe generar estrategias de difusión de la detección precoz dirigidos a la sociedad a través de campañas sanitarias en los medios de comunicación. Para esto es indispensable *"repensar"* las campañas sanitarias y los mensajes en los medios de comunicación, utilizar todos los medios y *"voces"* posibles e incluir mensajes *"personalizados"* para los diferentes grupos. Asimismo, en la difusión de los mensajes se deben privilegiar las *redes sociales,* con estrategias como los/las *"influencers"* que permitan ponerle un *"rostro"* a las campañas con el que las mujeres se identifiquen, promover la cercanía, familiaridad, aceptabilidad y la valoración positiva de la detección precoz(74).

Sin embargo, en la labor de difundir la información, es necesario que el sistema y los profesionales de la salud trabajen de forma colaborativa con los medios de comunicación para que estos cuenten con información clara, coherente y completa sobre la detección precoz del CCU(75); y para crear de forma conjunta iniciativas de información y educativas que faciliten una mejor forma la comprensión de los mensajes(76,77).

Tanto la información que brinden los profesionales de la salud y las campañas sanitarias debe hacerse desde un enfoque *"interseccional"* que tenga en cuenta las diferencias y desigualdades de las mujeres dentro de la sociedad. Factores como la cultura, el idioma, la educación y el nivel socioeconómico, entre otros, influyen en la comprensión de las mujeres y pueden dificultar la aceptación del cribado y la toma de decisiones informadas. Por ello, es necesario avanzar y apostar por intervenciones educativas y de sensibilización que tengan en cuenta a mujeres *"diversas"* y *"diferentes".*

Por otra parte, el desarrollo de estrategias participativas implicará un trabajo colaborativo con las organizaciones de la sociedad civil en favor de fomentar la participación en el cribado de CCU. Por una parte, por la amplia experiencia de las organizaciones sociales y de pacientes en la educación al público(78) y porque sus iniciativas han sido cruciales para reducir las disparidades, como en el caso del cribado del cáncer de mama donde se abordan los retos y barreras a los que se enfrentan las poblaciones desatendidas. Al centrarse en el entorno local, las organizaciones de la sociedad civil interactúan con sus comunidades y adaptan las intervenciones a sus necesidades, fomentando la confianza y la concienciación, así como aumentando la aceptación de los servicios de cribado(79). Lo anterior, ya que los líderes comunitarios son actores valiosos en la adaptación de los mensajes de salud al compartir los valores culturales, creencias y percepciones que sus comunidades consideran importantes para la participación en los servicios de salud(74); ayudando a promover la participación de las minorías étnicas(80).

Por otra parte, el desarrollo de estrategias participativas como las *pacientes expertas*"(81–84) podría ser una oportunidad para que las mujeres se conecten y aprendan unas de otras(85,86), generar un empoderamiento a través de redes sociales femeninas construidas entre *"pares"*(87); y amplificar las *"voces femeninas"* para ayudar a la socialización de la detección precoz mediante el diálogo de *"mujeres a mujeres"*. Esta estrategia se basa en el *"conocimiento experiencial"* de las mujeres sobre la enfermedad y la detección precoz y qué es una fuente fundamental de información a la que se le otorga un alto valor; jugando un papel clave en la construcción del conocimiento, las percepciones y creencias sobre el cáncer(88).

La estrategia de las *"pacientes expertas"* podría ser de gran utilidad sí se tiene en cuenta los beneficios en la concienciación pública del cáncer de mama a través de las asociaciones de pacientes; además de demostrar ser una valiosa fuente de información y apoyo, y fomentar un *"sentido de comunidad"* entre las mujeres sobrevivientes de cáncer de mama(85,86)(89).

7. CONCLUSIONES

A pesar de los avances en investigación y tratamiento, el CCU sigue siendo una de las principales causas de muerte en mujeres a nivel mundial. Mientras que en países desarrollados las tasas de supervivencia han mejorado significativamente gracias a los programas de detección precoz y la vacunación contra el VPH, en naciones en desarrollo el acceso limitado a estrategias de prevención y tratamiento sigue siendo un desafío.

La implementación de programas de cribado poblacional ha demostrado ser una estrategia eficaz para la detección temprana y el tratamiento oportuno de lesiones precancerosas, contribuyendo a la reducción de la incidencia y mortalidad de la enfermedad. En este capítulo se han analizado los métodos actuales de cribado, destacando la detección del VPH y la citología líquida, y estrategias innovadoras como la autotoma vaginal que ha mejorado la participación de las mujeres en la detección precoz. Se ha subrayado el papel fundamental de los profesionales de la salud y las organizaciones de la sociedad civil en la promoción del cribado, especialmente en poblaciones vulnerables y en países de ingresos bajos, donde las barreras socioculturales y económicas dificultan el acceso a estos servicios.

Asimismo, se ha presentado el estudio ESTAMPA, un análisis multicéntrico en América Latina que evaluó la eficacia de la colposcopia como método de cribado en mujeres con VPH positivo. Sus hallazgos resaltan la importancia de mejorar la precisión diagnóstica mediante tecnologías complementarias y formación especializada del personal sanitario.

El futuro del cribado del CCU pasa por la adopción de enfoques más personalizados, el uso de inteligencia artificial y biomarcadores para mejorar la eficacia diagnóstica, así como la implementación de estrategias educativas y campañas de concienciación adaptadas a distintos contextos socioculturales. Solo a través del fortalecimiento de estos programas y el cumplimiento de los objetivos 90-70-90 de la OMS será posible avanzar hacia la eliminación del CCU como un problema de salud pública a nivel global, vacunando al 90% de las niñas, garantizando el cribado del 70% de las mujeres con una prueba de alto rendimiento al menos dos veces en su vida y asegurando un tratamiento adecuado para el 90% de las mujeres diagnosticadas con la enfermedad.

REFERENCIAS BIBLIOGRÁFICAS

1. Bray F, Laversanne M, Sung H, Ferlay J, Siegel RL, Soerjomataram I, et al. Global cancer statistics 2022: GLOBOCAN estimates of incidence and mortality worldwide for 36 cancers in 185 countries. CA Cancer J Clin. 2024;74(3):229–63.
2. Ferlay J, Colombet M, Soerjomataram I, Parkin DM, Piñeros M, Znaor A, et al. Cancer statistics for the year 2020: An overview. Int J Cancer. 2021;149(4):778–89. https://doi.org/10.1002/ijc.33588
3. Sung H, Ferlay J, Siegel RL, Laversanne M, Soerjomataram I, Jemal A, et al. Global Cancer Statistics 2020: GLOBOCAN Estimates of Incidence and Mortality Worldwide for 36 Cancers in 185 Countries. CA Cancer J Clin. 2021;71(3):209–49. 10.3322/CAAC.21660

4. Arnold M, Rutherford MJ, Bardot A, Ferlay J, Andersson TML, Myklebust TÅ, et al. Progress in cancer survival, mortality, and incidence in seven high-income countries 1995–2014 (ICBP SURVMARK-2): a population-based study. Lancet Oncol. 2019;20(11):1493–505. 10.1016/S1470-2045(19)30456-5

5. Allemani C, Matsuda T, Di Carlo V, Harewood R, Matz M, Nikšić M, et al. Global surveillance of trends in cancer survival 2000-14 (CONCORD-3): analysis of individual records for 37 513 025 patients diagnosed with one of 18 cancers from 322 population-based registries in 71 countries. Lancet. 2018;391(10125):1023–75.

6. Torre LA, Sauer AMG, Chen MSJ, Kagawa-Singer M, Jemal A, Siegel RL. Cancer statistics for Asian Americans, Native Hawaiians, and Pacific Islanders, 2016: Converging incidence in males and females. CA Cancer J Clin. 2016;66(3):182–202.

7. Islami F, Goding Sauer A, Miller KD, Siegel RL, Fedewa SA, Jacobs EJ, et al. Proportion and number of cancer cases and deaths attributable to potentially modifiable risk factors in the United States. CA Cancer J Clin. 2018;68(1):31–54. https://doi.org/10.3322/caac.21440

8. de Martel C, Georges D, Bray F, Ferlay J, Clifford GM. Global burden of cancer attributable to infections in 2018: a worldwide incidence analysis. Lancet Glob Health. 2020;8(2):e180–90. 10.1016/S2214-109X(19)30488-7

9. Myers ER, Moorman P, Gierisch JM, Havrilesky LJ, Grimm LJ, Ghate S, et al. Benefits and Harms of Breast Cancer Screening: A Systematic Review. JAMA. 2015;314(15):1615–34. 10.1001/JAMA.2015.13183

10. Mandel JS, Bond JH, Church TR, Snover DC, Bradley GM, Schuman LM, et al. Reducing mortality from colorectal cancer by screening for fecal occult blood. Minnesota Colon Cancer Control Study. N Engl J Med. 1993;328(19):1365–71.

11. Arbyn M, Gultekin M, Morice P, Nieminen P, Cruickshank M, Poortmans P, et al. The European response to the WHO call to eliminate cervical cancer as a public health problem. Int J Cancer. 2021;148(2):277–84. https://doi.org/10.1002/ijc.33189

12. Spayne J, Hesketh T. Estimate of global human papillomavirus vaccination coverage: analysis of country-level indicators. BMJ Open. 2021;11(9):e052016. 10.1136/bmjopen-2021-052016

13. Yang ST, Wang PH, Liu HH, Chang WH, Chou FW, Lee WL. Cervical cancer: Part I human papilloma virus vaccination in Taiwan. Taiwan J Obstet Gynecol. 2024;63(3):320–8. https://doi.org/10.1016/j.tjog.2024.04.005

14. Small Jr W, Bacon MA, Bajaj A, Chuang LT, Fisher BJ, Harkenrider MM, et al. Cervical cancer: A global health crisis. Cancer. 2017;123(13):2404–12. https://doi.org/10.1002/cncr.30667

15. Vallejo-Ruiz V, Gutiérrez-Xicotencatl L, Medina-Contreras O, Lizano M. Molecular aspects of cervical cancer: a pathogenesis update. Front Oncol. 2024;14:1356581.

16. Roden RBS, Stern PL. Opportunities and challenges for human papillomavirus vaccination in cancer. Nat Rev Cancer. 2018;18(4):240–54. 10.1038/nrc.2018.13

17. Simms KT, Keane A, Nguyen DTN, Caruana M, Hall MT, Lui G, et al. Benefits, harms and cost-effectiveness of cervical screening, triage and treatment strategies for women in the general population. Nat Med. 2023;29(12):3050–8. 10.1038/s41591-023-02600-4

18. Galati L, Chiantore MV, Marinaro M, Di Bonito P. Human Oncogenic Viruses: Characteristics and Prevention Strategies-Lessons Learned from Human Papillomaviruses. Viruses. 2024;16(3).

19. Walboomers JMM, Jacobs M V, Manos MM, Bosch FX, Kummer JA, Shah K V, et al. Human papillomavirus is a necessary cause of invasive cervical cancer worldwide. J Pathol. 1999;189(1):12–9. https://doi.org/10.1002/(SICI)1096-9896(199909)189:1<12::AID-PATH431>3.0.CO;2-F

20. Bruni L, Serrano B, Roura E, Alemany L, Cowan M, Herrero R, et al. Cervical cancer screening programmes and age-specific coverage estimates for 202 countries and territories worldwide: a review and synthetic analysis. Lancet Glob Health. 2022;10(8):e1115–27.

21. Castle PE. Looking Back, Moving Forward: Challenges and Opportunities for Global Cervical Cancer Prevention and Control. Viruses. 2024;16(9).

22. Gultekin M, Ramirez PT, Broutet N, Hutubessy R. World Health Organization call for action to eliminate cervical cancer globally. International journal of gynecological cancer. 2020;30(4):426–7.

23. World Health Organization. Global strategy to accelerate the elimination of cervical cancer as a public health problem [Internet]. Geneve; 2020.

24. World Health Organization. Roadmap to accelerate the elimination of cervical cancer as a public health problem in the WHO European Region 2022–2030 [Internet]. Copenhagen; 2022.

25. Lurgain JG, Ouaarab-Essadek H, Mellouki K, Malik-Hameed S, Sharif A, Brotons M, et al. Exploring self-care and cervical cancer prevention attitudes and

practices among Moroccan and Pakistani immigrant women in Catalonia, Spain: a comparative qualitative study. BMC Public Health. 2024;24(1):388.

26. Bray F, Loos AH, McCarron P, Weiderpass E, Arbyn M, Møller H, et al. Trends in Cervical Squamous Cell Carcinoma Incidence in 13 European Countries: Changing Risk and the Effects of Screening. Cancer Epidemiology, Biomarkers & Prevention. 2005;14(3):677–86. 10.1158/1055-9965.EPI-04-0569

27. Ministerio de sanidad consumo y bienestar social. Por el que se establece la cartera de servicios comunes del Sistema Nacional de Salud y el procedimiento para su actualización [Internet]. España; 2019 p. 43018 a 43028.

28. Unión Europea. Recomendación del Consejo, sobre el cribado del cáncer [Internet]. 2003 p. 34–8.

29. Jung L, Klamminger GG, Bier B, Eltze E. From Satirical Poems and Invisible Poisons to Radical Surgery and Organized Cervical Cancer Screening-A Historical Outline of Cervical Carcinoma and Its Relation to HPV Infection. Life (Basel). 2024;14(3).

30. Asociación Española de Patología Cervical y Colposcopia. AEPCC Guías. Prevención secundaria del cáncer de cuello del útero, 2022. Conducta clínica ante Resultados anormales de las pruebas de cribado [Internet]. Madrid; 2022.

31. Véronique B, Nicolas W, Anne M, Johannes B, Julia B, Paolo GR, et al. The IARC Perspective on Cervical Cancer Screening. New England Journal of Medicine. 2021;385(20):1908–18. 10.1056/NEJMsr2030640

32. Canfell K, Caruana M, Gebski V, Darlington-Brown J, Heley S, Brotherton J, et al. Cervical screening with primary HPV testing or cytology in a population of women in which those aged 33 years or younger had previously been offered HPV vaccination: Results of the Compass pilot randomised trial. PLoS Med. 2017;14(9):e1002388.

33. Ogilvie GS, van Niekerk D, Krajden M, Smith LW, Cook D, Gondara L, et al. Effect of Screening With Primary Cervical HPV Testing vs Cytology Testing on High-grade Cervical Intraepithelial Neoplasia at 48 Months: The HPV FOCAL Randomized Clinical Trial. JAMA. 2018;320(1):43–52.

34. Rijkaart DC, Berkhof J, Rozendaal L, van Kemenade FJ, Bulkmans NWJ, Heideman DAM, et al. Human papillomavirus testing for the detection of high-grade cervical intraepithelial neoplasia and cancer: final results of the POBASCAM randomised controlled trial. Lancet Oncol. 2012;13(1):78–88. 10.1016/S1470-2045(11)70296-0

35. Gupta R, Kumar N, Bansal S, Singh S, Sood N, Gupta S. Artificial Intelligence-driven Digital Cytology-based Cervical Cancer Screening: Is the Time Ripe to Adopt This Disruptive Technology in Resource-constrained Settings? A Literature Review. J Digit Imaging. 2023;36(4):1643–52.

36. Karisani N, Aminimoghaddam S, Kashanian M, Baradaran HR, Moradi Y. Diagnostic accuracy for alternative cervical cancer screening strategies: A systematic review and meta-analysis. Health Care Women Int. 2024;45(3):323–62. 10.1080/07399332.2021.1998059

37. Dasgupta S. The Efficiency of Cervical Pap and Comparison of Conventional Pap Smear and Liquid-Based Cytology: A Review. Cureus. 2023;15(11):e48343.

38. Makde MM, Sathawane P. Liquid-based cytology: Technical aspects. Cytojournal. 2022;19:41.

39. Bedell SL, Goldstein LS, Goldstein AR, Goldstein AT. Cervical Cancer Screening: Past, Present, and Future. Sex Med Rev. 2020;8(1):28–37. https://doi.org/10.1016/j.sxmr.2019.09.005

40. Nishimura H, Yeh PT, Oguntade H, Kennedy CE, Narasimhan M. HPV self-sampling for cervical cancer screening: a systematic review of values and preferences. BMJ Glob Health. 2021;6(5).

41. Stuart G, D'Lima D. Perceived barriers and facilitators to attendance for cervical cancer screening in EU member states: a systematic review and synthesis using the Theoretical Domains Framework. Psychol Health. 2022;37(3):279–330. 10.1080/08870446.2021.1918690

42. Di Gennaro G, Licata F, Trovato A, Bianco A. Does self-sampling for human papilloma virus testing have the potential to increase cervical cancer screening? An updated meta-analysis of observational studies and randomized clinical trials. Front Public Health. 2022;10:1003461.

43. Vahabi M, Hynes J, Wong JPH, Kithulegoda N, Moosapoor M, Akbarian A, et al. Breaking Barriers: Empowering Cervical Cancer Screening with HPV Self-Sampling for Sex Workers and Formerly Incarcerated Women in Toronto. Curr Oncol. 2024;31(12):7994–8009.

44. Camara H, Zhang Y, Lafferty L, Vallely AJ, Guy R, Kelly-Hanku A. Self-collection for HPV-based cervical screening: a qualitative evidence meta-synthesis. BMC Public Health. 2021;21(1):1503.

45. Lurgain JG, Ouaarab-Essadek H, Mellouki K, Malik-Hameed S, Sarif A, Bruni L, et al. Exploring cultural competence barriers in the primary care sexual and reproductive health centres in Catalonia, Spain: perspectives from immigrant women and healthcare providers. Int J Equity Health. 2024;23(1):206.

46. Marques P, Nunes M, Antunes MDL, Heleno B, Dias S. Factors associated with cervical cancer screening participation among migrant women in Europe: a scoping review. Int J Equity Health. 2020;19(1). 10.1186/S12939-020-01275-4

47. Machado Colling A, Creagh NS, Gogia N, Wyatt K, Zammit C, Brotherton JML, et al. The acceptability of, and informational needs related to, self-collection cervical screening among women of Indian descent living in Victoria, Australia: A qualitative study. Health Expect. 2024;27(1):e13961.

48. Ozturk NY, Hossain SZ, Mackey M, Adam S, Brennan P. HPV and Cervical Cancer Awareness and Screening Practices among Migrant Women: A Narrative Review. Healthcare (Basel). 2024;12(7).

49. Bøje RB, Bardou M, Mensah K, Rico Berrocal R, Giorgi Rossi P, Bonvicini L, et al. What are the barriers towards cervical cancer screening for vulnerable women? A qualitative comparative analysis of stakeholder perspectives in seven European countries. BMJ Open. 2024;14(5):e079921.

50. Damsgaard S, Allergodt K, Handberg C. Women's experiences with opting out of cervical cancer screening and the role of the nurse in the women's decision-making process. J Clin Nurs. 2024;33(7):2674–87.

51. OECD. Perfiles nacionales de cáncer: España 2023. Paris: OECD Publishing; 2023 Feb.

52. Ricardo-Rodrigues I, Jiménez-García R, Hernández-Barrera V, Carrasco-Garrido P, Jiménez-Trujillo I, López de Andrés A. Social disparities in access to breast and cervical cancer screening by women living in Spain. Public Health. 2015;129(7):881–8.

53. Rodríguez-Salés V, Ortiz-Barreda G, Sanjosé S de. [Scoping review on cancer prevention in immigrants living in Spain]. Rev Esp Salud Publica. 2014;88(6):735–43.

54. Rosato I, Dalla Zuanna T, Tricarico V, Barbiellini Amidei C, Canova C. Adherence to Cervical Cancer Screening Programs in Migrant Populations: A Systematic Review and Meta-Analysis. Int J Environ Res Public Health. 2023;20(3).

55. Molina-Barceló A, Moreno Salas J, Peiró-Pérez R, Arroyo G, Ibáñez Cabanell J, Vanaclocha Espí M, et al. [Inequalities in access to cancer screening programmes in Spain and how to reduce them: data from 2013 and 2020.]. Rev Esp Salud Publica. 2021;95.

56. Barrera-Castillo M, Fernández-Peña R, del Valle-Gómez M del O, Fernández-Feito A, Lana A. Integración social y cribado del cáncer ginecológico de las mujeres inmigrantes en España. Gac Sanit. 2020;34(5):468–73. https://doi.org/10.1016/j.gaceta.2019.01.002

57. Valls J, Baena A, Venegas G, Celis M, González M, Sosa C, et al. Performance of standardised colposcopy to detect cervical precancer and cancer for triage of women testing positive for human papillomavirus: results from the ESTAMPA multicentric screening study. Lancet Glob Health. 2023;11(3):e350–60.

58. Word Health Organization. WHO guideline for screening and treatment of cervical pre-cancer lesions for cervical cancer prevention [Internet]. Geneva; 2021.

59. Almonte M, Murillo R, Sánchez GI, González P, Ferrera A, Picconi MA, et al. Multicentric study of cervical cancer screening with human papillomavirus testing and assessment of triage methods in Latin America: the ESTAMPA screening study protocol. BMJ Open. 2020;10(5):e035796.

60. Kola-Palmer S, Rogers M, Halliday A, Rickford R. "A lot can happen in five years": Women's attitudes to extending cervical screening intervals. Eur J Cancer Care (Engl). 2022;31(6):e13655.

61. Nemec M, Waller J, Barnes J, Marlow LA V. Acceptability of extending HPV-based cervical screening intervals from 3 to 5 years: an interview study with women in England. BMJ Open. 2022;12(5):e058635.

62. Roth S, Lott B, Garo J, Allen J, Krivacsy S, Buttigieg E, et al. Taking Health into Your Own Hands: Evaluating Patient and Provider Perspectives of Human Papillomavirus Self-Sampling for Cervical Cancer Screenings and Opportunities for Education. Journal of Cancer Education. 2025; 10.1007/s13187-025-02568-4

63. Li C, Liu Y, Xue D, Chan CWH. Effects of nurse-led interventions on early detection of cancer: A systematic review and meta-analysis. Int J Nurs Stud. 2020;110:103684. https://doi.org/10.1016/j.ijnurstu.2020.103684

64. Tan NQP, Nargund RS, Douglas EE, Lopez-Olivo MA, Resong PJ, Ishizawa S, et al. Acceptability and perceptions of personalised risk-based cancer screening

among health-care professionals and the general public: a systematic review and meta-analysis. Lancet Public Health. 2025;10(2):e85–96.

65. Hiri A. La atención sanitaria del inmigrante marroquí: una propuesta desde la mediación intercultural. Revista Acciones Médicas. 2022;1(3 SE-Ensayos):26–42. 10.35622/j.ram.2022.03.003

66. Gravitt PE, Silver MI, Hussey HM, Arrossi S, Huchko M, Jeronimo J, et al. Achieving equity in cervical cancer screening in low- and middle-income countries (LMICs): Strengthening health systems using a systems thinking approach. Prev Med (Baltim). 2021;144:106322. https://doi.org/10.1016/j.ypmed.2020.106322

67. Mulvale A, Miatello A, Hackett C, Mulvale G. Applying experience-based co-design with vulnerable populations: Lessons from a systematic review of methods to involve patients, families and service providers in child and youth mental health service improvement. Patient Exp J. 2016;3(1):117–29. 10.35680/2372-0247.1104

68. A.V. Marlow L, Nemec M, Barnes J, Waller J. Testing key messages about extending cervical screening intervals. Patient Educ Couns. 2022;105(8):2757. 10.1016/J.PEC.2022.04.006

69. Power R, Ussher JM, Hawkey A, Missiakos O, Perz J, Ogunsiji O, et al. Co-designed, culturally tailored cervical screening education with migrant and refugee women in Australia: a feasibility study. BMC Womens Health. 2022;22(1):353.

70. Christie-de Jong F, Kotzur M, Amiri R, Ling J, Mooney JD, Robb KA. Qualitative evaluation of a codesigned faith-based intervention for Muslim women in Scotland to encourage uptake of breast, colorectal and cervical cancer screening. BMJ Open. 2022;12(5):e058739.

71. Hamdiui N, Stein ML, van Steenbergen J, Crutzen R, Bouman M, Khan A, et al. Evaluation of a Web-Based Culturally Sensitive Educational Video to Facilitate Informed Cervical Cancer Screening Decisions Among Turkish- and Moroccan-Dutch Women Aged 30 to 60 Years: Randomized Intervention Study. J Med Internet Res. 2022;24(10):e35962.

72. Kathrikolly TR, Nair S, Poobalan AS, Shetty RS, Tripathee S, Mac Lennan SJ. Increasing Engagement for Breast Cancer Screening and Treatment: The "ICANTREAT" Community of Expertise Initiative. Asian Pac J Cancer Prev. 2020;21(12):3655–9.

73. Jong FC de, Kotzur M, Amiri R, Ling J, Robb K. Using a participatory approach to encourage uptake of breast, colorectal, and cervical cancer screening for

Scottish Muslim women: a pilot qualitative study. The Lancet. 2023;402:S12. 10.1016/S0140-6736(23)02063-9

74. Hindmarch S, Gorman L, Hawkes RE, Howell SJ, French DP. Optimising the delivery of breast cancer risk assessment for women aged 30-39 years: A qualitative study of women's views. Womens Health (Lond). 2023;19:17455057231160348.

75. O'Keeffe M, Barratt A, Fabbri A, Zadro JR, Ferreira GE, Sharma S, et al. Global Media Coverage of the Benefits and Harms of Early Detection Tests. JAMA Intern Med. 2021;181(6):865. 10.1001/JAMAINTERNMED.2021.0261

76. Htay MNN, Su TT, Donnelly M. Risk-Stratified Breast Cancer Screening in Malaysia: Challenges and Opportunities. Asian Pacific Journal of Cancer Prevention. 2024;25(3):785–91. 10.31557/APJCP.2024.25.3.785

77. Schliemann D, Hoe WMK, Mohan D, Allotey P, Reidpath DD, Tan MM, et al. Challenges and opportunities for breast cancer early detection among rural dwelling women in Segamat District, Malaysia: A qualitative study. PLoS One. 2022;17(5). 10.1371/JOURNAL.PONE.0267308

78. Dodd RH, Obermair HM, McCaffery KJ. Implementing changes to cervical screening: A qualitative study with health professionals. Australian and New Zealand Journal of Obstetrics and Gynaecology. 2020;60(5):776–83. 10.1111/AJO.13200

79. Nayyar S, Chakole S, Taksande AB, Prasad R, Munjewar PK, Wanjari MB. From Awareness to Action: A Review of Efforts to Reduce Disparities in Breast Cancer Screening. Cureus. 2023;15(6):e40674.

80. Pfadenhauer LM, Gerhardus A, Mozygemba K, Lysdahl KB, Booth A, Hofmann B, et al. Making sense of complexity in context and implementation: the Context and Implementation of Complex Interventions (CICI) framework. Implement Sci. 2017;12(1):21.

81. Rivest J, Jodoin VD, Leboeuf I, Folch N, Martineau JT, Beaudet-Hillman G, et al. Engaging patients as partners in cancer care: An innovative strategy to implement screening for distress? Can Oncol Nurs J. 2020;30(3):180–5.

82. Galvin A, Bertrand N, Boulahssass R, De Decker L, Dorval É, Clairaz B, et al. [Rethinking the management of elderly cancer patients : Proposals from the Age Cancer Priorities French Group]. Bull Cancer. 2022;109(6):714–21.

83. McDonald IR, Blocker ES, Weyman EA, Smith N, Dwyer AA. What Are the Best Practices for Co-Creating Patient-Facing Educational Materials? A Scoping Review of the Literature. Healthcare (Basel). 2023;11(19).

84. Foucaut AM, Jacquinot Q, Ginsbourger T, Turnaco L, Lamotte R, Mougin F. [Physical activity in the oncology care pathway: Expectations and perspectives]. Bull Cancer. 2023;110(6):646–56.

85. Fong AJ, Scarapicchia TMF, McDonough MH, Wrosch C, Sabiston CM. Changes in social support predict emotional well-being in breast cancer survivors. Psychooncology. 2017;26(5):664–71. https://doi.org/10.1002/pon.4064

86. Harmon DM, Young CD, Bear MA, Aase LA, Pruthi S. Integrating online community support into outpatient breast cancer care: Mayo Clinic Connect online platform. Digit Health. 2021;7:20552076211048980.

87. Guigon L, Sánchez LXG, Petit AS, Bonniec A Le, Basu P, Rodrigue CM, et al. Would shared decision-making be useful in breast cancer screening programmes? A qualitative study using focus group discussions to gather evidence from French women with different socioeconomic backgrounds. BMC Public Health. 2024;24(1):404.

88. Willis AM, Smith SK, Meiser B, James PA, Ballinger ML, Thomas DM, et al. Influence of lived experience on risk perception among women who received a breast cancer polygenic risk score: 'Another piece of the pie.' J Genet Couns. 2021;30(3):849–60. 10.1002/JGC4.1384

89. Buki LP, Schwartz JR, McInerney EEW. Creating community: Expanding access to psychosocial programs for Latina breast cancer survivors. Psychooncology. 2023;32(6):888–94.

Salud, salutogénesis y conciencia corporal. Nueva perspectiva biopsicosocial del movimiento

Fran Rubí; Sílvia Solé; Xisco Verdejo y Cristina Bravo (Universitat de Lleida)

MODELO DE SALUD: SALUTOGÉNESIS

Salutogénesis es un término descrito por el sociólogo Aaron Antonovsky en la década de los 60 que hace referencia a la búsqueda de los factores que mantienen la salud. Salutogénesis procede etimológicamente de salute que significa salud y génesis en relación con los orígenes o su existencia. Este marco filosófico pretende explicar el binomio salud-enfermedad, tiene su origen en los escritos griegos y fue actualizada en tiempos modernos por psicólogos humanistas como Carl Rogers, Abraham Maslow y el sociólogo Aaron Antonovsky. Es precisamente este último autor (Antonovsky, 1987) quién desarrolló la teoría de la salutogénesis como neologismo de la patogénesis poniendo el énfasis al buscar, lograr y mantener aquello que aporta, genera y beneficia la salud. Antonovsky se planteaba una pregunta fundamental:¿qué hace a las personas saludables?(Antonovsky, 1996 (Antonovsky, 1996),) por lo que traslada el enfoque de un modelo dicotómico de "salud versus enfermedad" a un continuo dinámico entre ambos estados. Este enfoque desafía la perspectiva médica tradicional centrada en la patología y el tratamiento, abogando por comprender los factores que promueven la salud y la resiliencia frente a los inevitables estresores de la vida. En su esencia, la salutogénesis se basa en el principio de heterostasis, que reconoce el desorden y la presión como características inherentes de los sistemas vivos, los cuales requieren una adaptación constante. Se presenta un modelo de salud cuyo abordaje se extiende configurando no tan solo una aproximación al binomio salud-enfermedad, sino a todo aquello que rodea a la persona, desde aquello que le pasa en la biografía de esta, y que aporta y mantiene la salud. Recientemente este modelo se ha ido implementando en la promoción de la salud especialmente en salud mental (Langeland & Vinje, 2013), Antonovsky abogaba ya por la generalización de este modelo en el ámbito de las ciencias de la salud (Antonovsky, 1996).

El modelo salutogénico pretende entender la relación entre los estresores, el afrontamiento de estos y la salud. La implicación del modelo cultural y el afrontamiento de los estresores diarios contribuyen al desarrollo de las percepciones y del bienestar. Es por ello por lo que la cultura y el contexto histórico es entendido como un caldero donde se generan tanto los estresores psicosociales como los recursos de resistencia para afrontarlos. A estos recursos les denominaría "Recursos generales de resistencia" y los consideraba como factores que conducían a experiencias de vida que promovían el desarrollo de un fuerte Sentido de Coherencia (SOC), una forma de ver el mundo que facilitaba el afrontamiento exitoso de los innumerables y complejos estresores que enfrentamos en el transcurso de la vida (Antonovsky, 1993).

Sentido de coherencia

El Sentido de Coherencia es definido como una orientación global que expresa el grado en que una persona tiene una sensación generalizada, duradera aunque dinámica, de confianza en que: (1) los estímulos que provienen de su entorno interno y externo en el transcurso de la vida son estructurados, predecibles y comprensibles; (2) dispone de los recursos necesarios para satisfacer las demandas que estos estímulos plantean; y (3) dichas demandas son desafíos que valen la pena y merecen inversión y compromiso(Antonovsky, 1993). El SOC correlaciona con los conceptos de autoeficacia, locus de control interno, afrontamiento orientado a problemas, el componente de desafío de la resiliencia psicológica y el dominio o maestría.

La fuerza del sentido de coherencia (SOC) de una persona es un factor crucial que facilita y estimula el movimiento hacia la salud. Según Antonovsky (1996), este concepto se fundamenta en tres elementos principales: la capacidad de comprender lo que ocurre, la percepción de las propias habilidades para gestionarlo y la habilidad para transformar las acciones en algo satisfactorio y con significado para la vida. En este sentido, las personas con un SOC elevado tienden a tener una percepción más positiva de su salud, ya que el SOC representa la confianza individual para afrontar el estrés generado por estímulos internos y externos. Entonces, la consistencia y comprensión, la manejabilidad de nuestra vida y el significado e impacto, juntos permiten una mejor adaptación a los desafíos cotidianos.

Antonovsky sostenía que el SOC se consolida como un rasgo inmutable alrededor de los 30 años, aunque algunos autores consideran que puede evolucionar a lo largo de la vida. Según Langeland (Langeland & Vinje, 2013), este sentido de coherencia se desarrolla en la infancia, puede fortalecerse a lo largo de la vida ya que está influido por los recursos generales de resistencia como son el apoyo social, la cultura, los valores, los recursos físicos y materiales y las estrategias de afrontamiento. Estos recursos no están limitados a la infancia, sino que son dinámicos y dependen de la interacción constante entre la persona y su entorno. Además, experiencias vitales caracterizadas por la consistencia, la proximidad emocional, el equilibrio en la carga emocional, el sentido de pertenencia y la participación contribuyen a fortalecer el SOC, lo que se traduce en mejores resultados para la salud y el bienestar (Sagy & Antonovsky, 1996)(Penachiotti et al., 2023).

Recursos generales de resistencia

Antonoysky describió los recursos generales de resistencia (RGR) (Antonovsky, 1996), como las características de una persona, un grupo o una comunidad que facilitan las habilidades del individuo para afrontar eficazmente los estresores y contribuyen al desarrollo del nivel de SOC del individuo. Según Antonovsky (1987), los GRR se refieren a "fenómenos que proporcionan a uno conjuntos de experiencias de vida caracterizadas por consistencia, participación en la formación de resultados y un equilibrio de sobrecarga-subcarga" (Antonovsky, 1987, p. 19). Antonovsky sugería que los RGR incluyen factores como recursos materiales, conocimiento e inteligencia, identidad del ego, estrategias de afrontamiento, apoyo social, compromiso y cohesión con las raíces culturales, estabilidad cultural, actividades rituales, religión y filosofía, orientación preventiva de la salud, recursos genéticos y constitucionales, y el estado mental de los individuos.

Figura 1. Recursos generales de Resistencia y sentido de coherencia
(Eva Langeland, 2011)

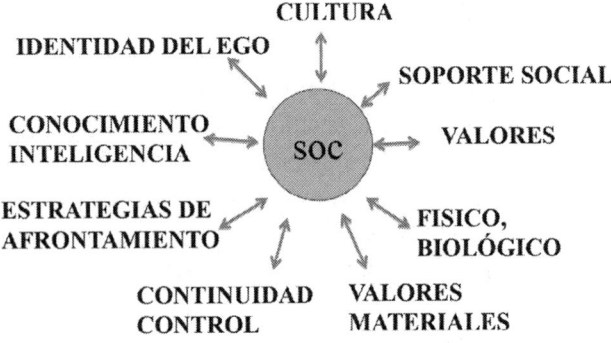

Los RGR se presentan en un continuo, donde los individuos que están más altos en el continuo tienden a tener experiencias de vida consistentes y equilibradas, y alta participación en la toma de decisiones. En contraste, aquellos que están más bajos en el continuo tienden a tener experiencias de vida inconsistentes y baja participación en la toma de decisiones. Esta perspectiva continua permite entender cómo los RGR y los déficits de resistencia (DR) contribuyen al desarrollo del SOC.

Además, el modelo salutogénico propone una relación recíproca y dinámica entre el SOC y los GRR-DR (Recursos Generales de Resistencia–Déficits de Resistencia). Los GRR-DR pueden contribuir al nivel de SOC de un individuo, y el nivel de SOC de un individuo puede movilizar los GRR para mejorar la gestión de la tensión. Sin embargo, cuando los GRR o los DR se vuelven crónicos se integran en la situación de vida de la persona, se consideran los determinantes primarios de la fuerza del SOC de un individuo.

Existen experiencias de vida que contribuyen al desarrollo del SOC, como la consistencia, el equilibrio de carga y la participación en la formación de resultados. La consistencia se refiere a la medida en que los mensajes eran claros y había orden y estructura en el entorno de uno durante el crecimiento. El equilibrio de carga se refiere a la medida en que uno experimentó sobrecarga o subcarga en el equilibrio entre las demandas y los recursos. La participación en la formación de resultados se refiere a la medida en que uno tuvo una parte significativa en decidir su destino. La cercanía emocional, añadida más tarde, se refiere a la medida en que uno sintió vínculos emocionales consistentes y un sentido de pertenencia en los grupos sociales.

IMPLICACIONES CLÍNICAS DE LA SALUTOGÉNESIS Y EL SENTIDO DE COHERENCIA

El sentido de coherencia (SOC) se ha consolidado como un factor protector clave en múltiples ámbitos de la salud física y mental. Un SOC débil se asocia con un 30% más de riesgo de mortalidad por cualquier causa (Piiroinen et al., 2020), una mayor prevalencia de síntomas depresivos en pacientes con dolor crónico ($r = -0.55$) (Aguilar-Latorre et al., 2023) y un mayor riesgo de problemas de salud mental en niños y adolescentes ($r = -0.46$)(Schäfer et al., 2023). Además, el SOC parece desempeñar un papel en la prevención del consumo de sustancias, con una menor probabilidad de uso de alcohol (OR = 0.70, IC 95%: 0.50-0.90) y tabaco (OR = 0.92, IC 95%: 0.82-1.01) en adultos con SOC alto(Danigno et al., 2024).

En pacientes oncológicos, el SOC también muestra una fuerte asociación con el ajuste psicológico a la enfermedad. La relación entre SOC, significado en la vida (Meaning in Life; sus siglas en inglés MiL) y angustia en pacientes con cáncer presenta una relación negativa con la angustia emocional. Sin embargo, la asociación del SOC con la angustia fue más fuerte (r = -0.59) en comparación con MiL (r = -0.41), lo que sugiere que la percepción de la vida como comprensible y manejable es un factor clave en la adaptación psicológica al cáncer ((Winger et al., 2016).

Desde una perspectiva clínica, estos hallazgos refuerzan la necesidad de fortalecer el SOC como una estrategia transversal en la prevención y tratamiento de diversas condiciones de salud. En oncología, las intervenciones centradas en el significado de la vida podrían ser más efectivas si incorporan elementos del SOC, como mejorar la percepción de control sobre la enfermedad y su tratamiento. En salud mental y dolor crónico, enfoques terapéuticos orientados a fortalecer la resiliencia y la capacidad de afrontamiento pueden mejorar la calidad de vida y reducir la sintomatología depresiva. En salud pública, integrar la evaluación del SOC en programas preventivos y estrategias de intervención personalizadas permitiría identificar a individuos en mayor riesgo y diseñar estrategias adaptadas a sus necesidades. La evidencia acumulada sugiere que el SOC no solo mejora la adaptación psicológica y la salud mental, sino que también puede tener un impacto positivo en la longevidad y el bienestar general de la población (Aguilar-Latorre et al., 2023; Danigno et al., 2024; Piiroinen et al., 2020; Schäfer et al., 2023; Winger et al., 2016).

EL SOC COMO IMPULSOR DE HÁBITOS SALUDABLES

El sentido de coherencia (SOC) se ha relacionado positivamente con la adopción de estilos de vida saludables, incluyendo la actividad física. Un estudio observacional en personas con prediabetes atendidas en atención primaria encontró que aquellos con un SOC más fuerte y mayores habilidades para la vida eran más propensos a mantener hábitos saludables, como una dieta equilibrada, ejercicio regular y la abstención del tabaquismo. Específicamente, se observó que un SOC elevado predecía una mayor adherencia a un estilo de vida saludable (Noguera-Suquet et al., 2023)

Además, investigaciones en estudiantes universitarios han demostrado que un SOC alto está asociado con la práctica de hábitos más saludables, incluyendo la actividad física. Estos hallazgos sugieren que el SOC actúa como un recurso que ayuda a enfrentar eventos estresantes y promueve comportamientos saludables (Alcedo Jesús, 2018). Por lo tanto, fortalecer el SOC podría ser una estrategia efectiva para fomentar la actividad física y otros comportamientos saludables en diversas poblaciones.

CONCIENCIA CORPORAL

Consenso en la Definición de Conciencia corporal

Recientemente, el interés por la conciencia corporal (CC) y sus implicaciones para la salud ha aumentado considerablemente. Comprender los mecanismos subyacentes mediante los cuales nuestro organismo reacciona a estímulos internos y externos, así como la manera en que percibimos el cuerpo e interpretamos la realidad, resulta fundamental para explicar la evidencia más reciente sobre las intervenciones relacionadas. Diversos autores aportan diversas definiciones sobre este constructo. La CC se entiende como el aspecto subjetivo y fenomenológico de la propiocepción y la interocepción, que entra en el ámbito de la conciencia y es susceptible de ser modificado por procesos mentales como la atención, la interpretación, la evaluación, las creencias, los recuerdos, el condicionamiento, las actitudes y el afecto (Mehling, 2009). Price y Thompson (Price and Thompson, 2007) describen la CC como un fenómeno consciente de las conexiones entre mente y cuerpo, relacionándola también con procesos internos de autoconocimiento y autorregulación. Por su parte, Quezada et al. (2014) caracterizan la CC como un proceso emergente, interactivo y dinámico, que implica la percepción de los estados, procesos y acciones del cuerpo, originados a partir de aferencias propioceptivas e interoceptivas, y observables por el individuo. Craig (2003) define la CC como el proceso mediante el cual el sistema nervioso capta, interpreta e integra las señales que provienen del interior del cuerpo. Además, la conciencia emocional y las creencias sobre la salud están asociadas con la percepción subjetiva del dolor, la anticipación del dolor y su reducción subjetiva. Cerritelli (2021) explica que la información circula por el cuerpo a través del sistema nervioso autónomo (SNA), siendo tanto la interocepción como la actividad del SNA esenciales para mantener la homeostasis. Danner (2017) detalla las rutas de la interocepción, señalando que en los seres humanos esta información se procesa en la ínsula anterior de la corteza sensorial límbica. Da Costa Silva(Da Costa Silva et al., 2022) propone que existe una forma innata y primitiva de CC desde el nacimiento, que permite a los recién nacidos integrar sensaciones primarias. Así, la CC resulta clave para entender la compleja interacción entre los sistemas nervioso autónomo y central, así como sus múltiples conexiones con factores biopsicosociales.

A pesar del consenso general en torno a las definiciones de CC, otros conceptos como el de *embodiment* (encarnación) han surgido con un alto grado de similitud. Menzel (Menzel, 2010) define la encarnación como "una relación viva, saludable y conectada entre mente y cuerpo, que abarca no solo la relación entre el yo y el cuerpo, sino también la experiencia de las funciones corporales, las sensaciones físicas, la conciencia corporal y la competencia física". Los constructos de CC y encarnación presentan muchas similitudes, ya que integran percepciones somáticas con la interpretación cognitiva y afectiva de las experiencias corporales.

Conceptos relacionados como la conciencia interoceptiva y exteroceptiva, la percepción corporal y la propiocepción también presentan diferencias. La conciencia interoceptiva se refiere a la percepción consciente de las sensaciones internas del cuerpo que permiten identificar el estado fisiológico, como el latido cardíaco, la respiración, la saciedad y las sensaciones del sistema nervioso autónomo vinculadas a las emociones. La propiocepción, la percepción corporal y la exterocepción están más relacionadas con la conciencia postural, que consiste en ser consciente de la posición del cuerpo, en gran parte gracias a la información propioceptiva. Cramer(Cramer et al., 2018) sostiene que numerosos estudios han demostrado una disminución en la precisión propioceptiva de pacientes con dolor crónico, lo que podría indicar una menor conciencia postural. Además, autores como Wang, Cabrera y Da Costa Silva (Da Costa Silva et al., 2022; Terol-Cantero et al., 2015; Y. Wang et al., 2022) añaden que esta alteración de la conciencia postural también se observa en muchos trastornos de salud mental, como la ansiedad, la depresión y los trastornos alimentarios.

En los últimos años, las intervenciones que se basan en la CC han surgido como una prometedora opción terapéutica para el tratamiento de una amplia variedad de diagnósticos, debido a sus posibles beneficios. Las alteraciones en la CC se destacan en el diagnóstico de diversas afecciones, tanto físicas como el dolor crónico(Van Der Maas et al., 2016) como mentales como la ansiedad y los trastornos alimentarios (S. Khalsa et al., 2015). En consecuencia, en los últimos años se han desarrollado y validado diversos instrumentos para evaluar la CC. Según Cabrera(Cabrera et al., 2018), los autoinformes proporcionan información indispensable sobre las experiencias internas en contextos naturalistas y complementan de manera crucial las medidas obtenidas en laboratorio, el monitoreo fisiológico y la evaluación de los procesos neuronales.

Actualmente, no existe un estándar universalmente aceptado para la evaluación de la conciencia corporal debido a la especificidad de este constructo y la variabilidad en sus interpretaciones. Aunque existen varios instrumentos de autoinforme diseñados para medir la CC, entre los más utilizados constan el Awareness-Body-Chart (ABC), Body Awareness Questionnaire (BAQ), Body Perception Questionnaire-Short form (BPQ-SF), Body Perception Questionnaire-Very short form (BPQ-VSF), Multidimensional Assessment of Interoceptive Awareness (MAIA); Multidimensional Assessment of Interoceptive Awareness Version 2 (MAIA-2); Brief Multidimensional Assessment of Interoceptive Awareness Version 2 (Brief MAIA-2), Physical Activity Body Experiences Questionnaire (PABE), Physical Body Experiences Questionnaire Simplified for Active Aging (PBE-QAG) and Scale of Body Connection (SBC).

Conciencia de movimiento, calidad de movimiento y evidencia científica

Otro concepto relacionado es la *conciencia de movimiento* que se define como la sensibilidad la sensibilidad hacia las características del movimiento que hacen consciente a la persona de cómo se mueve en relación con el espacio, tiempo y energía; identificando las reacciones del movimiento en relación con las condiciones internas, ambientales y relacionales(Skjaerven & Mattsson, 2018). Existen diversas técnicas y terapias que dirigen su objetivo de trabajo a mejorar y aumentar la conciencia de movimiento de las personas. Dentro de la fisioterapia tenemos la Basic Body Awareness Therapy y la Norwegian Psychomotor therapy ambas con amplia evidencia clínica y científica tanto en trastornos mentales como físicos ya que mejoran el equilibrio, la calidad de movimiento y la flexibilidad. Se enfocan en la postura, el equilibrio, la respiración y la coordinación promoviendo una mayor conexión entre el cuerpo y la mente. Otras terapias no sanitarias son el método Feldenkrais(Martin et al., 2024), eutonía(Niaradi et al., 2022), el método Alexander, mindfulness corporal, yoga terapéutico(Lu et al., 2024), tai chi, qi gong, pilates entre otras. Numerosas revisiones sistemáticas y metanálisis demuestran la efectividad de estas intervenciones en diversas patologías tanto musculoesqueléticas, metabólicas (Zhang & Chen, 2024), como relacionadas con la salud mental(Bravo et al., 2019, 2024) (Ding et al., 2024; Nejadghaderi et al., 2024; J. Wang et al., 2024).

La conciencia de movimiento es la base para poder desarrollar movimientos funcionales y con una buena calidad. Es por ello, por lo que la promoción de la calidad de movimiento en fisioterapia debiera ser uno de nuestros objetivos terapéuticos donde la pedagogía de un nuevo modelo de movimiento fuese el centro del proceso terapéutico en patología crónica. En este sentido la *calidad de movimiento* se podría definir como un fenómeno enfocado en la forma en que los movimientos generales, tales como estar tumbado, sentarse, estar de pie o caminar son realizados, experimentados y expresados. Este fenómeno es mostrado con un modelo descrito por Skjaerven que abarca no solo aspectos biomecánicos, sino también fisiológicos, psicosocioculturales y existenciales(Skjærven, 2008). Este enfoque multidimensional evalúa cómo los movimientos se desarrollan en términos de espacio, tiempo y energía, observando características como la fluidez, elasticidad, ritmo y la forma en que factores emocionales y culturales influyen en la ejecución motora. Las características comunes de las diferentes terapias de conciencia de movimiento son la estabilidad, la respiración libre y la conciencia del propio movimiento.

EVIDENCIA NEUROFISIOLÓGICA Y PSICOLÓGICA DE LA CONCIENCIA CORPORAL

El estudio de la conciencia corporal ha ganado un gran interés en el ámbito científico, con investigaciones que respaldan su relevancia en la promoción de la salud, la rehabilitación y la gestión de diversas patologías. Concretamente, en el campo de la salud mental, la conciencia corporal ha mostrado efectos positivos en la regulación emocional y el afrontamiento del estrés. Intervenciones basadas en mindfulness y técnicas de conciencia corporal han demostrado reducir los síntomas de ansiedad y depresión al mejorar la conexión entre las experiencias corporales y los procesos cognitivos(Gibson, 2019).

Estudios en neuroimagen han identificado la ínsula anterior, el córtex somatosensorial y el córtex cingulado como estructuras clave en el procesamiento de la conciencia corporal (Farb et al., 2015). Estas áreas están implicadas en la percepción interoceptiva y en la integración de señales sensoriales y emocionales, lo que sugiere que un entrenamiento en conciencia corporal puede mejorar la regulación del sistema nervioso autónomo y la resiliencia psicológica(Khalsa et al., 2018).

Cuando hablamos de *estabilidad postural* hacemos referencia al proceso de establecer una orientación vertical, para ello utilizamos múltiples referencias sensoriales, incluida la gravedad, los sistemas vestibulares, el sistema somatosensorial y la relación con nuestro cuerpo y el sistema visual ambiental. En todo este proceso interviene la relación con la gravedad y nuestra interacción con ella, ya que el proceso de buscar el centro y la estabilidad genera un entrenamiento neurológico y una activación de todo el sistema somatosensorial. Este entrenamiento de la búsqueda de estabilidad genera una percepción de seguridad, y libertad que permite que nuestro sistema nervioso esté pendiente de otras funciones superiores y no de mantenerse de pie. Con lo cual ayuda también en la función cognitiva y aumenta la atención en las tareas funcionales. Además, la postura se relaciona también con niveles de estrés y depresión, por ejemplo, la flexión cervical, la cifosis torácica, tensión muscular, restricción en la respiración y falta de flexibilidad y equilibrio están presentes en pacientes con depresión(Canales et al., 2010; Jacobsen et al., 2006; Wilkes et al., 2017).

Otro aspecto seria la *respiración libre* y relajada, este movimiento respiratorio según Dropsy(Jacques Dropsy, 1984), es el puente entre el consciente y el subconsciente. La respiración es de los pocos movimientos que tienen una doble inervación desde el Sistema Nervioso Autónomo (SNA) o involuntario, como del sistema nervioso central o voluntario. Esta peculiaridad le confiere a la respiración una puerta abierta a modular a través de ella nuestro sistema nervioso autónomo. Un ritmo respiratorio más lento conduce a un cambio hacia el dominio parasimpático a través de una hiperpolarización generalizada y la inhibición de las células de la amígdala y el tálamo(Jerath et al., 2012). La fisiología de este cambio hacia la activación parasimpática del SNA puede explicarse por dos mecanismos. El primero es la activación de los receptores de estiramiento de adaptación lenta en los pulmones durante la inhalación por encima del volumen tidal o corriente. El segundo mecanismo es que la respiración aumenta la generación de corriente de hiperpolarización mediante el estiramiento del tejido conectivo de los fibroblastos(Jerath et al., 2006). Según los estudios de Jerath, la inspiración podría promover la actividad inhibitoria en los centros respiratorios y cardíacos del tronco encefálico y en otras áreas del cerebro, como la amígdala y la corteza(Jerath et al., 2015). Además, las técnicas de meditación modulan la respuesta de los receptores del Sistema Nervioso Autónomo a los neurotransmisores de norepinefrina(Hoffman et al., 1982). Este estudio encontró que, durante el estrés, los sujetos del grupo de meditación tenían los mismos niveles de norepinefrina plasmática que los no meditadores, pero la respuesta del sistema nervioso simpático estaba reducida en los meditadores.

Desde una perspectiva neurofisiológica, la *conciencia* cuenta con diversas explicaciones plausibles, fundamentadas en las investigaciones de Damasio y Shapiro sobre la interacción mutua entre el cuerpo, el cerebro y el entorno. Estos autores han señalado que la emoción implica cambios simultáneos en el cuerpo y el cerebro, los cuales están interconectados a través de complejos circuitos de retroalimentación(A. R. Damasio, 1998; Shapiro, 2010). La presencia es el requisito fundamental para conectar con las emociones y, en consecuencia, para ser conscientes de nuestra respuesta emocional tanto a nivel expresivo como cognitivo (Dodge & Garber, 1991). Asimismo, Damasio sostiene que las emociones surgen a partir de la transmisión del estado actual del cuerpo al cerebro mediante aferencias interoceptivas y propioceptivas. Los patrones resultantes de activación cerebral representan emociones inconscientes y se correlacionan con sentimientos conscientes(A. Damasio, 2003). Las emociones son estados compuestos que integran procesos neurofisiológicos, motores o conductuales-expresivos y cognitivos(Lyon et al., 2011). Esta hipótesis sugiere que, a través del control deliberado del comportamiento motor y su impacto en la propiocepción e interocepción, una persona puede regular sus emociones e influir en sus sentimientos. La exploración de nuevas experiencias de movimiento puede dar lugar a emociones renovadas, nuevas formas de pensamiento y el descubrimiento de aspectos existenciales inéditos.

Esta hipótesis se corrobora con diversos estudios sobre la efectividad de las intervenciones basadas en la mejora de la conciencia corporal en la percepción del dolor y su interpretación (Bravo et al., 2019; Courtois et al., 2015). Además, la conciencia interoceptiva ha sido identificada como un factor clave en el tratamiento de trastornos psicosomáticos, incluyendo los trastornos de alimentación y el síndrome del intestino irritable. Se ha observado que un aumento en la conciencia corporal mejora la autoeficacia y la regulación emocional en estos pacientes, lo que facilita su recuperación y adaptación a los estresores ambientales(Bravo et al., 2024; S. Khalsa et al., 2015).

Investigaciones recientes también han señalado que la conciencia corporal puede desempeñar un papel en la prevención de enfermedades cardiovasculares y metabólicas. Se ha encontrado que prácticas como el tai chi, el qigong, el yoga o la meditación reducen la actividad del eje hipotalámico-hipofisario-adrenal, disminuyen los niveles de cortisol y favorecen la homeostasis fisiológica, promoviendo así una mayor estabilidad emocional y una mejor salud general(Bottaccioli et al., 2020; C. Wang et al., 2010). Más concretamente, se ha demostrado que la práctica regular de tai chi y qigong mejora el equilibrio, la función cardiovascular y la flexibilidad, además de reducir la inflamación sistémica y el estrés oxidativo en adultos mayores y pacientes con enfermedades crónicas(Rosado-Pérez et al., 2021; van Dam, 2020). Asimismo, el yoga terapéutico ha sido reconocido por su capacidad para modular la variabilidad cardíaca y mejorar la respuesta autonómica al estrés, lo que contribuye a una mayor resiliencia y bienestar psicofisiológico(Gautam et al., 2024; Lee et al., 2024).

El impacto positivo de estas prácticas se observa también en la neuroplasticidad. Estudios de neuroimagen han revelado que el entrenamiento en estas disciplinas está asociado con una mayor conectividad funcional en redes cerebrales relacionadas con la autorregulación, la atención y la percepción interoceptiva, lo que sugiere una mejora en la integración de los procesos mente-cuerpo y una mayor eficiencia en la adaptación a estímulos internos y externos(Gibson, 2019; Rivest-Gadbois & Boudrias, 2019; Tang et al., 2015).

Por todo esto, podemos afirmar que la conciencia corporal en su papel de reguladora del bienestar físico y mental está más que respaldada por la evidencia científica. Enfatizando aún más en la importancia de integrar intervenciones basadas en la conciencia corporal dentro de la práctica clínica y en la educación en salud en centros educativos, donde se puede llegar a proporcionar herramientas eficaces para mejorar la calidad de vida, el autocuidado, la resiliencia al estrés y la resiliencia frente enfermedades crónicas.

Proceso de aprendizaje de la conciencia corporal

La promoción de la calidad del movimiento en fisioterapia depende de varios factores clave que permiten una mejora en la percepción y ejecución de los movimientos por parte del paciente. La propia conciencia corporal del fisioterapeuta es fundamental, ya que su esta influye directamente en la capacidad para guiar y observar los movimientos del paciente. Además, la creación de una plataforma de confianza y aceptación es esencial para fomentar un ambiente terapéutico que permita al paciente explorar nuevas formas de moverse sin juicio. En cualquier ambiente donde se es evaluado y cuestionado el nivel de estrés y tensión va a dificultar posiblemente el proceso de aprendizaje. Es por ello por lo que la relación terapéutica ha de basarse en un clima de confianza y aceptación. En la relación terapéutica grupal descrita por Yalom(Yalom, 1985) también habla de estos factores como base en el ambiente terapéutico que hace saludable la relación. Otro factor crucial en este proceso de aprendizaje es identificar y trabajar con los recursos de movimiento del paciente, en lugar de enfocarse exclusivamente en las limitaciones o patologías. A nivel práctico, el proceso terapéutico incluye la guía a través de la conciencia del movimiento, donde se fomenta la exploración, la integración de nuevas experiencias corporales y la transferencia de esas habilidades a la vida cotidiana. Estos componentes se integran mediante estrategias como la repetición consciente, el uso de metáforas para facilitar el aprendizaje y la retroalimentación interna y externa, que ayudan al paciente a desarrollar una mayor conciencia de su propio cuerpo en relación con el entorno.

El proceso de aprendizaje de la conciencia de movimiento en fisioterapia es un ciclo dinámico que permite al paciente desarrollar una mayor sensibilidad hacia sus propios patrones motores, mejorando así la calidad de sus movimientos. Este proceso comienza con el contacto consciente con el cuerpo, donde el paciente, guiado por el fisioterapeuta, dirige su atención hacia sus sensaciones físicas, estableciendo una conexión inicial con su postura y alineación. A partir de ahí, se pasa a la exploración de nuevos movimientos, en la que el paciente experimenta distintas formas de moverse, desafiando sus hábitos motores y descubriendo nuevas posibilidades. Este aprendizaje se profundiza en la etapa de experiencia, donde el paciente vivencia de manera más directa los cambios en sus movimientos, lo que facilita la memorización de patrones positivos. La siguiente fase, la integración, implica la práctica repetida y consciente de estos nuevos movimientos hasta que se vuelven más naturales y armoniosos, conectando cuerpo y mente de manera fluida. Posteriormente, el paciente pasa por una fase de creación de significado, en la que los movimientos adquiridos se vinculan con situaciones de la vida diaria, dándoles relevancia y utilidad práctica. Finalmente, la fase de dominio llega cuando el paciente se siente competente y en control de sus movimientos, experimentando una sensación de logro y autoconfianza. El proceso culmina con la reflexión y conceptualización, donde el paciente pone en palabras sus sensaciones y aprendizajes, consolidando la comprensión del nuevo patrón motor y su aplicabilidad a su vida cotidiana. A lo largo de todo este ciclo, el fisioterapeuta actúa como guía, promoviendo la autoexploración del paciente y utilizando herramientas como metáforas, silencio y referencias internas y externas para facilitar el proceso

En el marco de la salutogénesis, el sentido de coherencia (SOC) se erige como un factor clave para la promoción de la salud, ya que impulsa la adopción de hábitos saludables y fortalece los recursos generales de resistencia. La conciencia corporal y la calidad del movimiento, respaldadas por evidencia neurofisiológica y psicológica, juegan un papel esencial en este proceso, favoreciendo un aprendizaje continuo que permite a las personas percibir, interpretar y responder de manera efectiva a su entorno. Desde una perspectiva clínica, comprender y aplicar los principios de la salutogénesis y el SOC no solo contribuye a mejorar el bienestar físico y mental, sino que también optimiza la prevención y el tratamiento de diversas afecciones, consolidando un enfoque integral y sostenible en el cuidado de la salud.

REFERENCIAS BIBLIOGRÁFICAS

Aguilar-Latorre, A., Asensio-Martínez, Á., Oliván-Blázquez, B., Álvarez-Bueno, C., Cavero-Redondo, I., Lionis, C., Symvoulakis, E. K., & Magallón-Botaya, R. (2023). Association between sense of coherence and depression in patients with chronic pain: A systematic review and meta-analysis. *PloS One, 18*(1). https://doi.org/10.1371/JOURNAL.PONE.0279959

Alcedo Jesús, G. M. (2018). Sentido de coherencia y estilos de vida saludable en estudiantes de una universidad pública venezolana. *SALUD, ARTE Y CUIDADO Revista Venezolana de Enfermería y Ciencias de La Salud, 11*(1), 21–32. https://revistas.uclave.org/index.php/sac/article/view/2067

Antonovsky, A. (1987). *Unraveling the mystery of health* (Jossey-Bass, Ed.).

Antonovsky, A. (1993). The Structure and Properties of the Coherence Sense. *Social Science and Medicine, 36*(6), 725–733. https://pdf.sciencedirectassets.com/271821/1-s2.0-S0277953600X02523/1-s2.0-027795369390033Z/main.pdf?X-Amz-Security-Token=IQoJb3JpZ2luX2VjELb%2F%2F%2F%2F%2F%2F%2F%2F%2FwEaCXVzLWVhc3QtMSJHMEUCIQDGAItPZKHX4a-MiikQ%2BO4HtSBFbLz4BPKwp5OanG%2B7vzwIgZhzttiXzF

Antonovsky, A. (1996). The salutogenic model as a theory to guide health promotion. *Health Promotion International, 11*(1), 11–18. https://doi.org/10.1093/heapro/11.1.11

Bottaccioli, A. G., Bottaccioli, F., Carosella, A., Cofini, V., Muzi, P., & Bologna, M. (2020). Psychoneuroendocrinoimmunology-based meditation (PNEIMED) training reduces salivary cortisol under basal and stressful conditions in healthy university students: Results of a randomized controlled study. *Explore, 16*(3), 189–198. https://doi.org/10.1016/j.explore.2019.10.006

Bravo, C., Hernández-García, D., Trinidad-Fernández, M., Badia, G., Solé, S., & Serrano, J. (2024). Movement Awareness Therapies in Eating Disorders: A Systematic Review and Meta-Analysis. *Nursing & Health Sciences, 26*(4), e13181. https://doi.org/10.1111/NHS.13181

Bravo, C., Skjaerven, L. H., Guitard Sein-Echaluce, L., & Catalan-Matamoros, D. (2019). Effectiveness of movement and body awareness therapies in patients with fibromyalgia: A systematic review and meta-analysis. *European Journal of Physical and Rehabilitation Medicine, 55*(5), 646–657. https://doi.org/10.23736/S1973-9087.19.05291-2

Cabrera, A., Kolacz, J., Pailhez, G., Bulbena-Cabre, A., Bulbena, A., & Porges, S. W. (2018). Assessing body awareness and autonomic reactivity: Factor structure and psychometric properties of the Body Perception Questionnaire-Short Form (BPQ-SF). *International Journal of Methods in Psychiatric Research, 27*(2). https://doi.org/10.1002/mpr.1596

Canales, J. Z., Cordás, T. A., Fiquer, J. T., Cavalcante, A. F., & Moreno, R. A. (2010). Posture and body image in individuals with major depressive disorder: a controlled study. *Revista Brasileira de Psiquiatria (Sao Paulo, Brazil : 1999)*, *32*(4), 375–380. https://doi.org/10.1590/S1516-44462010000400010

Courtois, I., Cools, F., & Calsius, J. (2015). Effectiveness of body awareness interventions in fibromyalgia and chronic fatigue syndrome: A systematic review and meta-analysis. *Journal of Bodywork and Movement Therapies, 19*(1), 35–56. https://doi.org/10.1016/j.jbmt.2014.04.003

Cramer, H., Mehling, W. E., Saha, F. J., Dobos, G., & Lauche, R. (2018). Postural awareness and its relation to pain: Validation of an innovative instrument measuring awareness of body posture in patients with chronic pain. *BMC Musculoskeletal Disorders, 19*(1). https://doi.org/10.1186/s12891-018-2031-9

Da Costa Silva, L., Belrose, C., Trousselard, M., Rea, B., Seery, E., Verdonk, C., Duffaud, A. M., & Verdonk, C. (2022). Self-Reported Body Awareness: Validation of the Postural Awareness Scale and the Multidimensional Assessment of Interoceptive Awareness (Version 2) in a Non-clinical Adult French-Speaking Sample. *Frontiers in Psychology, 13*. https://doi.org/10.3389/fpsyg.2022.946271

Damasio, A. (2003). *Looking for Spinoza: Joy, Sorrow, and the Feeling Brain* (Ed. Crítica, Ed.).

Damasio, A. R. (1998). Emotion in the perspective of an integrated nervous system. *Brain Research. Brain Research Reviews, 26*(2–3), 83–86. https://doi.org/10.1016/S0165-0173(97)00064-7

Danigno, J. F., Dias, M. da S., & Horta, B. L. (2024). Sense of coherence and substance use in adults: a systematic review and meta-analysis. *Cadernos de Saude Publica, 40*(9). https://doi.org/10.1590/0102-311XEN141323

Ding, Q., Ma, F., Ma, X., & Zhu, X. (2024). Breathing exercises for patients with early-stage lung cancer: a meta-analysis. *Systematic Reviews, 13*(1), 243. https://doi.org/10.1186/S13643-024-02640-Y

Dodge, K., & Garber, J. (1991). *The Development of Emotion Regulation and Dysregulation* (Cambridge University Press, Ed.). Cambridge University Press. https://doi.org/10.1017/cbo9780511663963

Gautam, S., Arora, T., & Dada, R. (2024). Psycho-Neuro-Immune Modulation by Yoga. In *Neuroscience of Yoga: Theory and Practice* (pp. 1–15). https://doi.org/10.1007/978-981-97-2851-0_1

Gibson, J. (2019). Mindfulness, Interoception, and the Body: A Contemporary Perspective. *Frontiers in Psychology, 10*. https://doi.org/10.3389/fpsyg.2019.02012

Hoffman, J. W., Benson, H., Arns, P. A., Stainbrook, G. L., Landsberg, L., Young, J. B., & Gill, A. (1982). Reduced sympathetic nervous system responsivity associated with the relaxation response. *Science (New York, N.Y.)*, *215*(4529), 190–192. https://doi.org/10.1126/SCIENCE.7031901

Jacobsen, L. N., Lassen, I. S., Friis, P., Videbech, P., & Licht, R. W. (2006). Bodily symptoms in moderate and severe depression. *Nordic Journal of Psychiatry*, *60*(4), 294–298. https://doi.org/10.1080/08039480600790358

Jacques Dropsy. (1984). *Le Corps Bien Accordè: un Exercise Invisible [The Harmonic Body: an Invisible Exercise]*) (Desclée De Brouwer).

Jerath, R., Barnes, V. A., Dillard-Wright, D., Jerath, S., & Markwalter, B. (2012). Dynamic Change of Awareness during Meditation Techniques: Neural and Physiological Correlates. *Frontiers in Human Neuroscience*, *6*(APRIL 2012). https://doi.org/10.3389/FNHUM.2012.00131

Jerath, R., Crawford, M. W., Barnes, V. A., & Harden, · Kyler. (2015). Self-Regulation of Breathing as a Primary Treatment for Anxiety. *Appl Psychophysiol Biofeedback*, *40*, 107–115. https://doi.org/10.1007/s10484-015-9279-8

Jerath, R., Edry, J. W., Barnes, V. A., & Jerath, V. (2006). Physiology of long pranayamic breathing: Neural respiratory elements may provide a mechanism that explains how slow deep breathing shifts the autonomic nervous system. *Medical Hypotheses*, *67*(3), 566–571. https://doi.org/10.1016/J.MEHY.2006.02.042

Khalsa, Adolphs, Ralph, Cameron, O. G., Critchley, H. D., & Davenport, P. W. (2018). Interoception and mental health: a roadmap. *Biological Psychiatry: Cognitive Neuroscience and Neuroimaging*, *6*, 501–513. https://doi.org/10.1016/j.bpsc.2017.12.004

Khalsa, S., Craske, M. G., Li, W., Vangala, S., Strober, M., & Feusner, J. D. (2015). Altered interoceptive awareness in anorexia nervosa: Effects of meal anticipation, consumption and bodily arousal. *The International Journal of Eating Disorders*, *48*(7), 889–897. https://doi.org/10.1002/EAT.22387

Langeland, E., & Vinje, H. F. (2013). The significance of salutogenesis and well-being in mental health promotion: From theory to practice. In *Mental Well-Being: International Contributions to the Study of Positive Mental Health* (pp. 299–329). Springer Netherlands. https://doi.org/10.1007/978-94-007-5195-8_14

Lu, J., Kang, J., Huang, H., Xie, C., Hu, J., Yu, Y., Jin, Y., & Wen, Y. (2024). The impact of Yoga on patients with knee osteoarthritis: A systematic review and meta-analysis of randomized controlled trials. *PLOS ONE, 19*(5). https://doi.org/10.1371/JOURNAL.PONE.0303641

Lyon, P., Cohen, M., & Quintner, J. (2011). An evolutionary stress-response hypothesis for chronic widespread pain (fibromyalgia syndrome). *Pain Med., 12*(8), 1167–1178. https://doi.org/10.1111/j.1526-4637.2011.01168.x

Martin, S., La Monica, C., Soto, L., & Latocha, V. (2024). Feldenkrais method and clinical psychology: A systematic literature review exploring the potential of Feldenkrais Method in psychiatric care. In *Complementary Therapies in Medicine* (Vol. 85, p. 103073). Churchill Livingstone. https://doi.org/10.1016/j.ctim.2024.103073

Menzel, J. (2010). The psychometric validation of the physical body experiences questionnaire. *Graduate Theses and Dissertations*, 112. http://scholarcommons.usf.edu/etd/1710/

Nejadghaderi, S. A., Mousavi, S. E., Fazlollahi, A., Motlagh Asghari, K., & Garfin, D. R. (2024). Efficacy of yoga for posttraumatic stress disorder: A systematic review and meta-analysis of randomized controlled trials. *Psychiatry Research, 340*, 116098. https://doi.org/10.1016/J.PSYCHRES.2024.116098

Niaradi, F. dos S. L., Niaradi, M. F. dos S. L., & Gasparetto, M. E. R. F. (2022). Effect of Eutonia, Holistic Gymnastics, and Pilates on body posture for pre-adolescent girls: Randomized clinical trial. *Journal of Bodywork and Movement Therapies, 30*, 226–236. https://doi.org/10.1016/J.JBMT.2022.02.021

Noguera-Suquet, J., Reig-Garcia, G., Homs-Romero, E., Gelabert-Vilella, S., Roura-Poch, P., & Malagón-Aguilera, M. del C. (2023). El sentido de coherencia y las habilidades para la vida como factores protectores en personas con prediabetes. *Global Health Promotion, 30*(2), 61–70. https://doi.org/10.1177/17579759221117786

Penachiotti, F. D. F., Yamaguchi, M. U., Mana, A., Sagy, S., & Grossi-Milani, R. (2023). Sense of coherence and social support as predictors of mental health during COVID-19 pandemic. *Revista Brasileira de Enfermagem, 76Suppl 1*(Suppl 1). https://doi.org/10.1590/0034-7167-2022-0468

Piiroinen, I., Tuomainen, T. P., Tolmunen, T., Kauhanen, J., Kurl, S., Nilsen, C., Suominen, S., Välimäki, T., & Voutilainen, A. (2020). Sense of Coherence and Mortality: A Systematic Review and Meta-Analysis. *Psychosomatic Medicine, 82*(6), 561–567. https://doi.org/10.1097/PSY.0000000000000812

Rivest-Gadbois, E., & Boudrias, M. H. (2019). What are the known effects of yoga on the brain in relation to motor performances, body awareness and pain? A narrative review. In *Complementary Therapies in Medicine* (Vol. 44, pp. 129–142). Churchill Livingstone. https://doi.org/10.1016/j.ctim.2019.03.021

Rosado-Pérez, J., Castelán-Martínez, O. D., Mújica-Calderón, A. J., Sánchez-Rodríguez, M. A., & Mendoza-Núñez, V. M. (2021). Effect of tai chi on markers of oxidative stress: Systematic review and meta-analysis. In *International Journal of Environmental Research and Public Health* (Vol. 18, Issue 7). MDPI AG. https://doi.org/10.3390/ijerph18073458

Sagy, S., & Antonovsky, A. (1996). Structural sources of the sense of coherence. Two life stories of Holocaust survivors in Israel–PubMed. *Israel Journal Medical Science, 32*(3–4), 200–205. https://pubmed.ncbi.nlm.nih.gov/8606135/

Schäfer, S. K., Sopp, M. R., Fuchs, A., Kotzur, M., Maahs, L., & Michael, T. (2023). The relationship between sense of coherence and mental health problems from childhood to young adulthood: A meta-analysis. *Journal of Affective Disorders, 325*, 804–816. https://doi.org/10.1016/J.JAD.2022.12.106

Shapiro, L. (2010). *Embodied Cognition* (1r Ed.). Routledge.

Skjærven. (2008). An eye for movement quality: A phenomenological study of movement quality reflecting a group of physiotherapists' understanding of the phenomenon. *Physiotherapy Theory and Practice, 24*(1), 13–27.

Skjaerven, L. H., & Mattsson, M. (2018). Basic Body Awareness Therapy (BBAT): a movement awareness learning modality in physiohterapy, promoting movement quality. In Elsevier (Ed.), *Physiotherapy in Mental Health and Psychiatry a scientific and clinical based approach* (pp. 59–68).

Lee, S., Kim, T., & Woo, M. (2024). Eight-week stress management exercise program improves mental health and autonomic nervous system of adults exposed to chronic stress. *Journal of Sports Medicine and Physical Fitness, 64*(7), 707–717. https://doi.org/10.23736/S0022-4707.24.15407-2

Tang, Y. Y., Hölzel, B. K., & Posner, M. I. (2015). The neuroscience of mindfulness meditation. In *Nature Reviews Neuroscience* (Vol. 16, Issue 4, pp. 213–225). Nature Publishing Group. https://doi.org/10.1038/nrn3916

Terol-Cantero, M. C., Cabrera-Perona, V., & Martín-Aragón, M. (2015). Revisión de estudios de la Escala de Ansiedad y Depresión Hospitalaria (HAD) en muestras españolas. *Anales de Psicología, 31*(2), 494. https://doi.org/10.6018/analesps.31.2.172701

van Dam, K. (2020). Individual stress prevention through qigong. In *International Journal of Environmental Research and Public Health* (Vol. 17, Issue 19, pp. 1–15). MDPI. https://doi.org/10.3390/ijerph17197342

Van Der Maas, L. C. C., Köke, A., Bosscher, R. J., Twisk, J. W. R., Janssen, T. W. J., & Peters, M. (2016). Body awareness as an important target in multidisciplinary chronic pain treatment: Mediation and subgroup analyses. *Clinical Journal of Pain, 32*(9), 763–772. https://doi.org/10.1097/AJP.0000000000000320

Wang, C., Bannuru, R., Ramel, J., Kupelnick, B., Scott, T., & Schmid, C. H. (2010). Tai Chi on psychological well-being: systematic review and meta-analysis. *BMC Complementary and Alternative Medicine, 10.* https://doi.org/10.1186/1472-6882-10-23

Wang, J., Li, X., Yang, F., Guo, P., Ren, C., Duan, Z., & Zhang, Y. (2024). Efficacy and safety of mind-body exercise for patients with axial spondyloarthritis: a systematic review and meta-analysis. *Journal of Orthopaedic Surgery and Research, 19*(1), 586. https://doi.org/10.1186/S13018-024-05072-5

Wang, Y., Luo, B., Wu, X., Li, X., & Liao, S. (2022). Comparison of the effects of Tai Chi and general aerobic exercise on weight, blood pressure and glycemic control among older persons with depressive symptoms: a randomized trial. *BMC Geriatrics, 22*(1). https://doi.org/10.1186/S12877-022-03084-6

Wilkes, C., Kydd, R., Sagar, M., & Broadbent, E. (2017). Upright posture improves affect and fatigue in people with depressive symptoms. *Journal of Behavior Therapy and Experimental Psychiatry, 54*, 143–149. https://doi.org/10.1016/j.jbtep.2016.07.015

Winger, J. G., Adams, R. N., & Mosher, C. E. (2016). Relations of meaning in life and sense of coherence to distress in cancer patients: a meta-analysis. *Psycho-Oncology, 25*(1), 2–10. https://doi.org/10.1002/PON.3798

Yalom, I. D. (1985). *The theory and practice of group psychotherapy* (N. Y. B. Booksitle, Ed.; 5 ed).

Zhang, Y., & Chen, H. (2024). Effect of Tai Chi exercise on bone health and fall prevention in postmenopausal women: a meta-analysis. *Journal of Orthopaedic Surgery and Research, 19*(1), 471. https://doi.org/10.1186/S13018-024-04962-Y

El dolor como quinta constante vital: una visión biopsicosocial para el cuidado integral de la persona

Oriol Martínez, Ester García, Fran Valenzuela y Joan Blanco
(Universitat de Lleida)

INTRODUCCIÓN

El dolor, reconocido como la quinta constante vital, ha dejado de ser solo un síntoma físico para convertirse en un marcador integral del bienestar global. Al igual que la temperatura, el pulso, la frecuencia respiratoria y la presión arterial, el dolor es un indicador fundamental del estado de salud de una persona. Esta concepción resalta la necesidad de un enfoque holístico que trascienda el paradigma biomédico tradicional, incorporando las dimensiones biológicas, psicológicas y sociales que influyen en su percepción y manejo.

En el contexto sanitario actual, tanto la enfermería como la fisioterapia tienen roles esenciales dentro de un equipo interdisciplinar que pretende abordar el dolor desde una perspectiva integradora.

Este capítulo explora cómo el modelo biopsicosocial permite un abordaje más completo, humano y eficaz del dolor y cómo la colaboración entre distintas disciplinas resulta clave para mejorar los resultados clínicos y la calidad de vida de las personas.

DE LA PROTECCIÓN DEL DOLOR AGUDO AL SUFRIMIENTO DEL DOLOR CRÓNICO

El dolor es una experiencia sensorial y emocional desagradable asociada a un daño tisular real o potencial. A lo largo de la historia, ha sido percibido como un mecanismo protector del cuerpo, cuya función es alertar al individuo de una lesión o amenaza a la integridad física. Sin embargo, el dolor no es solo una respuesta física; también tiene una dimensión subjetiva y emocional, lo que lo convierte en un fenómeno extremadamente complejo.

El dolor no es solo un reflejo directo del daño corporal; es una construcción del cerebro que interpreta señales del cuerpo y les asigna un significado. Por ello, una misma lesión puede ser percibida de maneras diferentes por distintas personas. Esta subjetividad del dolor está influida por emociones, expectativas, experiencias previas y el contexto en el que ocurre. Además, el entorno social y el estado emocional de la persona juegan un papel clave en cómo se siente y maneja el dolor.

El dolor se clasifica generalmente en dolor agudo y dolor crónico[13], según su duración y su relación con una lesión o enfermedad. Mientras que el dolor agudo tiene una función protectora inmediata, el dolor crónico puede persistir más allá de la curación física y convertirse en una fuente de sufrimiento duradero.

Así entonces el dolor agudo es una respuesta rápida y clara a una lesión o a un posible daño tisular, que actúa como un mecanismo de defensa. Este tipo de dolor aparece de manera repentina en respuesta a estímulos nocivos, como un golpe, una quemadura o una fractura y generalmente desaparece cuando la lesión ha sido sanada. El dolor agudo tiene una función biológica protectora, al alertar al organismo sobre el daño y generar una reacción inmediata para evitar un daño mayor. Es limitado en el tiempo y tiende a

13. *Aunque el término "dolor persistente" ha ganado aceptación en la comunidad científica por reflejar de manera más precisa la continuidad del dolor más allá del tiempo esperado de curación, en este capítulo utilizamos "dolor crónico" por su reconocimiento y comprensión más amplia en la literatura y entre los profesionales de la salud.*

disminuir gradualmente a medida que el cuerpo se recupera. El dolor agudo suele ser tratado con medidas terapéuticas a corto plazo, que pueden incluir analgésicos, inmovilización de la zona afectada, técnicas manuales o la corrección quirúrgica del daño. La gestión del dolor agudo es crítica ya que, si no se trata de manera adecuada, puede dar lugar a cambios fisiológicos que sensibilizan el sistema nervioso, aumentando el riesgo de que este dolor se cronifique. Esta transición de dolor agudo a crónico no solo implica factores físicos, sino que involucra una **complejidad biopsicosocial** que lo convierte en uno de los mayores retos para los profesionales de la salud.

A diferencia del dolor agudo, el dolor crónico se mantiene más allá de la curación física, durando más de tres meses y, en muchos casos, incluso más tiempo. El dolor crónico puede originarse en una lesión que nunca termina de sanar completamente, como ocurre en algunas enfermedades degenerativas o tras una cirugía, pero también puede aparecer sin una causa clara o evidente. Este tipo de dolor ya no tiene una función protectora y, en cambio, se convierte en una patología en sí misma que afecta todas las esferas de la vida de la persona que lo padece. El dolor crónico se asocia frecuentemente con cambios neuroplásticos en el sistema nervioso, que pueden dar como resultado una sensibilización central, donde el cerebro y la médula espinal amplifican las señales nociceptivas. Además, el dolor crónico afecta no solo el cuerpo físico, sino también el estado emocional y psicológico de la persona, llevando con frecuencia a problemas como la depresión, la ansiedad, el insomnio y la discapacidad o pérdida de función. Obviamente el tratamiento del dolor crónico es complejo y requiere un enfoque interdisciplinar que integre el manejo médico, fisioterapéutico, psicológico y social. A menudo, las personas necesitan un plan de tratamiento a largo plazo, que puede incluir medicación, terapia física, intervenciones psicológicas y cambios en el estilo de vida para mejorar el bienestar.

EL DOLOR CRÓNICO: UN DESAFÍO COMPLEJO

El dolor es uno de los motivos más frecuentes de consulta a los servicios de salud, representando alrededor del 80% de las consultas sanitarias relacionadas con algún tipo de dolor. De estos casos, **el 30%** corresponden a **dolor crónico**, una condición que se define por la persistencia del dolor y que afecta profundamente a la **funcionalidad** y la **calidad de vida** de las personas que lo padecen pudiendo impedirles participar en actividades cotidianas, sociales o laborales y generando una sensación de aislamiento y frustración.

El tratamiento del dolor crónico abarca múltiples dimensiones. Desde un punto de vista puramente **neurofisiológico**, el dolor crónico puede estar relacionado con disfunciones en los sistemas nervioso, entérico, inmunológico o musculoesquelético, así como con la **sensibilización central y periférica**, en la cual el sistema nervioso central amplifica la señal nociceptiva, incluso en ausencia de una lesión evidente. Sin embargo, el impacto del dolor no se detiene en lo biológico: su **dimensión psicológica** es igualmente significativa. Muchas personas desarrollan trastornos de ansiedad, depresión o estrés, que a su vez pueden intensificar la percepción del dolor. A nivel **social**, el dolor crónico afecta las relaciones personales, la participación en actividades cotidianas y laborales y puede llevar a la **marginación social** debido a la incomprensión o estigmatización del entorno hacia quienes padecen esta condición.

Además, existen desafíos económicos asociados al dolor crónico. Las personas con dolor crónico a menudo enfrentan **costos elevados** debido a la necesidad de tratamientos prolongados, que incluyen terapias físicas, farmacológicas y psicológicas. Estos costos, sumados a la pérdida de productividad y la incapacidad laboral, pueden generar **estrés financiero**, lo que exacerba aún más el problema.

Las personas que padecen dolor crónico enfrentan no solo el sufrimiento físico y emocional de su condición, sino también un profundo estigma social derivado de la invisibilidad de su dolor y la falta de pruebas diagnósticas concluyentes. La ausencia de marcadores objetivos muchas veces lleva a que familiares, amigos e incluso profesionales de la salud duden de la veracidad de su malestar, atribuyéndolo a exageración, debilidad o causas psicológicas sin fundamento. Esta invalidación constante puede generar sentimientos de frustración, aislamiento y desesperanza, impactando negativamente en su bienestar. Además, el modelo biomédico tradicional, centrado en la identificación de lesiones o anomalías visibles, deja en segundo plano la complejidad del dolor crónico, dificultando su comprensión y abordaje adecuado. Es fundamental promover un enfoque biopsicosocial que reconozca la legitimidad de la experiencia del dolor, brinde apoyo integral y combata la estigmatización que agrava aún más el sufrimiento de estas personas.

Las personas con dolor crónico, especialmente aquellos que padecen condiciones como la **fibromialgia**, a menudo reportan una **gran frustración** ante la falta de tratamientos efectivos a largo plazo. Si bien cada vez más profesionales de la salud reconocen la importancia de un enfoque biopsicosocial en el abordaje del dolor crónico, en la práctica aún persisten limitaciones. En muchos casos, el manejo sigue estando centrado en un enfoque biomédico, priorizando el tratamiento del dolor como un síntoma aislado. Esto puede deberse tanto a la formación recibida como a las barreras estructurales del sistema sanitario, que dificultan la integración de estrategias que aborden también los factores emocionales y sociales que influyen en la experiencia del dolor. Sin embargo, iniciativas de formación en neurociencia del dolor y programas multidisciplinares están cobrando mayor relevancia, favoreciendo una visión más completa y eficaz en el tratamiento del dolor crónico. Esta falta de preparación y comprensión por parte del entorno sanitario genera en las personas una **sensación de aislamiento y desesperanza**, que agrava la experiencia del dolor y dificulta el manejo eficaz de la enfermedad, tal y como se ha comentado.

En este contexto, se hace evidente que el tratamiento del dolor crónico requiere un enfoque **interdisciplinar** para ser efectivo. Un plan de tratamiento integral debe incluir la intervención de profesionales **médicos, de enfermería, fisioterapeutas, psicólogos y trabajadores sociales**, cada uno aportando su experiencia para tratar los distintos aspectos del dolor.

A lo largo de los años, las **unidades de fisioterapia** han sido uno de los principales recursos para las personas con dolor crónico musculoesquelético. Sin embargo, los enfoques fisioterapéuticos han estado tradicionalmente centrados en la dimensión física del dolor, utilizando técnicas manuales o ejercicios terapéuticos basados en el modelo **biomédico y mecanicista** que, aunque útiles, muchas veces proporcionan solo un **alivio temporal**. El **modelo biopsicosocial**, en cambio, ha demostrado ser más eficaz al abordar el dolor crónico desde una perspectiva holística. Este modelo reconoce que los **factores biológicos, psicológicos y sociales** están interconectados y que el dolor debe entenderse como una experiencia compleja que afecta al individuo de manera integral. Al integrar este modelo en el tratamiento, se pueden mejorar no solo los resultados clínicos, sino también la calidad de vida de las personas, promoviendo un enfoque más **humano y centrado en la persona.**

EL MODELO BIOPSICOSOCIAL DEL DOLOR

El modelo biopsicosocial redefine por tanto el dolor como una experiencia multifacética en la que convergen factores que están en constante interacción. En lugar de tratarse como un fenómeno puramente físico, este enfoque reconoce que dichos factores se influencian mutuamente, moldeando no solo la percepción del dolor, sino también la manera en que cada persona lo enfrenta. Al desplazar el foco desde un enfoque mecanicista tradicional hacia una comprensión más amplia, este modelo permite tener en cuenta aspectos emocionales, sociales y contextuales que son clave en la vivencia del dolor, contribuyendo a un tratamiento más integral y personalizado. Esta perspectiva fomenta un abordaje más humano orientado no solo a aliviar los síntomas, sino a mejorar la calidad de vida en su conjunto.

FACTORES BIOLÓGICOS: LA BASE FÍSICA DEL DOLOR

Los factores biológicos constituyen la dimensión más tradicional del dolor, vinculados a los mecanismos fisiológicos que lo generan. Esto incluye la genética, que puede predisponer a ciertos individuos a experimentar el dolor de manera más intensa o prolongada, así como las alteraciones en la neurofisiología del sistema nervioso central y periférico.

Cuando una persona sufre una lesión o inflamación, su sistema nervioso puede reaccionar de dos maneras que aumentan la percepción del dolor: la sensibilización periférica y la sensibilización central. La **sensibilización periférica** ocurre cuando los nociceptores (receptores periféricos sensible a estímulos nocivos o potencialmente dañinos) se vuelven más sensibles de lo normal. Esto sucede porque la inflamación libera sustancias como las prostaglandinas y las citoquinas, que activan estos receptores y hacen que estímulos leves se perciban como muy dolorosos. Un ejemplo cotidiano sería una quemadura solar: la piel dañada se vuelve tan sensible que hasta un roce o el agua pueden generar un dolor intenso. Si esta estimulación se mantuviera en el tiempo, el sistema nervioso central (la médula espinal y el cerebro) podría empezar a amplificar la señal del dolor, un fenómeno llamado **sensibilización central**. En este caso, el dolor ya no depende únicamente de la lesión inicial, sino de cambios en el propio sistema nervioso, que responde de manera exagerada a estímulos que normalmente no deberían doler (alodinia) o que aumentan la sensación de dolor ante estímulos dolorosos habituales (hiperalgesia).

Un ejemplo claro de cómo la sensibilización periférica puede llevar a la sensibilización central es la artrosis o el síndrome de dolor regional complejo. Al principio, la inflamación en una articulación sensibiliza los nociceptores en la zona. Pero si el dolor persiste durante semanas o meses, las neuronas del sistema nervioso central comienzan a amplificarlo, manteniéndolo amplificado incluso cuando la inflamación ha desaparecido. En estos casos, el dolor deja de ser solo una respuesta a la lesión y se convierte en un problema en sí mismo, requiriendo un tratamiento más complejo y multidimensional.

También entran en juego otros aspectos como el daño tisular, la **inflamación crónica** o las disfunciones en el sistema inmune, que pueden prolongar o intensificar la respuesta dolorosa. Sin embargo, lo que realmente complica el panorama biológico es la influencia de factores asociados al modo de vida, como el sueño, la actividad física, la alimentación y otros comportamientos que pueden modificar el umbral de dolor. Por ejemplo, la falta de sueño o el sedentarismo son elementos que no solo afectan al estado físico general, sino que también alteran la manera en que el sistema nervioso procesa el dolor, exacerbándolo. Recientes investigaciones destacan que la microbiota intestinal juega un papel importante en el eje intestino-cerebro, una vía bidireccional de comunicación que conecta el intestino con el sistema nervioso central. Esta conexión no solo regula aspectos digestivos como se creía, sino que también afecta el estado emocional, el comportamiento y, por tanto, la percepción del dolor. Alteraciones en la microbiota pueden afectar los niveles de inflamación sistémica, lo que, a su vez, puede influir en la sensibilización central al dolor.

Además, las características del sistema nervioso, como la neuroplasticidad, pueden llevar a un estado de hipervigilancia o sensibilidad extrema al dolor. Las diferencias hormonales y metabólicas, el sexo o la edad también juegan un papel en la modulación del dolor, afectando tanto la respuesta al tratamiento como la progresión de las condiciones dolorosas crónicas.

FACTORES PSICOLÓGICOS: LA MENTE COMO AMPLIFICADOR O MODULADOR DEL DOLOR

Como se ha comentado, el dolor no solo es un fenómeno físico; es también una construcción emocional y cognitiva. Por tanto, los factores psicológicos intervienen de manera decisiva en la percepción del dolor, así como en las estrategias que cada persona emplea para enfrentarlo. Las emociones, como el miedo, la ansiedad y la depresión, pueden amplificar la experiencia del dolor, creando un círculo vicioso donde el dolor perpetúa el malestar emocional y este a su vez agrava el sufrimiento.

Uno de los aspectos más destacados en el dolor crónico es la kinesiofobia, un miedo crónico al movimiento basado en la **creencia** de que cualquier actividad física agravará el dolor (de aquí la importancia de las falsas creencias). Esta evitación no solo deteriora la funcionalidad física, sino que refuerza los patrones de inmovilidad y desempoderamiento, prolongando el sufrimiento. Del mismo modo, las creencias y actitudes hacia el dolor, influidas por experiencias pasadas, tienen un papel clave.

La tendencia a la catastrofización (percibir el dolor como incontrolable y devastador) no solo empeora la experiencia subjetiva del dolor, sino que afecta la capacidad del individuo para comprometerse con los tratamientos.

El manejo del dolor está, por tanto, íntimamente ligado a la capacidad de las personas para afrontar psicológicamente su condición. La autoeficacia (la confianza en la propia capacidad para manejar el dolor) y el uso de estrategias de afrontamiento activas (como la reestructuración cognitiva o la aceptación) pueden amortiguar el impacto del dolor, mientras que el estrés emocional y la percepción de injusticia o desvalorización pueden magnificarlo, creando una trampa psicológica que condiciona el estado físico de la persona.

FACTORES SOCIALES: EL ENTORNO COMO CATALIZADOR DEL DOLOR

El entorno social es otra dimensión crucial en la experiencia del dolor. Las interacciones sociales, los apoyos emocionales y financieros, así como las condiciones laborales o familiares, pueden influir tanto en la aparición del dolor, como en su evolución. Una persona con una red de apoyo social sólido y una comunidad comprensiva tendrá, en general, una mejor capacidad de enfrentarse al dolor. Por el contrario, la soledad, la pobreza, las condiciones laborales adversas o la falta de acceso a recursos sanitarios adecuados pueden agravar la percepción del dolor y limitar las oportunidades de tratamiento y recuperación.

El impacto laboral del dolor es un factor clave. Las personas que experimentan presión económica o que trabajan en entornos que no permiten ajustes razonables para su condición tienden a reportar un dolor más intenso. Además, el dolor crónico puede generar estigmatización, donde las personas que padecen condiciones como la fibromialgia o el dolor neuropático se enfrentan a la incomprensión y al escepticismo, tanto por parte de los profesionales de la salud, como de la sociedad en general. Esta falta de validación social no solo incrementa el sufrimiento emocional, sino que también puede llevar a la marginación y al aislamiento.

UN ABORDAJE INTEGRAL DEL DOLOR

La integración de estos tres ámbitos —biológico, psicológico y social— es clave por tanto para un manejo exitoso del dolor crónico. No basta con aliviar los síntomas físicos; es fundamental abordar cómo el dolor afecta a la vida de la persona en su totalidad, incluyendo sus capacidades funcionales, su estado emocional y su contexto social. El enfoque biopsicosocial no solo mejorará la eficacia del tratamiento, sino que también promueve una atención más centrada en la persona, donde los profesionales de la salud trabajan juntos para ofrecer una respuesta personalizada e interdisciplinar. De este modo, se abordan no solo los síntomas, sino también las causas subyacentes y los factores agravantes que perpetúan el dolor. Si consideramos que, por definición, el dolor es un fenómeno biopsicosocial, su abordaje debería estar fundamentado en este mismo concepto.

LA NECESIDAD DE UN EQUIPO INTERDISCIPLINAR

El tratamiento del dolor desde una perspectiva biopsicosocial es difícilmente abordable de manera efectiva por un único profesional o disciplina. Dado que el dolor es una experiencia multifacética que abarca aspectos físicos, emocionales y sociales, su manejo exitoso requiere la colaboración de un equipo interdisciplinar. Este equipo debe estar compuesto por médicos, enfermeros, fisioterapeutas, psicólogos, trabajadores sociales y, en algunos casos, otros especialistas, como terapeutas ocupacionales, o nutricionistas. Cada uno de estos profesionales aporta un enfoque particular que permite abordar los diferentes aspectos del dolor de manera integral, considerando la complejidad única de cada persona.

UN ENFOQUE INTEGRADOR: MÁS QUE LA SUMA DE SUS PARTES

La interdisciplinariedad no se limita a la simple adición de diferentes especialistas, sino que implica una verdadera integración de conocimientos y enfoques. Cada profesional desempeña un papel fundamental, pero es la sinergia entre ellos lo que maximiza el éxito terapéutico. El médico puede supervisar el manejo farmacológico, asegurándose de que los tratamientos farmacológicos sean eficaces y seguros. Sin embargo, sin una evaluación psicológica adecuada del estado emocional de la persona, la adherencia a los medicamentos puede verse comprometida o los efectos del tratamiento pueden no alcanzar su máximo potencial. Asimismo, el fisioterapeuta no solo se centra en la rehabilitación física y la educación del paciente, sino que puede colaborar con el psicólogo para tratar la kinesiofobia, un factor común en personas con dolor crónico que dificulta la recuperación.

Esta colaboración no solo mejora la eficacia de los tratamientos, sino que también asegura un uso óptimo de los recursos disponibles, tanto humanos como económicos. Al dividir las responsabilidades y personalizar el tratamiento según las necesidades específicas de la persona, el equipo interdisciplinar es capaz de ofrecer una atención más centrada en la persona, evitando intervenciones redundantes, irrelevantes o que incluso puedan llegar a ser inefectivas o perjudiciales.

NECESIDAD DE INTERVENCIONES ESPECIALIZADAS

El enfoque interdisciplinario ha demostrado ser particularmente eficaz en condiciones complejas como la fibromialgia, donde el dolor no puede ser atribuido exclusivamente a un daño tisular. En estas situaciones, los factores emocionales, cognitivos y sociales juegan un papel preponderante en la percepción del dolor. Aquí, las intervenciones combinadas, como el ejercicio terapéutico, la terapia cognitivo-conductual y la educación de la persona, no solo se consideran estrategias de tratamiento de primera línea, sino que son fundamentales para abordar la fibromialgia de una manera integral.

En este contexto, la personalización de las intervenciones es crucial. Aunque el ejercicio terapéutico ha demostrado ser eficaz en muchas personas, las respuestas varían considerablemente entre individuos. Algunos experimentan mejoras en la funcionalidad y una reducción del dolor, mientras que otros pueden reportar un empeoramiento, lo que pone de manifiesto la necesidad de un enfoque flexible y adaptable. El equipo interdisciplinar debe estar preparado para ajustar continuamente el plan de tratamiento de acuerdo con la evolución de la persona y su respuesta, asegurando que las intervenciones sean siempre individualizadas y contextualizadas.

Es importante destacar que los integrantes de estos equipos interdisciplinares para el abordaje del dolor crónico deberían tener un conocimiento óptimo de la neurofisiología del dolor, ya que, de lo contrario, tienden a prescribir tratamientos más centrados en los aspectos biomédicos del dolor y menos en los aspectos psicosociales.

ATENCIÓN CENTRADA EN LA PERSONA

Una de las ventajas más significativas del enfoque interdisciplinar es la posibilidad de involucrar a la persona activamente en su propio tratamiento, de empoderarlo. En lugar de ser un receptor pasivo de cuidados, la persona es vista como un agente activo, cuya opinión y experiencias son esenciales para ajustar las intervenciones. En muchas ocasiones, las personas con dolor crónico sienten que sus necesidades no son completamente atendidas debido a la rigidez de ciertos abordajes estandarizados. Un enfoque interdisciplinar centrado en la persona permite adaptar las estrategias terapéuticas no solo a las características clínicas, sino también a las preferencias personales y a la realidad de la persona.

Estudios científicos muestran que uno de los problemas más comunes en el abordaje del dolor crónico es la barrera comunicativa entre el terapeuta y la persona. Un diálogo continuo y fluido, utilizando un lenguaje no técnico, entre los diferentes profesionales y la persona facilita un tratamiento más humano y efectivo, donde las expectativas y temores de la persona son escuchados y tomados en cuenta. Este proceso de co-creación del tratamiento no solo mejora la adherencia a las intervenciones, sino que también aumenta la satisfacción de la persona con su cuidado, favoreciendo una mejor relación terapéutica y resultados a largo plazo.

EVALUACIÓN Y TRATAMIENTO DEL DOLOR: EL PAPEL DE LA ENFERMERÍA

Las enfermeras tienen un papel muy importante en la **evaluación del dolor** dado su contacto continuo y cercano con las personas. Desde un enfoque biopsicosocial, la evaluación enfermera no se limita a medir la **intensidad del dolor**, sino que incluye un análisis del impacto que este tiene en la vida de la persona en todas sus dimensiones. La **escucha activa** y la **empatía** son fundamentales para captar no solo el dolor, sino también el sufrimiento emocional y las dificultades sociales que pueden acompañarlo.

EVALUACIÓN INTEGRAL DEL DOLOR: MÁS ALLÁ DE LA INTENSIDAD

El dolor es una experiencia subjetiva y su evaluación no puede basarse únicamente en escalas numéricas o en el autoinforme de la persona. Las enfermeras, en su función evaluadora, deben utilizar un enfoque multi-dimensional que abarque:

1. Intensidad del dolor: Emplear herramientas de valoración como la escala visual analógica (EVA) o la escala numérica para evaluar la intensidad del dolor percibido por la persona.

2. Impacto emocional: El dolor crónico suele ir acompañado de problemas emocionales como ansiedad, depresión, ira o frustración que deben ser recogidas en la valoración enfermera.

3. Impacto funcional: Las enfermeras evalúan cómo el dolor interfiere en la calidad de vida de la persona, considerando su capacidad para realizar actividades de la vida diaria, su desempeño en el trabajo y su participación en actividades sociales y recreativas.

4. Factores sociales: Las enfermeras exploran las condiciones de vida, el nivel de apoyo social y el contexto familiar de la persona. Estos factores son claves ya que la falta de apoyo social o la presión económica pueden agravar la experiencia del dolor.

Esta evaluación exhaustiva permite a las enfermeras no solo medir el dolor como un único constructo, sino también comprenderlo en su totalidad, estableciendo una relación terapéutica de confianza con la persona. Este vínculo es crucial para que la persona se sienta comprendida y validada, lo que facilita una mayor adherencia a los tratamientos propuestos.

INTERVENCIONES ENFERMERAS EN EL MANEJO DEL DOLOR

El cuidado holístico implica que la enfermera no solo administre tratamientos médicos, sino que también participe activamente en la gestión emocional y social de la persona. Algunas de las intervenciones clave en el manejo del dolor desde la competencia enfermera incluyen:

- Educación para la salud: La enfermera ayuda a la persona a entender la naturaleza de su dolor y las opciones de tratamiento disponibles, mejorando su capacidad para autogestionar su dolor.

- Apoyo emocional: Las enfermeras pueden ofrecer apoyo mediante la escucha activa, proporcionando un espacio seguro para que las personas expresen sus miedos y ansiedades.

- Terapias complementarias: Las enfermeras pueden utilizar enfoques como la terapia de relajación, mindfulness o yoga para reducir la percepción del dolor o gestionarlo correctamente.

- Gestión del entorno social: Las enfermeras pueden identificar factores sociales que contribuyan al dolor de la persona, como problemas económicos, falta de apoyo social o barreras culturales. En estos casos, la enfermera coordina con trabajadores sociales u otros profesionales de la salud para garantizar que estas circunstancias no agraven la percepción del dolor y se optimicen los recursos de apoyo.

El papel del fisioterapeuta en el tratamiento integral del dolor

El fisioterapeuta ha sido históricamente uno de los profesionales clave en el tratamiento del dolor crónico, especialmente en lo que respecta al aspecto físico y biomecánico del dolor. Sin embargo, el papel del fisioterapeuta ha evolucionado significativamente dentro del enfoque biopsicosocial, ampliándose para abarcar tanto los aspectos educativos como los emocionales y psicosociales del dolor.

EVALUACIÓN DEL DOLOR DESDE UNA PERSPECTIVA MULTIDIMENSIONAL

El fisioterapeuta ya no se limita a evaluar el dolor desde una perspectiva puramente física. Dentro del enfoque biopsicosocial, la evaluación incluye:

1. Análisis biomecánico: La evaluación del movimiento, la postura y la funcionalidad física sigue siendo central en la labor del fisioterapeuta. Sin embargo, estos aspectos se evalúan ahora también desde la perspectiva de cómo la percepción del dolor influye en el movimiento y en el comportamiento físico de la persona.

2. Evaluación del miedo al movimiento (kinesiofobia): Muchas personas con dolor crónico desarrollan miedo a realizar actividades físicas debido al dolor o la creencia de que el movimiento empeorará su condición y el fisioterapeuta tiene la responsabilidad de identificarlo y trabajar para superarlo a través de la educación y la reintroducción gradual del movimiento

3. Exploración de barreras emocionales y psicológicas: El fisioterapeuta debe ser capaz de identificar cómo las emociones de la persona, el estrés, la ansiedad o la depresión, están interfiriendo con su proceso de recuperación. De ser necesario, el fisioterapeuta trabajará en colaboración con otros profesionales, como psicólogos, enfermeras o nutricionistas, para ofrecer un apoyo más integral.

INTERVENCIONES TERAPÉUTICAS: DE LO FÍSICO A LO EDUCATIVO

El tratamiento del dolor crónico por parte del fisioterapeuta debe combinar por tanto la terapia física con la educación sobre el dolor y otras intervenciones diseñadas para abordar las dimensiones emocionales y sociales del dolor. Algunas de las intervenciones incluyen:

- Ejercicio terapéutico: El ejercicio sigue siendo una de las herramientas fundamentales en la fisioterapia para el tratamiento del dolor crónico. Sin embargo, el objetivo no es solo mejorar la fuerza, flexibilidad o resistencia, sino también reentrenar el sistema nervioso central para reducir la hipersensibilización al dolor. Los ejercicios se personalizan para reducir el miedo al movimiento y mejorar la funcionalidad global de la persona.

- Educación sobre neurociencia del dolor: Una de las intervenciones más efectivas en fisioterapia es la educación sobre el dolor. Muchas personas con dolor crónico, e incluso profesionales de la salud, tienen creencias disfuncionales acerca del origen de su dolor, lo que puede perpetuar el ciclo del dolor. El fisioterapeuta debe educar correctamente sobre los mecanismos neurofisiológicos del dolor, explicando cómo el dolor no siempre es una señal de daño tisular y cómo el sistema nervioso puede volverse hipersensible. Este conocimiento ayuda a reducir la catastrofización del dolor y mejora la capacidad de la persona para afrontarlo.

- Terapia manual: Aunque las técnicas manuales siguen siendo útiles, el fisioterapeuta en el enfoque biopsicosocial se asegura de que estas no sean el único recurso. Las manipulaciones o masajes pueden ser eficaces para aliviar el dolor en el corto plazo, pero el objetivo principal es empoderar a la persona a través de la autogestión y el movimiento, con el fin de que no dependa únicamente de la intervención manual.

- Reestructuración cognitiva: Los fisioterapeutas también pueden colaborar en el proceso de reeducación cognitiva de la persona, ayudándoles, mediante la educación del paciente, a desafiar pensamientos negativos relacionados con el dolor y a adoptar actitudes más funcionales y proactivas en su proceso de rehabilitación.

· Integración del entorno social y comunitario: Al igual que las enfermeras, los fisioterapeutas juegan un papel importante en la implicación de la familia y el entorno social de la persona. Se puede trabajar con los cuidadores o familiares para que entiendan el dolor de la persona y se involucren activamente en la rehabilitación, promoviendo un ambiente positivo que facilite la recuperación.

El enfoque interdisciplinar del dolor crónico

Las investigaciones más recientes indican, como hemos visto, que el dolor crónico es una experiencia compleja que requiere un enfoque interdisciplinar para su abordaje. En este sentido, el modelo biopsicosocial ha sido reconocido en la CIE-11 como el marco más adecuado para evaluar y tratar el dolor crónico, especialmente a través del diagnóstico de dolor crónico primario, que destaca la interrelación entre el dolor, el malestar emocional y la funcionalidad reducida.

El objetivo terapéutico debe centrarse en mantener la funcionalidad física y mental de la persona y mejorar su calidad de vida. Para lograrlo, es fundamental que los equipos de salud trabajen de manera coordinada, reconociendo que el dolor es una experiencia multifacética que no suele ser abordada exclusivamente desde una única disciplina. En este contexto, es esencial considerar también los determinantes sociales que influyen en la experiencia del dolor, como el entorno socioeconómico, el acceso a recursos y el apoyo social.

Pero por último hay que destacar que el abordaje del dolor desde un equipo interdisciplinar no es estático; debe adaptarse a la evolución de las condiciones clínicas y al avance de los conocimientos científicos. A medida que la investigación avanza en áreas como la neurociencia del dolor, la microbiota intestinal o el eje intestino-cerebro, se abren nuevas oportunidades para integrar otros profesionales y enfoques terapéuticos en el equipo. Además, es muy importante considerar la voz de la persona afectada, reconociendo sus experiencias y necesidades en el proceso de atención. De este modo, el modelo interdisciplinar se mantiene dinámico, capaz de ajustarse a las nuevas evidencias y a las necesidades emergentes de la persona.

BIBLIOGRAFÍA

Climent-Sanz C, Hamilton KR, Martínez-Navarro O, Briones-Vozmediano E, Gracia-Lasheras M, Fernández-Lago H, et al. Fibromyalgia pain management effectiveness from the patient perspective: a qualitative evidence synthesis. Disabil Rehabil. 2023;46(20):4595–610. doi: 10.1080/09638288.2023.2280057.

Cryan JF, Dinan TG. Mind-altering microorganisms: the impact of the gut microbiota on brain and behaviour. Nat Rev Neurosci. 2012;13(10):701–12. doi: 10.1038/nrn3346.

Dalmau-Roig A, Dürsteler C, Ochandorena-Acha M, Vilchez-Oya F, Martin-Villalba I, Obach A, et al. A multidisciplinary pain management program for patients with chronic low back pain: a randomized, single-blind, controlled, feasibility study. BMC Musculoskelet Disord. 2025;26(1):59. doi: 10.1186/s12891-025-08294-8.

Driscoll MA, Kerns RD. Integrated, team-based chronic pain management: bridges from theory and research to high quality patient care. Adv Exp Med Biol. 2016;904:131–47. doi: 10.1007/978-94-017-7537-3_10.

Dubin AE, Patapoutian A. Nociceptors: the sensors of the pain pathway. J Clin Invest. 2010;120(11):3760–72. doi: 10.1172/JCI42843.

Eccleston C, Palermo TM, Williams AC, Lewandowski A, Morley S. Psychological therapies for the management of chronic and recurrent pain in children and adolescents. Cochrane Database Syst Rev. 2012;(12):CD003968. doi: 10.1002/14651858.CD003968.pub4.

Flor H, Turk DC. Chronic pain: an integrated biopsychosocial approach. In: Pain: Clinical Updates. International Association for the Study of Pain; 2014. p. 32–45.

Gatchel RJ, Peng YB. The biopsychosocial approach to chronic pain: scientific advances and future directions. Psychol Bull. 2007;133(4):581–624. doi: 10.1037/0033-2909.133.4.581.

Hickling LM, Allani S, Cella M, Scott W. A systematic review with meta-analyses of the association between stigma and chronic pain outcomes. Pain. 2024;165(8):1689–701. doi: 10.1097/j.pain.0000000000003243.

Jensen MP, Turk DC. Contributions of psychology to the understanding and treatment of chronic pain. Am Psychol. 2014;69(2):105–18. doi: 10.1037/a0035641.

Sociedad Española de Medicina de Familia y Comunitaria (semFYC). No hacer en dolor crónico. Doc 48. Barcelona: Congresos y ediciones semFYC; 2024. 38 p. ISBN: 978-84-129161-9-5.

Tiemann L, May ES, Postorino M, Schulz E, Nickel MM, Bingel U, et al. Differential neurophysiological correlates of bottom-up and top-down modulations of pain. Pain. 2015;156(2):289–96. doi: 10.1097/01.j.pain.0000460309.94442.44.

Turk DC, Wilson HD, Swanson KS. The biopsychosocial model of pain and pain management. In: Ebert MH, Kerns RD, editors. Behavioral and psychopharmacologic pain management. Cambridge: Cambridge University Press; 2011. p. 16–43. doi: 10.1017/CBO9780511781445.003.

Valenzuela-Pascual F, García-Martínez E, Molina-Luque F, Soler-González J, Blanco-Blanco J, Rubí-Carnacea F, et al. Patients' and primary healthcare professionals' perceptions regarding chronic low back pain and its management in Spain: a qualitative study. Disabil Rehabil. 2019;43(18):2568–77. doi: 10.1080/09638288.2019.1705923.